Complication Q&A
in Dentistry

수복 및 보철치료 문제점과 합병증

김영균 · 이양진 · 윤필영 · 최용훈 · 김수관

dh 대한나래출판사

머리말

최근 의료분쟁이 급증하고 있으며 시간이 갈수록 더욱 증가할 것으로 예상된다. 의료분쟁의 주원인은 환자와의 소통 부족과 합병증이다. 치과의료는 환자의 고통을 해소시켜 주는 인술을 베푸는 진료 분야임에도 불구하고, 아직도 상당수의 환자들은 단순히 "이를 때운다. 뽑는다. 이를 해서 박는다"라는 정도로 알고 있으며 일부 치과의사들은 이와 관련된 치료에 몰두하기도 한다.

학부 과정에서 모두 배웠지만 치과의료는 상상 외로 광범위한 분야이다. 구강 내 치료 외에도 두경부 영역의 모든 질환을 취급하고 의과적 전신질환을 숙지하고 있어야 양질의 치과진료를 할 수 있다. 치과 분야도 의료분쟁에서 절대 자유롭지 않으며 분쟁 건수는 의과, 한의과를 포함한 의료 분야에서 상위 랭킹을 차지하고 있다.

합병증은 정상적인 진료 행위를 해도 불가피하게 발생할 수 있다. 또한 다양한 문제점을 가진 환자들이 치과치료를 위해 내원하고 있는 실정이다. 이런 시점에서 치과의사들은 치과진료와 관련된 문제점들과 다양한 합병증을 잘 알고 있어야 하며 환자에게 설명하고 대처할 수 있는 능력을 가져야 한다.

최근 환자들은 과거와 달리 의학에 대해 문외한이 아니며 자신의 건강에 대한 관심도와 의학적 상식이 현저히 높아졌다. 또한 의학적 치료와 관련하여 부적절한 결과가 초래되었을 경우 원인 규명과 상세한 설명을 요구하게 되고, 의료진이 적절히 대처하지 못하면 의료분쟁으로 진행되며 의료인과 병원 측에 불리한 판결이 내려지는 경우가 많다.

이와 같은 현실에서 5명의 집필진이 의기투합하여 합병증과 문제점들을 정리하게 되었으며 가급적 자신들의 증례를 중심으로 집필하고자 노력하였다. 증례를 경험하지 못한 사례들은 관련 문헌들을 정리하였으며 가능하면 치과진료와 관련된 모든 문제점과 합병증을 수록하고자 하였으나 여전히 미흡한 것이 많음을 인정한다.

본 저서는 내용이 방대하여 제1, 2권으로 분리하였고 제1권에서는 수술 및 전신질환 관련 문제점과 합병증들을 다루었으며 제2권에서는 수복 및 보철치료 관련 내용들과 저자들이 임상에서 직접 경험하였던 합병증 사례들을 소개하였다. 또한 치과 응급환자들에게 일차적으로 시행해야 하는 검사 및 응급처치법과 약물상호작용, 전신질환을 보유한 환자에서 약물투여 시 주의사항들은 요약하여 소책자로 준비하였다.

본 저서를 집필하면서 아직도 합병증 관련 분야의 내용을 다루는 데 한계가 많음을 인식하게 되었으며 모든 집필진은 지속적으로 문헌고찰 및 증례들을 추가하여 합병증 백과사전에 준하는 저서를 2판으로 출판하는 것을 목표로 하고 있다. 본 저서에 포함된 도해 및 원고 편집과 출판을 담당해 주신 대한나래출판사 최용원 사장님과 임직원들에게 진심으로 감사를 드린다.

대표저자 분당서울대학교병원 치과 구강악안면외과 교수

김 영 균

목 차

목 차

제 2 부 다양한 합병증 임상증례

목차

목 차

제 1 부

수복 및 보철치료 관련 문제점의 해결

1 근관치료용 파일이 부러져서 근관 내에 남아 있는 경우

전동 근관 파일(Ni-Ti file)은 수동 기구에 비해 편리하고 시간을 절약할 수 있어 많은 임상가들이 사용하고 있다. 그러나 전기 모터에 의한 회전운동을 하는 기구의 특성상 기구의 파절은 종종 일어난다(그림 1-1, 1-2).

기구 파절의 문제는 발생 즉시 모든 치료가 중단되며 치근단 병소 부위로 접근이 불가능하게 되어 치아의 예후가 나빠지게 됨은 물론 매우 어렵게 된다는 점이다. 더욱이 방사선사진상 부정할 수 없는 명백한 증거로 남게 되어 향후 해당 치아에 대한 도의적 또는 법적인 책임으로부터 자유로울 수 없게 된다.

명심해야 할 것은 기구가 파절된다고 해서 모든 증례가 문제 되는 것은 아니라는 점이다. 파절된 기구가 분명히 있지만 치근단 질환을 일으키지 않은 증례가 많다는 것이 그 증거이며, 운 좋게도 파절된 기구 자체가 근관을 폐쇄시킬 수도 있기 때문이다. 따라서 기구가 파절된 경우 다음과 같이 대응하는 것이 좋다.

우선 기구 파절이 발생하게 되면 #10 K-file 등을 이용하여 bypass를 시도한다. 이때 1~2회를 넘지 않도록 한다. 왜냐하면 파절된 기구로 인해 치료 기간이 길어지게 되면 다른 근관들의 감염 가능성이 높아지게 되어 파절된 기구와 무관하게 해당 치아의 근관치료가 실패하게 된다. 실제로 많은 임상가들이 이런 실수를 저지르게 되는데 해결하

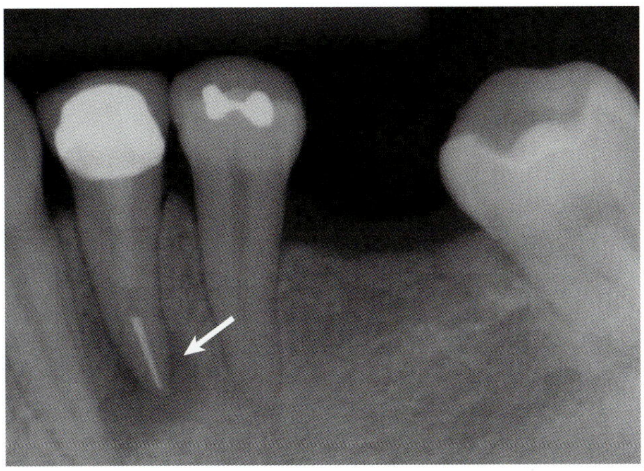

그림 1-1. #34 근관 내에 파절된 기구 조각이 남아 있다. Bypass를 시도하였으나 실패하였다.

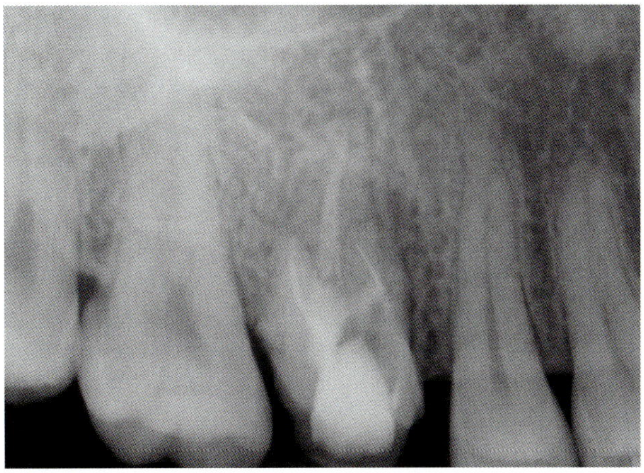

그림 1-2. #16 근관 내에 파절된 파일이 관찰된다.

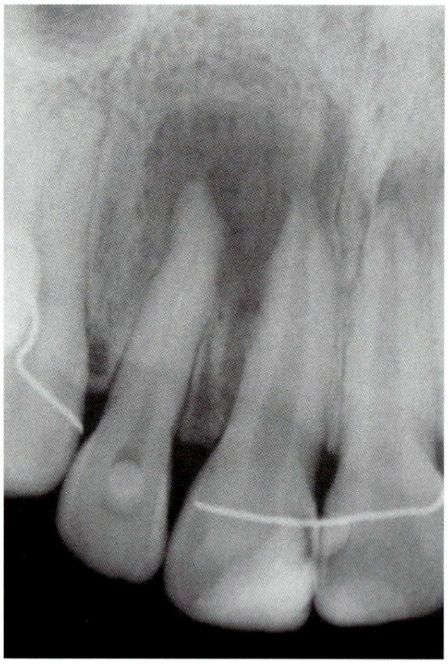

그림 1-3. #12 근관치료 도중 중간 부위에서 부러진 file이 관찰된다.

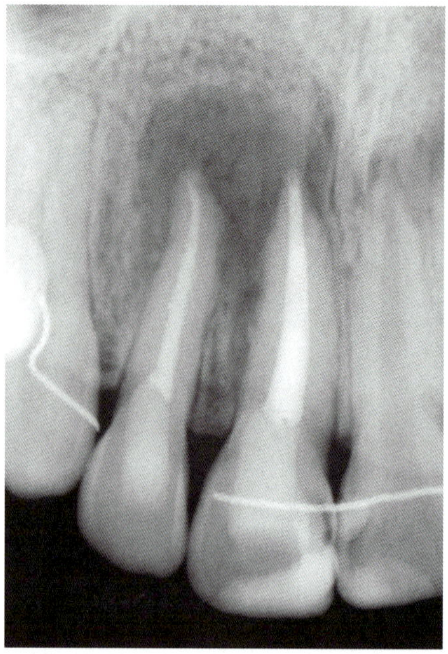

그림 1-4. #10 file을 이용하여 bypass되어 근단부까지 근관치료를 완료하였다. 부러진 파일은 제거되지 않았으며 근관 내부에 남겨졌다.

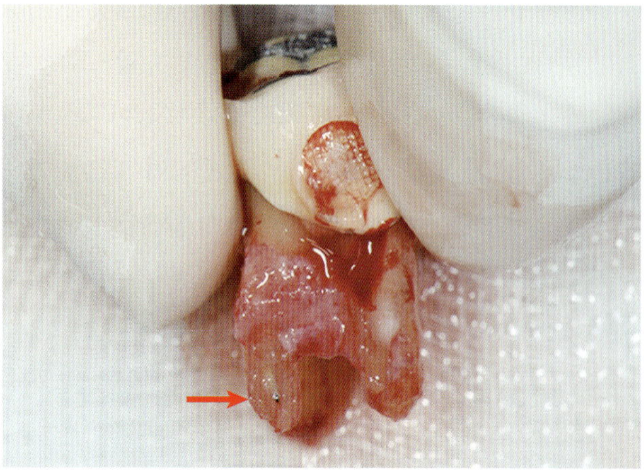

그림 1-5. #26 원심 협측 근관에 발생한 기구 파절. 치근단 수술로 도달하기도 어렵지만 초음파 기구로 파절된 기구를 완전히 제거하는 것도 매우 어렵다.

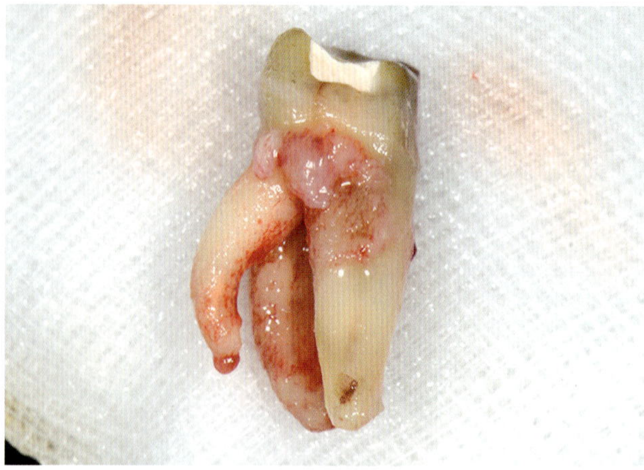

그림 1-6. 발치된 #46. 하악 제1대구치에서 휘어진 원심 설측 근관은 기구 파절이 빈번하게 일어나는데 위치상 치근단 수술로는 접근하기가 거의 불가능하다.

려는 노력은 최대한 짧게 하는 것이 좋다. 이런 시도가 실패하게 된다면 미련을 갖지 말고 도달하는 부위까지 근관치료를 시행하고 나머지 근관들을 주의깊게 치료한 후 마무리하도록 한다. 모든 부러진 기구가 문제를 일으키는 것은 아님을 되새기고 임시 보철 수복 후 경과관찰을 시행한다. 2~3개월 후 명백한 문제가 발생되지 않는다면 최종 보철을 해도 무방하다(그림 1-3, 1-4).

만약 치근단 질환이 발생하거나 저작 또는 타진 시 통증이 발생된다면 치근단 수술(periradicular surgery)과 의도적 재식술(intentional replantation)을 고려해야 한다(그림 1-5, 1-6). 그러나 치근의 해부학적 변형 또는 치근단 부위의 외과적 접근이 어려운 경우에는 파절된 기구를 완벽하게 제거하고 치아를 유지하기 위해서 의도적 재식술이 추천된다(그림 1-7~1-9).

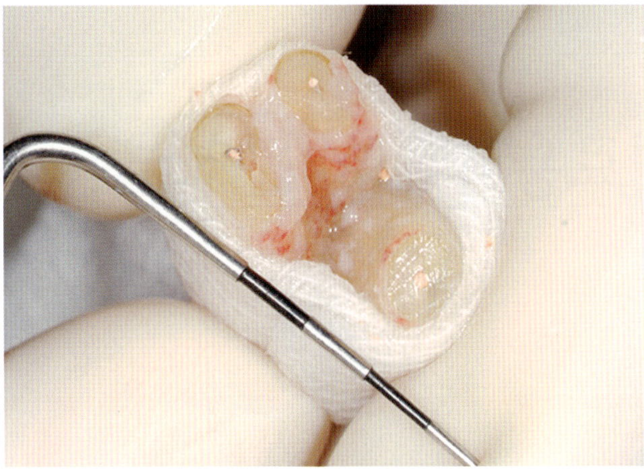

그림 1-7. 근심 협측 근관에 있던 파절된 기구를 제거하고 치근단 역충전을 위해 치근단 절제술을 시행한 모습.

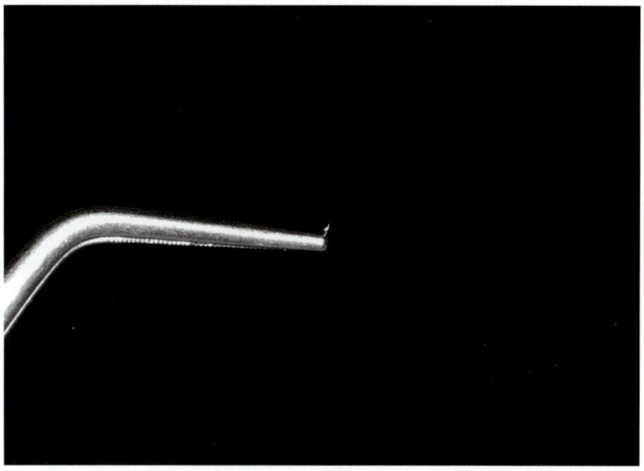

그림 1-8. 치근단 부위의 파절된 기구를 제거한 모습.

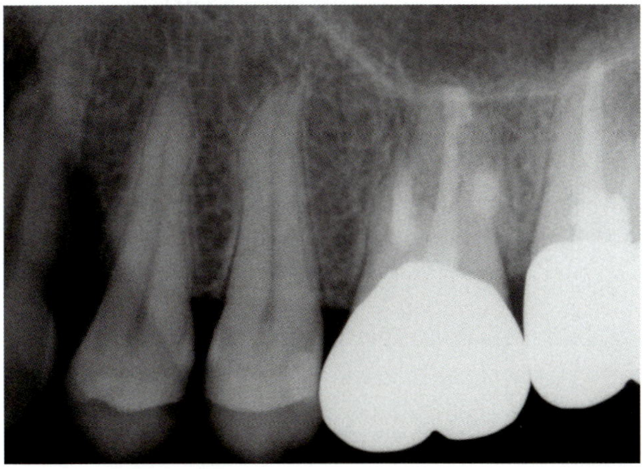

그림 1-9. 파절된 기구를 제거하고 다시 기능을 하게 된 #26. 의도적 재식술 후 4년 경과하였다.

의도적 재식술을 결정한 경우 안전한 발치는 필수이며 술자는 충분한 경험이 있어야 한다. 만약 치료에 실패하면 해당 치아를 잃는 것이기 때문에 더 큰 의료분쟁으로 이어질 소지가 있으므로 치료 여부의 선택은 매우 신중하게 하도록 한다.

근관치료용 기구(file)의 파절을 줄이기 위한 예방법은 다음과 같다(Spili P, et al, 2005).

① Glide path를 확보하여 기구의 끼임을 방지한다.

② 반드시 근관 내부에 액체(NaOCl 등)가 채워진 상태(wet condition)에서 시행한다.

③ 기구의 사용 순서를 반드시 지킨다. 초기부터 무리하게 큰 파일을 사용하지 않는다.

④ 정해진 토크(torque)를 준수하여 무리한 힘이 가해지지 않도록 한다.

⑤ 파일의 사용 횟수는 치아당이 아니라 근관당이다. 4근관 대구치를 확대하였다면 단일 근관 치아 4개를 사용한 것과 같다.

⑥ 변형된 파일은 바로 폐기한다.

참고문헌

Spili P, Parashos P, Messer HH. The impact of instrument fracture on outcome of endodontic treatment. J Endod 2005;31:845-50.

2 파절된 근관치료용 파일이 근첨부를 넘어간 경우

근관치료 시 기구의 파절은 어쩔 수 없이 겪게 되는 합병증 중 하나이며 상당수의 치과의사들이 경험하였을 것이다. 그러나 그 다음에 어떻게 대처하느냐에 따라 결과는 천차만별이 될 수 있다. 근관 내에서 파절되는 경우와 비교하여 파절된 기구가 근첨부를 넘어가면 더 큰 문제를 유발할 수 있다. 근관치료 중 #10 K-file을 이용한 patency를 제외하고는(이마저도 논란이 있지만) 근관치료용 기구가 근관 밖으로 나가서는 절대 안 된다(그림 2-1).

파절된 기구가 근첨부에 가까이 있다면 치근단 수술이나 의도적 재식술을 통해 접근하여 제거하는 것이 가능하다. 그러나 위의 예와 같이 근첨부에서 완전히 빠져나간 경우는 해결이 쉽지 않다. 시야가 확보되지 않은 상태에서 피질골을 삭제하고 접근해야 하는데 이는 숙련된 술자라 할지라도 매우 어려우며 하치조 신경의 손상 가능성도 배제할 수 없으므로 섣불리 수술하지 말고 경험 많은 치과의사에게 의뢰하는 것이 바람직하다.

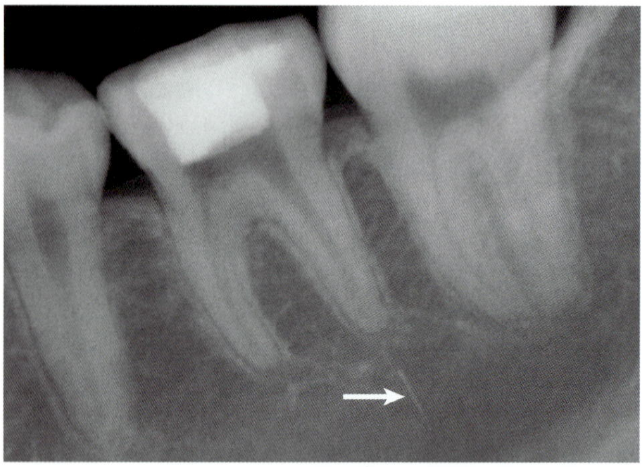

그림 2-1. #36 원심 근관 하방에 부러진 근관치료용 기구가 관찰된다. 근관장내에서 기구가 파절되었고 담당 술자는 제거 또는 bypass 하기 위해 수차례에 걸쳐 치료하였으나 결국 근첨부를 완전히 빠져나가 하악관 근처까지 밀려 나가게 되었다.

3 근관치료용 약제(NaOCl 등)에 의한 문제

많은 치과의사들이 잘못하고 있는 것 중 하나는 근관치료가 잘 되지 않을 때 '효과가 좋다는 약제를 근관 내로 자꾸 집어넣는 것'이다. 기본적으로 근관치료는 근관 내부의 괴사된 치수 조직과 오염된 상아질을 제거하면 그로 인해 발생된 치근단 질환이 감소하는 것이 치료의 원리이다. 그러나 많은 경우 치료 원리와는 정반대로 약제(NaOCl, $Ca(OH)_2$, Depulpin 등)를 계속해서 반복적으로 근관 내에 주입하고 더 나아가 근관 밖으로 밀어내는 일이 종종 발생하고 있다. 약제가 근관 밖으로 빠져나갈 경우 극심한 통증이 수반되면서 치료가 지연될 뿐만 아니라 비수술적인 방법으로는 처치가 불가능한 경우가 발생하게 된다(그림 3-1~3-3). 근관치료는 치근단 부위의 압력을 줄여 주는 것이 가장 중요한데 이런 물질들이 근단공을 빠져나가면 없던 압력도 발생하게 되어 씹을 때 시큰거림과 저작 시 통증을 호소하게 되는 것이다. 통증 등의 증상이 매우 심한 경우에는 할 수 없이 수술적인 방법으로 제거해 주어야 한다(그림 3-4). 그러나 근첨부 밖으로 빠져나간 물질의 양이 많지 않은 경우 손으로 누르거나 혀로 밀었을 때 통증을 호소하는 경우가 대부분이므로 매번 외과적으로 해결한다는 것은 현실적으로 어려운 경우가 많다. 이런 경우 비외과적으로 근단부의 통증을 줄일 수 있는 방법 즉, 스테로이드를 이

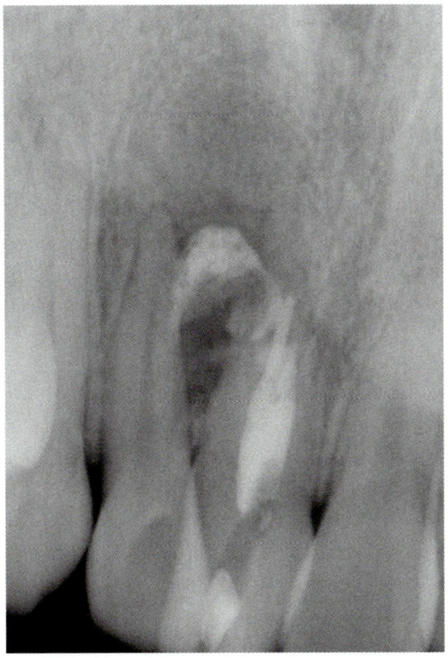

그림 3-1. 상악 측절치 근관치료 후 약제가 근첨부 밖으로 밀려나간 모습이 관찰되고 있다.

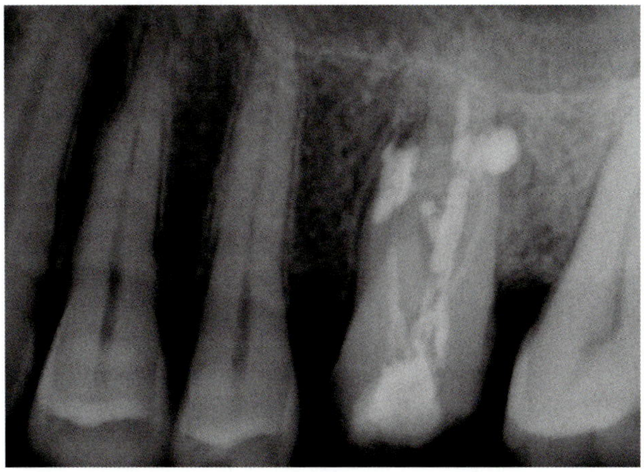

그림 3-2. 상악 제1대구치 근관치료 후 약제가 근첨부 밖으로 밀려나가 저작 시 동통을 일으키고 있다.

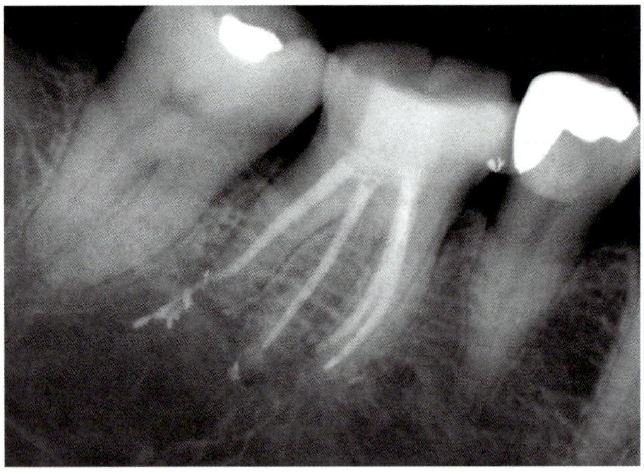

그림 3-3. 근관충전 후 sealer 등이 빠져나간 모습. 일부 임상의들은 이런 모습을 '근관치료가 잘되었다'고 생각할지 모르나 술후 환자는 지속적인 통증을 호소하는 경우가 많다.

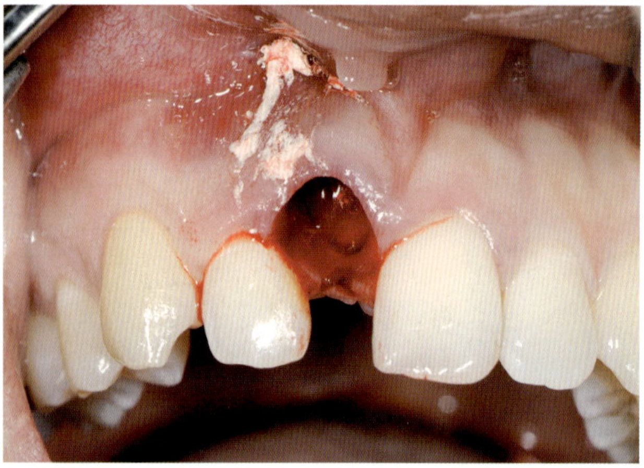

그림 3-4. 근첨부를 빠져나간 $Ca(OH)_2$로 인해 극심한 통증을 호소한 환자에서 치아를 발치한 후의 모습. 치근단 부위에 뭉쳐 있던 염증성 조직과 약제들이 관찰된다.

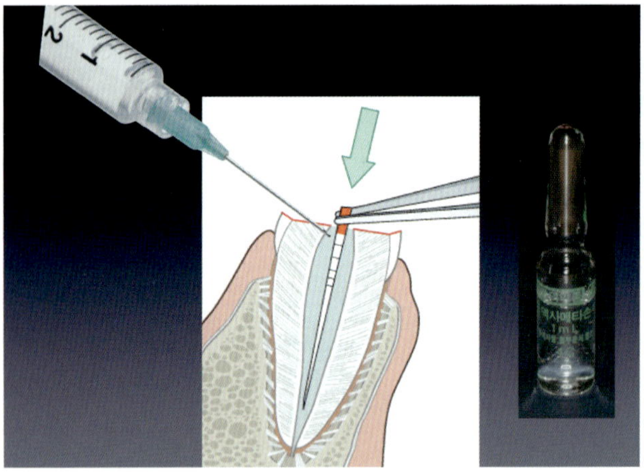

그림 3-5. 우선 근관 내부를 깨끗이 cleaning & shaping한 후 paper point로 건조시킨다. 완전히 건조된 후에 paper point를 위치시키고 주사기에 덱사메타손을 담아 근관 내에 주입하면 액체가 paper point를 따라 근단부까지 도달하게 된다. 이후 paper point를 제거하고 cotton roll 및 임시 수복제로 폐쇄하고 1주일 정도 기다린다. 증상에 따라 2~3회 반복할 수 있다.

용하여 근관 내부를 치료하는 방법이 있다(Moskow A, et al, 1984, Rogers MJ, et al, 1999)(그림 3-5). 지속되는 미약한 통증의 경우 이 방법으로 통해 증상의 개선을 얻을 수 있다. 다만 근관치료 시 근관장을 정확하게 측정하고 또한 치료 물질이 근단공 밖으로 빠져나가지 않게 하는 것이 무엇보다 중요함을 잊어서는 안 된다.

참고문헌

Moskow A, Morse DR, Krasner P, Furst ML. Intracanal use of a corticosteroid solution as an endodontic anodyne, Oral Surg Oral Med Oral Pathol 1984;58:600-4.

Rogers MJ, Johnson BR, Remeikis NA, BeGole EA. Comparison of effect of intracanal use of ketorolactromethamine and dexamethasone with oral ibuprofen on posttreatment endodontic pain, J Endodon 1999;25:381-4.

4 근관 세척액이 구강이나 근단공 밖으로 유출되는 경우

많은 치과의사들이 '귀찮아서' 또는 '바빠서' 근관치료 시 러버댐을 하지 않고 있는데 이는 안전벨트를 하지 않고 차를 운전하는 것과 마찬가지다. NaOCl 은 협점막이나 목구멍으로 넘어갈 경우 chemical burn이 일어나게 되며 환자는 매우 큰 고통을 호소한다. 예방 및 대처방안을 요약하면 다음과 같다.

① 반드시 러버댐을 장착한다. 구치부의 경우는 러버댐을 장착하고 치료하는 것이 결과적으로 더 빠르고 수월하다 (그림 4-1).

② NaOCl 은 1~2.5%의 낮은 농도를 사용해야 한다.
보통 판매되는 NaOCl(락스)는 4~6% 농도인데 물과 함께 1:1 또는 1:3(물=3)으로 섞으면 적당한 농도가 되며 이는 근관치료 시에 사용하기에 적절한 농도이다 (Zehnder M, et al, 2002).

③ 근단공 밖으로 빠져나가는 경우 골수염 및 골괴사(osteonecrosis)로 이어질 수 있으므로 즉시 전문의에게 의뢰하는 것이 좋다.

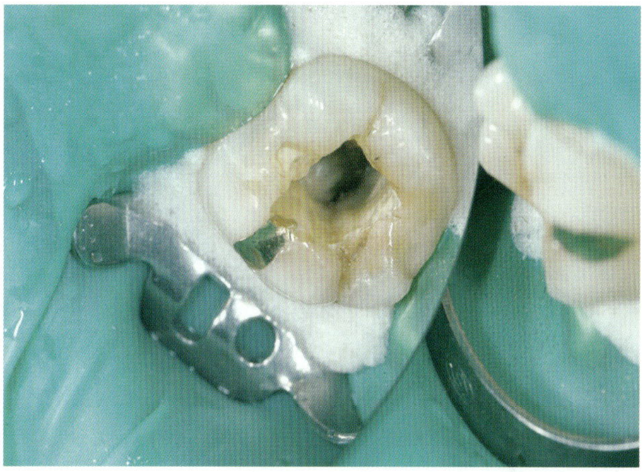

그림 4-1. 구치부 근관치료를 위해 러버댐을 장착한 모습. 러버댐을 장착하게 되면 자연스럽게 볼이 리트랙션 되어 치료가 매우 수월하며 방습이 확실하므로 보조자 도움 없이 혼자서도 근관치료를 할 수 있다. 또한 NaOCl 등과 같은 약제가 목으로 넘어가는 사고도 방지할 수 있다. 사진에서는 Oraseal(Ultradent, Salt Lake city, UT, USA)을 이용하여 clamp 주변으로 leakage가 발생하지 않게 확실하게 방습한 모습이다.

참고문헌

Zehnder M, Kosicki D, Luder H, et al. Tissue-dissolving capacity and antibacterial effect of buffered and unbuffered hypochlorite solutions. Oral Surg Oral Med Oral Pathol Oral Radiol Endod 2002;94:756-62.

5 근관치료 후 치은 종창 및 통증을 호소하는 경우

급격한 부종 및 통증이 발생하는 이유는 발수 또는 괴사된 조직의 제거가 완전하지 않은 상태에서 임시 근관 폐쇄(Caviton 등에 의한) 또는 근관충전이 이루어지는 경우 증가된 내부의 압력이 빠져나갈 곳은 근단공 밖에 없으므로 치근단 부위의 급성 염증을 일으키고 이는 심한 통증 및 부종을 유발하게 된다. 열악한 국내 치과 의료 현실상 충분한 시간을 가지고 근관치료를 하기 매우 어렵기 때문에 술자는 환자의 통증(비가역성 치수염에 의한) 완화 목적으로 첫 번째 치료에서 우선 발수만이라도 하고 보내는 경우가 종종 있는데, 출혈이 조절되지 않거나 조직을 깔끔하게 제거하지 못하는 경우 이런 합병증을 유발하게 된다(그림 5-1).

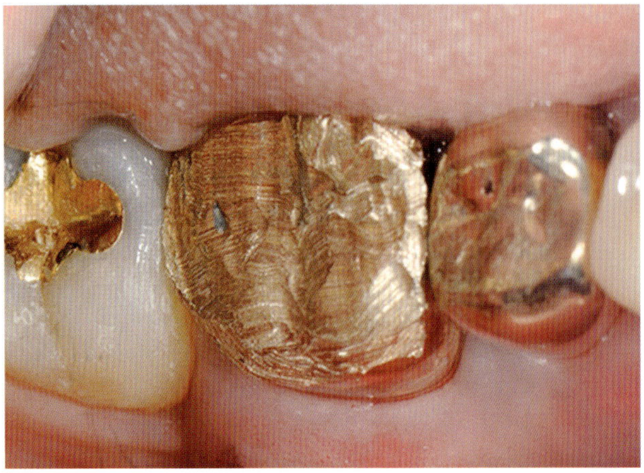

그림 5-1. 근관충전 및 영구 보철 수복 후 발생한 협측의 종창. 치아 내부에 남아 있는 괴사된 조직이 부패하여 발생된 가스로 인해 조직 내 압력이 높아지게 된다. 그 압력은 우리가 생각하는 것 이상으로 매우 강력한데 본 증례에서도 치아가 실제로 솟구쳤으며 술자에 의해 교합면이 상당히 삭제되어 보철물의 천공이 일어난 것을 볼 수 있다.

1. 근관치료 도중 발생한 경우

① 임시 수복물(Caviton 등)을 제거하고 근관 입구를 통해 부패되어 있는 가스가 빠져나갈 수 있도록 한다. 대부분의 경우 부패된 역한 냄새가 날 것이다.

② 정확한 근관장을 알고 있다면 조심스럽게 근관세척 및 소독을 시행하지만 근관장을 정확히 모를 때는 patency file 등에 의해 오히려 증상을 더 심화시킬 수 있으므로 주의해야 한다. 근관을 식염수 등을 이용해 세척하고 건조시킨다.

③ 종창이 매우 심하다면 건조 후 아무것도 넣지 않고(압력이 빠져나오는 길을 막을 수 있으므로) 임시 수복으로 마무리한다.

④ 교합이 되는 치아는 교합면을 삭제해 준다.

⑤ 간혹 가스의 배출을 위해 임시 수복하지 않는 것을 권하는 술자도 있으나 타액 등에 의한 2차 감염 및 치질 파괴 등의 위험성이 있으므로 이는 권하지 않으며, 만약 열어 두는 경우라면 12시간을 넘지 않도록 조절한다.

⑥ 항생제 및 진통 소염제를 처방한다.

⑦ 다음 날 내원하도록 지도하고 위의 과정을 반복한다.

⑧ 몇몇 술자 중에는 당황하여 근관 기구(file 등)를 오히려 더 과도하게 사용하는 경우가 있는데 이렇게 되면 발생된 종창을 더 자극하게 되어 증상이 심해질 수 있으므로 절대 삼가해야 한다.

2. 근관치료가 완료된 치아의 경우

① 종창이 심하고 특히 치아가 솟구치는 느낌을 호소하는 경우 신속히 기존 보철물을 제거해야 한다. 많은 경우 보철물을 제거하는 것만으로도 압력이 감소하게 되어 증상이 개선된다.

② 근관을 확보하고(access cavity) 재근관치료를 시작하면서 치아의 수복 가능성 등에 대해 평가한다.

③ 항생제 및 진통 소염제를 처방한다.

④ 재근관치료의 경우 근관 외의 다른 문제들(crack, 천공 등)이 있을 가능성이 높으므로 반드시 현미경 등을 이용하여 면밀히 관찰해야 한다.

6 상아질을 제거하는 도중에 치수가 노출된 경우

1. 우식 상아질 제거 도중 치수 노출

High-speed bur를 이용하여 치질을 삭제하다 보면 치수에 매우 근접한 경우가 자주 있는데 이는 방사선사진 상 보이는 것보다 실제 우식이 훨씬 더 깊기 때문이다(그림 6-1).

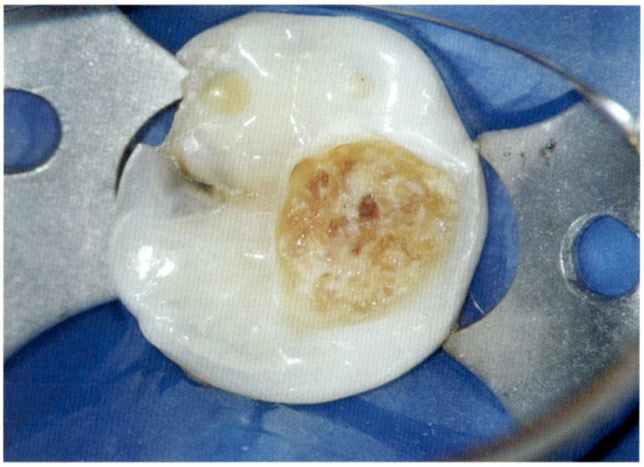

그림 6-1. 우식 치질 제거 도중 pinpoint로 노출된 치수강. 붉은 점으로 보인다.

사실 치수의 상태는 정상, 가역성 치수염, 비가역성 치수염, 치수 괴사로 구분하지만 실제로 정확한 치수의 상태를 아는 것은 매우 어렵다. 특히 치수의 어느 부위까지 오염이 되었고 또 어디까지 진행했는지 임상적으로 알아내는 것은 불가능하다. 극히 일부만 노출되었을 때 근관치료를 하는 것은 복잡하고 많은 시간이 소요되므로 꺼리게 되는 것이 사실이다.

이 경우 선택할 수 있는 치료법은 다음과 같다.

1) 치수 복조술(Pulp capping)

Calcium hydroxide(Dycal) 등을 이용하여 해당 부위를 덮어 주는 술식이다. 성공하는 경우도 있지만 시간이 지나 치수 괴사로 이어지는 경우도 매우 많으므로 술자의 경험이 중요하다.

2) 부분 치수 절단술(Partial pulpectomy)

치수강(pulp chamber)의 치수를 제거한 후 근관 orifice 입구를 MTA로 막는 술식으로 최근 신의료 기술로 지정되었다. 근관치료를 하지 않아도 되는 장점이 있지만 치수 감염이 최소일 때만 가능하다는 것을 잊어서는 안 된다.

3) 근관치료

가장 확실한 방법이다. 그러나 근관 내 치수의 상태를 임상적으로 정확하게 알 수 있는 방법은 없다. 환자의 증상 또는 방사선사진은 참고일 뿐이다. 따라서 장기적으로 예후가 걱정된다면 근관치료를 하는 것이 가장 바람직하다.

천공 후에 적절한 조치를 취하는 것보다 더 중요한 것은 이런 상황이 생기지 않도록 예방하는 것이다. 필자들이 준수하는 규칙은 다음과 같다.

① 실제 우식의 깊이는 방사선사진보다 훨씬 깊다(근관치료 가능성이 높다). 따라서 우식이 깊은 경우는 빨리 근관

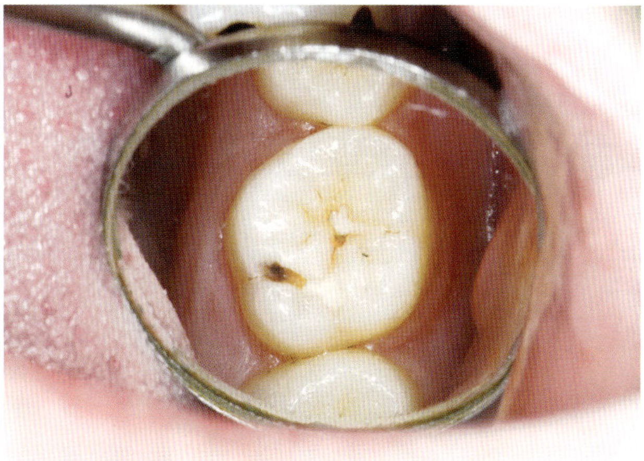

그림 6-2. 레진 충전 주위로 2차 우식이 발생되어 제거 후 수복 치료를 하기로 하였다.

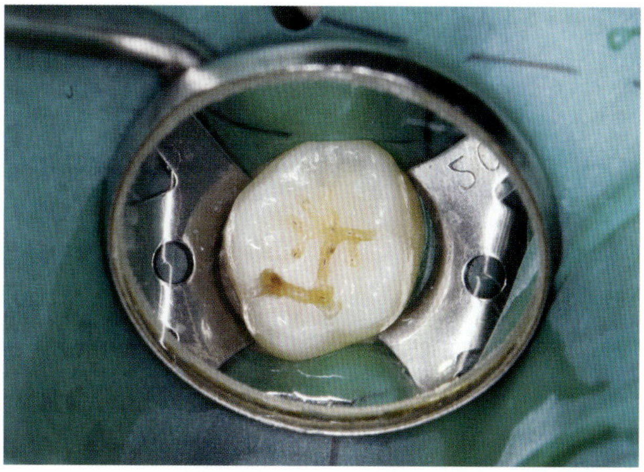

그림 6-3. 기존 수복물 및 우식 제거 후 모습. 상아질 부위에 갈색점들이 남아 있는 것이 보인다. 탐침으로 긁었을 때 단단하고 법랑질에서 완벽한 변연(sealing)을 얻을 수 있으므로 남겨 두어도 무관하다. 오히려 무리하게 삭제하는 경우 치수 노출 또는 술후 과민성 등 부작용을 호소하게 된다.

치료를 고려할 필요가 있다.

② 우식을 제거할 때는 갈색 점이라고 하여 무조건 따라 들어가지 않고 탐침으로 긁어 보아 단단한 경우에는 그대로 두어도 무방하다(그림 6-2, 6-3).

2. 크라운을 위한 치아 삭제 도중 치수가 노출된 경우

우식증이 없는 상태에서 수복을 위해 치아를 삭제하다가 치수가 노출되는 것은 너무 과도한 치아 삭제가 원인으로 생각된다. 예를 들어 전치부 심미 수복을 위해 치아 삭제 도중 치수가 노출되거나 근심으로 기울어진 하악 제2대구치의 의 방향(path)을 맞추기 위해 삭제 도중 치수가 노출되는 경우일 것이다. 우선 이런 경우라면 굳이 치아 삭제 후 보철이라는 치료 계획을 고집해야 하는지 다시 생각해 보는 게 어떨까? 교정치료 등을 통해 자연치아의 삭제를 최소화하는 것이 환자를 위해서도 바람직할 수 있다.

노출되었을 경우 치료법은 부분 치수 절단술(partial pulpectomy)을 고려해 볼 수 있다. 감염에 의한 치수 노출이 아니므로 치수는 상대적으로 정상이라고 볼 수 있으므로 치수의 일부분을 제거하는 것으로 해결이 가능하다. 만약 치수절단술 후 통증이 지속되고 치근단 염증이 진행되는 경우라면 빨리 근관치료를 하여 치아 내의 모든 치수 및 괴사 조직을 제거하는 것이 바람직하다. 대부분의 경우 근관치료는 시간이 많이 소요되고 또 환자와의 관계에 있어서도 꺼리게 되는 것이 사실이지만 필요할 때는 시간과 노력을 집중하여 시행하는 것이 장기적으로 유리하다.

7 광중합레진 수복 1개월 후 과민증 및 저작 시 통증을 호소하는 경우

1. 교합면 수복 후 증상을 호소하는 경우

① 레진 접착 실패

② 교합면 수복 불량－레진과 치아의 경계면에 교합점이 형성되는 경우

③ 수복의 범위가 너무 큰 경우－gold 등 metal로 교체 하거나 crown으로 교체하는 것이 바람직하다.

④ 와동이 너무 깊은 경우－찬물에 시린 증상이 있다면 치수염으로 보고 필요하면 근관치료 후 crown으로 수복한다.

필자의 경험상 교합면에 레진치료를 할 경우는 범위가 작거나 깊이가 깊지 않은 경우로 한정할 것을 추천한다. 레진은 재료 특성상 강도가 약하고 크기가 커지면 잘 휘어지기 때문에 치질이 충분할 때는 괜찮지만 그렇지 않은 경우 시린 증상 외에도 파절 또는 탈락이 일어나는 경우가 종종 있다.

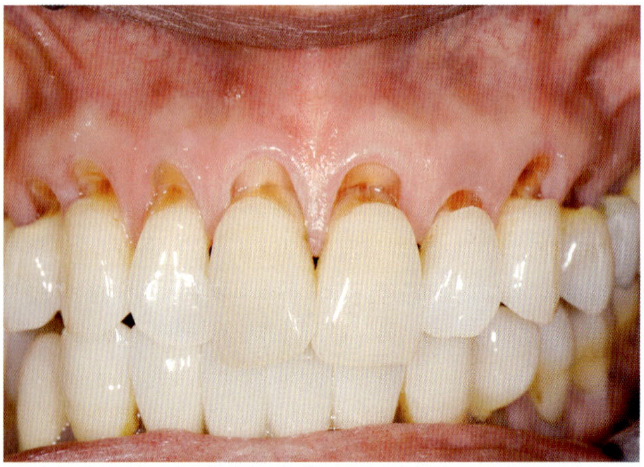

그림 7-1. 다수의 치경부 마모증이 발병된 환자. 모든 치아를 한 번에 치료하려다 보면 치료과정 중에 실패가 일어나고 이는 술후 과민증으로 이어진다.

2. 치경부 마모증 치료 후 시린 증상과 통증을 호소하는 경우

① 임상의들이 흔히 하는 실수 중 가장 큰 것은 '한 번에 많은 치경부 마모증을 동시에 치료하려고 하는 것'이다(그림 7-1).

② 또 한 가지 실수하는 부분은 치은 쪽의 방습문제이다. 치경부 치료에서 가장 까다로운 부분은 치은 쪽의 변연(margin)이 잘 보이지 않고 또 치경부에서 올라오는 조직액으로 인해 레진의 접착이 실패하게 되고 결국에는 술후 과민반응과 통증으로 이어지기 때문이다(그림 7-2).

③ Finishing과 polishing은 최소로 해야 한다. 치경부는 매우 예민한 부위이고 undercut 형성을 거의 하지 못하며 오로지 접착력에 의지해서 붙여야 하는 고난이도의 치료를 요하는 부위이다. 레진 충전 시에 최종 형태를 부여해서 절삭 기구에 의한 진동을 최소화해야 탈락 및 leakage가 생길 가능성이 줄어든다. 특히 치경부는 한 번에 깔끔하게 마무리해야지 finishing으로 해결하려다가는 멀쩡한 치근면을 삭제하게 되어 술후 과민반응을

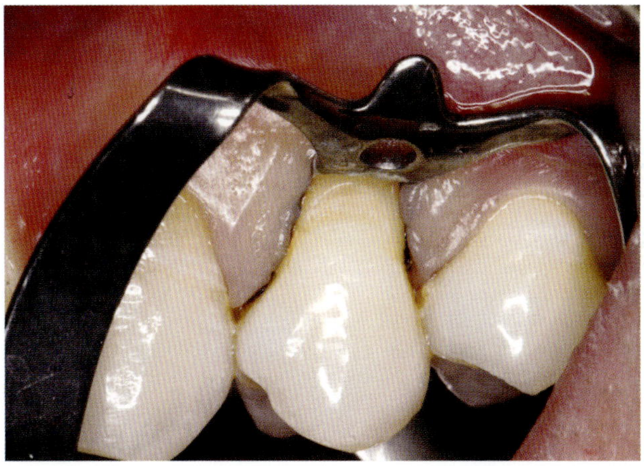

그림 7-2. 시간이 걸리더라도 반드시 gingival cord를 위치시켜 치경부 변연을 확실하게 노출시켜야 한다. 이 그림에서는 연조직을 확실하게 격리시키기 위해 러버댐 클램프를 위치시키고 완벽하게 치경부를 노출시켰다.

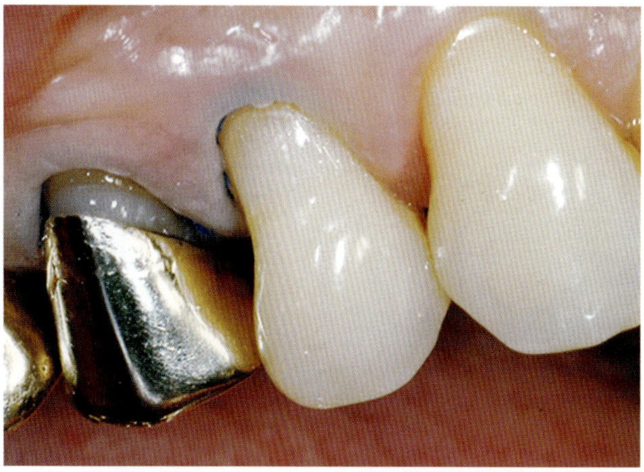

그림 7-3. 치경부 레진 충전 직후의 모습. 치은 쪽은 gingival cord로 완벽히 방습한 후 변연을 노출시켰으며 레진 충전은 거의 최종 형태에 가깝게 마무리함으로써 finishing & polishing 할 양을 최소로 하는 것이 핵심이다.

일으키게 된다(그림 7-3).

필자의 경우 (1) 한 번에 하나의 치아씩, (2) 접착제는 All-in-one adhesive, (3) Flowable resin을 이용하여 치경부 마모증을 치료하고 있으며 탈락하거나 술후 과민증을 호소하는 경우는 거의 없다. 단순해 보이지만 원칙을 지켰을 때 술후 합병증이 없게 되므로 바쁘다고 하여 서두르지 않는 것이 중요하다. 이렇게 하더라도 시술 시간이 길어지는 일은 결코 없다. 왜냐하면 불필요한 finishing & polishing을 하지 않기 때문이다.

8 근관치료 도중 근관 내에서 출혈이 심한 경우

넓은 근관을 가진 치아(상악 전치부, 상악 구치부 구개측 근관, 하악 대구치 원심 근관)에서 종종 관찰될 수 있다. 감염된 치수가 완벽하게 제거되지 않으면 출혈이 지속된다. 어느 정도 근관을 확대해도(#40K-file 이상) 출혈이 지속되면 다음의 방법을 고려해 볼 것을 추천한다.

① 근관장 측정이 어려운 경우라면 #60 크기 이상의 파일을 사용하여 대략적인 근관장에서 3~5mm 짧게 확대하도록 한다. 일종의 부분 치수 절단술(pulpotomy)의 일부로서 치수를 잘라 내는 방법이다.

② 이후 출혈이 줄어들면 NaOCl을 채워 두고 충분히 기다린다(5분 이상).

③ 이후에도 삼출물이 지속되면 시간이 걸리더라도 정확한 근관장을 측정하여 #35 크기 이상 확대하도록 한다. 필요하면 1~2단계 더 큰 크기의 파일을 사용한다. 마찬가지로 NaOCl을 채워 두고 기다린다.

▶▶ 출혈이 심할 때 해서는 안 되는 행위들

- 출혈이 심한 상태에서 임시 수복을 하게 되면 출혈에 의해 압력이 상승하여 극심한 통증을 야기시킨다.
- 검증되지 않은 약제의 사용

운 좋게 해결될 수도 있겠지만 출혈은 그 자체로 압력을 높이게 되어 극심한 통증을 야기한다. 압력을 줄일 수 있는 전략(가장 효과적인 것은 완벽한 지혈)이 필요하다. 출혈로 인해 압력이 높아진 상태에서 근관 내에 어떤 물질을 넣는 것은 근관 내 압력을 증가시키므로 매우 위험하다.

9 근관에서 삼출물이 지속되는 경우 (Oozing canal)

근관장 측정 및 확대가 부족한 경우라면 다시 정확하게 근관장을 측정하고 #40 또는 45 크기까지 확대한 후 근관 내 약재를 주입하고 기다린다. 드레싱 기간은 2주 이상의 간격이 좋으며 절대 조급하게 자주 열어 봐서는 안 된다. 만약 이런 방법으로 3~4회 치료하였는데도 삼출물이 계속된다면 외과적 근관치료를 고려하는 편이 낫다. 왜냐하면 치근단 염증이 매우 심하거나 치근 파절(crack) 등과 같이 비외과적 근관치료로 해결하지 못하는 문제가 발생되었을 가능성이 높기 때문이다(그림 9-1, 9-2).

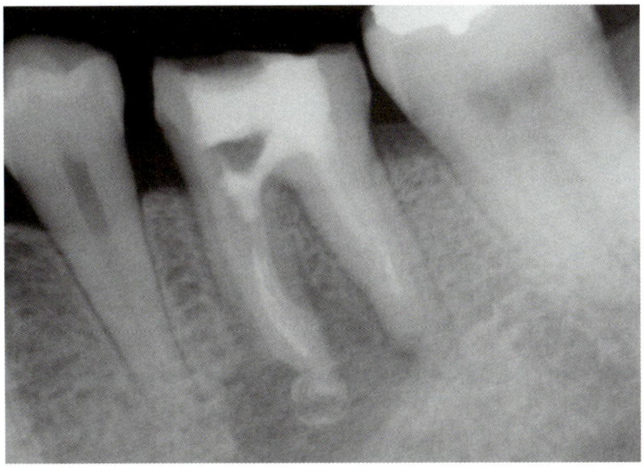

그림 9-1. 근관치료 중 삼출물이 지속되어 의뢰된 경우. 근단부의 병변의 크기가 크며 이미 근관 밖으로 빠져나간 물질들이 관찰된다. 본원에서도 수차례 치료를 지속했으나 효과가 없어 외과적 근관치료(의도적 재식술)를 시행하기로 하였다.

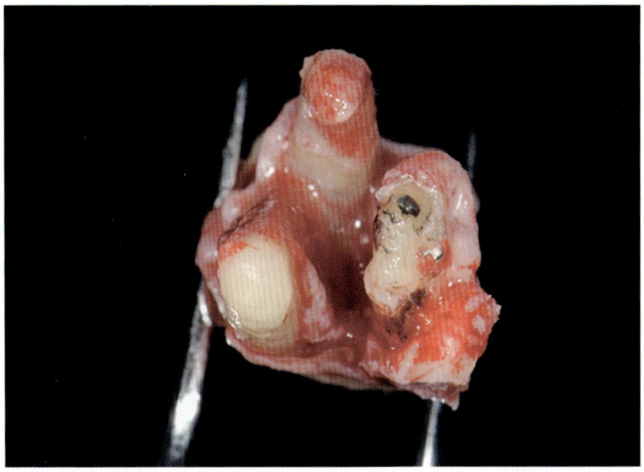

그림 9-2. 발치된 치아의 근심 치근단. 정체를 알 수 없는 물질들이 근단공 밖으로 빠져나가 치근단 부위에 부착되어 있는 것을 볼 수 있다. 근단공 밖으로 빠져나간 물질은 비외과적으로 결코 해결할 수 없으며 수술적인 방법으로 해결하는 것이 바람직하다.

10 개구 제한으로 근관치료가 어려운 경우

근관치료 시 입이 벌어지지 않는 것은 환자와 술자 모두에게 큰 고통이 아닐 수 없다(그림 10-1). 감염 등에 의해 일시적으로 입이 벌어지지 않는 경우라면 해당 질환을 먼저 치료한 후 정상적인 상태가 된 후에 치료하면 되지만 대부분의 경우 다음의 방법으로 접근할 수 있다.

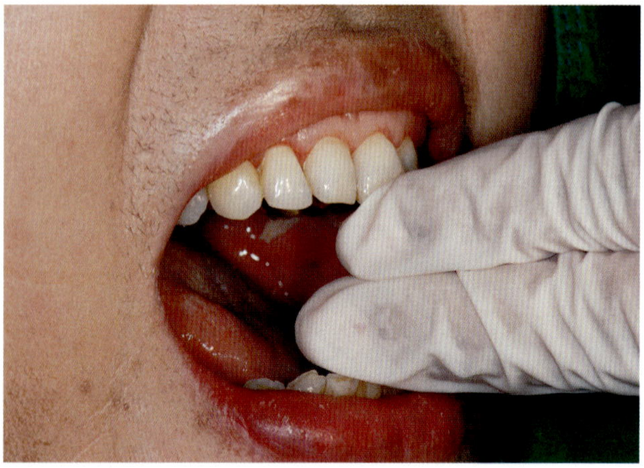

그림 10-1. 입이 잘 벌어지지 않는 환자의 치과치료는 매우 어렵다.

1. 반드시 러버댐을 장착한다.

입이 벌어지지 않더라도 볼(입술)을 젖히면 의외로 쉽게 치아에 대한 접근이 가능한 경우가 많다. 방습 및 시야 확보도 자연스럽게 이루어지므로 구치부 치료 시에는 반드시 러버댐을 장착한다(그림 10-2, 10-3).

2. 교합면을 충분히 삭제한다.

교합면을 삭제하면 저작 시 발생하는 통증을 줄일 수 있을 뿐만 아니라 시야 확보에도 도움이 된다.

3. Mirror image를 활용한다.

구치부의 경우 dental mirror를 사용하지 않고 직접 시야를 확보하는 것은 거의 불가능하다. 반사된 이미지만 보고 기구를 조작하면 시야 확보의 한계를 극복할 수 있으며 진료 시 발생할 수 있는 피로도를 많이 감소할 수 있다(그림 10-4).

4. 외과적 근관치료(치근단 수술, 의도적 재식술)를 고려한다.

도저히 접근이 되지 않는 경우라면 환자에게 동의를 구하고 외과적으로 접근하는 편이 낫다. 무리하게 비외과적 치료를 고집하는 것은 환자와 술자 모두에게 바람직하지 않다. 실제로 2~3시간씩 근관치료를 하다가 급성 턱관절장애가 발생하여 응급실로 내원하는 경우가 종종 발생하고 있기 때문이다.

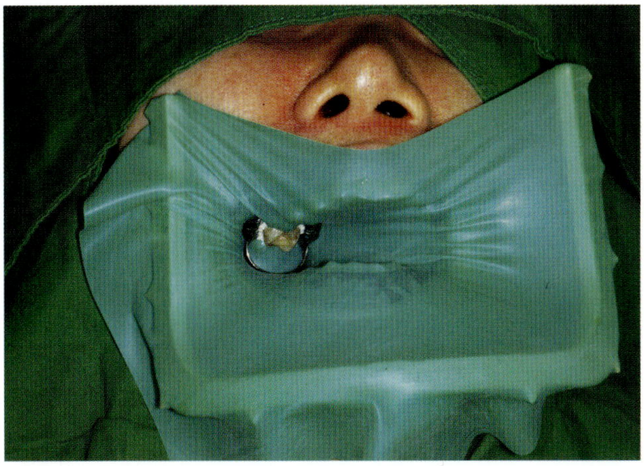

그림 10-2. 러버댐을 장착하는 것만으로 시야 확보가 매우 개선된다. 세척액 등이 넘어가지 않아 환자도 매우 편하므로 구치부에서는 반드시 러버댐을 하도록 한다.

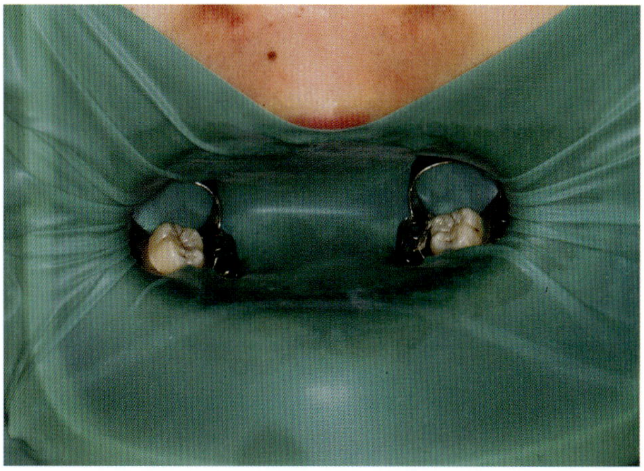

그림 10-3. 러버댐을 활용하면 여러 개의 치아를 동시에 치료할 수 있다. 보조자의 도움이 없어도 치료할 수 있을 정도이며 완벽한 방습은 물론이다.

5. 간혹 발치를 고려할 수도 있다.

수복 가능성이 없는 치아나 대합치가 없는 경우라면 발치만으로 마무리할 수 있다. 대합치가 없거나 거의 교합되지 않는데(3급 부정 교합 등으로) 해당 치아에만 매달려서 숲은 보지 못하고 나무에만 매달리는 경우가 종종 있다. 이런 경우라면 득실을 잘 고려하여 발치하는 것이 오히려 더 좋은 경우도 있다. 수복 가능성이 없는 치아에 근관치료를 하겠다고 몇 개월씩 매달리는 것은 바람직하지 않다.

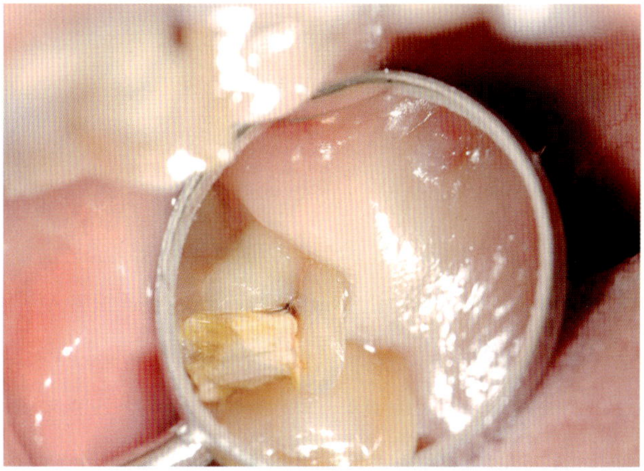

그림 10-4. Dental mirror를 리트랙션용으로만 사용하는 것은 활용도가 낮다. 진단 및 조직 견인뿐만 아니라 기구 조작 시에도 mirror image를 활용한다면 진료 자세도 매우 좋아져 술자의 건강에도 큰 도움이 된다.

11 근관치료 시 천공이 발생한 경우

석회화된 근관을 찾는 과정 중에 의도치 않은 천공이 발생하게 된다. 천공의 여부는 출혈로 알 수 있으며 출혈이 되는 경우 file을 위치시키고 방사선사진을 촬영하면 천공 여부를 정확히 판단할 수 있다(그림 11–1).

천공이 확인되면 cotton 등을 이용하여 지혈을 시도한다. 지혈이 잘 되지 않는 경우 지혈제(보스민)를 묻힌 cotton을 사용할 수 있다. MTA filling을 하기 위해 치질을 조금 더 삭제할 필요가 있는 경우 조심스럽게 삭제하며 천공 부위를 더 크게 하지 않도록 주의해야 한다. 출혈이 조절되면 MTA로 천공 부위를 충전한다. MTA는 조작이 까다롭고 천공 부위는 대체로 접근이 어려운 경우가 많으므로 여유를 가지고 천천히 확인하면서 충전해야 한다. 제품에 따라 다르지만 MTA는 경화시간이 긴 경우가 많으므로 당일에는 천공 부위만 치료하는 것을 목표로 하고 근관 확보 등은 다음 내원 시 시도하는 것이 좋다(그림 11–2). 그러나 모든 천공의 경우에 이와 같은 방법으로 치료할 수 있는 것은 아니며 의도적 재식술과 같은 외과적 치료법이 선택될 수도 있다. 천공의 크기가 작을수록 예후는 좋을 것이다(그림 11–3~11–5).

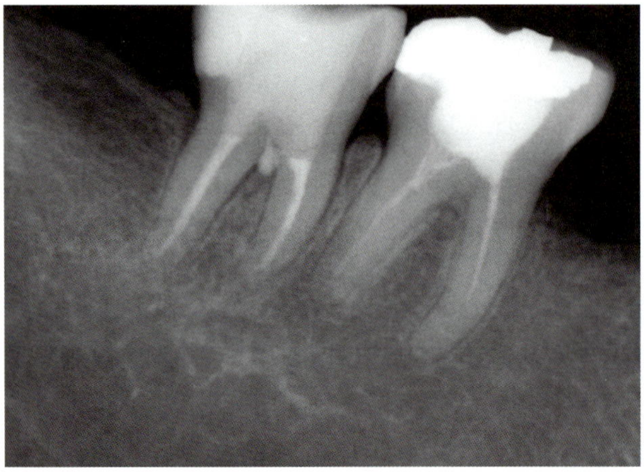

그림 11–1. 근심 근관을 찾기 위해 치수강저를 삭제하던 도중 분지부에 천공이 발생하였다. 천공 당일에는 MTA를 이용하여 우선 처치한 후 다음 내원 시에 근심 근관을 찾고 근관치료를 마무리하였다.

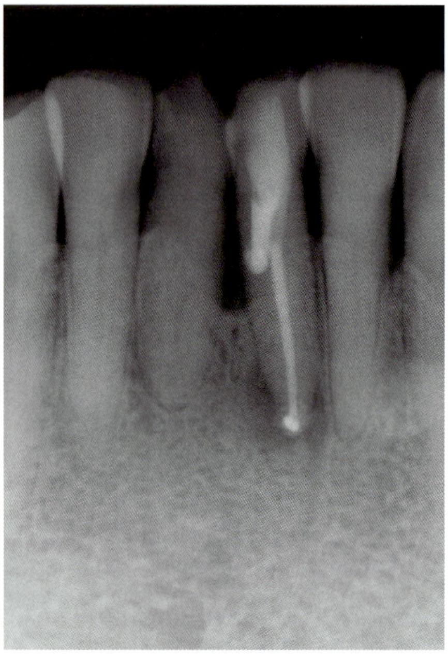

그림 11–2. 하악 좌측 중절치 측면에 발생한 천공의 치료. 치아의 각도(axis)를 잘못 파악하여 발생한 천공이다. 천공 부위는 MTA로 치료하고 원래의 근관을 찾아 근관치료를 시행하였다. MTA는 조작이 까다롭고 실제 필요한 양에 비해 버려지는 경우도 많은데 이는 경험이 많은 전문의의 경우도 마찬가지이다. 끈기를 가지고 차분하게 접근해야 한다.

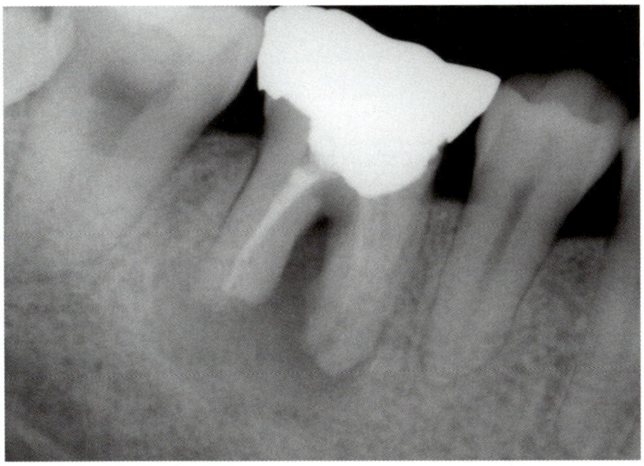

그림 11-3. 치근단 병변을 주소로 내원한 환자의 초진 사진. 이전에 근관치료 흔적이 보이며 분지부에 확연한 천공이 관찰된다. 분지부의 골소실 소견도 확실하므로 천공에 의한 병변임을 확진할 수 있다. 이런 증례는 의도적 재식술에 의한 확인 및 치료 내지는 발치가 필요하다.

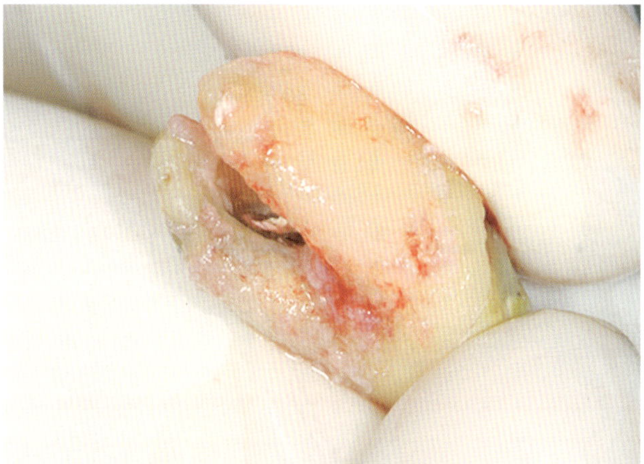

그림 11-4. 치근 중간에 발생한 천공(strip perforation). 근관치료를 통해 천공을 치료하고 또 나머지 근관을 확보하는 것은 거의 불가능에 가깝다. 외과적 접근이 필요하다. 해당 증례는 의도적 재식술로 치료하였다.

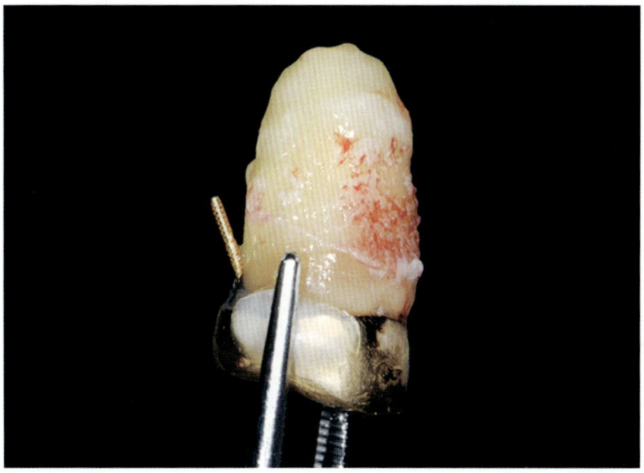

그림 11-5. Post에 의한 천공. 기존 수복물을 제거하고 내부(pulp chamber)에서 접근하는 것보다는 발치한 후 외부에서 잘라내고 접근하는 것이 시간도 절약되고 비용 측면에서도 효과적이다.

12 근관치료 후 치관수복을 완료하고, 1개월 후 협측에 누공이 발생한 경우

우선 누공의 원인치가 무엇인지 확실히 구별해야 한다. #35 GP cone을 사용하여 누공의 근원을 찾아내도록 하고 만약 근관치료한 치아가 원인이라면 재근관치료를 해야 한다. 재근관치료를 하더라도 혹시 발견하지 못했던 crack이나 천공이 없는지 확인하는 것이 중요하다. 간혹 누공의 원인이 다른 곳에 있는 경우가 있다(그림 12-1, 12-2). 그림에서 제시된 증례는 다행히 재근관치료를 하지 않아도 되지만 누공이 지속되고 술자가 보았을 때 명백한 문제(과충전, 근관 확보 실패 등)가 있다면 재치료를 고려해야 한다. 만약 누공이 지속되고 해당 치아의 근단병변이 분명한 원인이라면 crack이나 천공의 문제일 수도 있으므로 외과적 근관치료(치근단 수술, 의도적 재식술)를 고려하도록 한다.

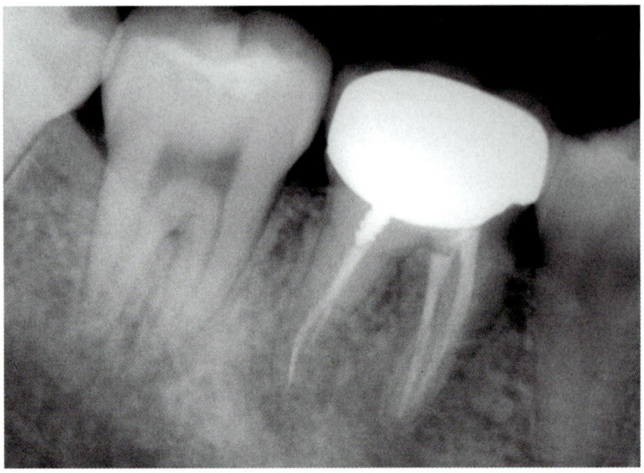

그림 12-1. #46 협측의 누공을 주소로 내원하였다. 근관치료 상태가 이상적이지는 않고 또 원심 근관에는 부러진 기구 조각도 관찰된다. 누공의 위치나 치아 상태로 보아 쉽게 #46이 원인으로 생각할 수 있는 증례이다.

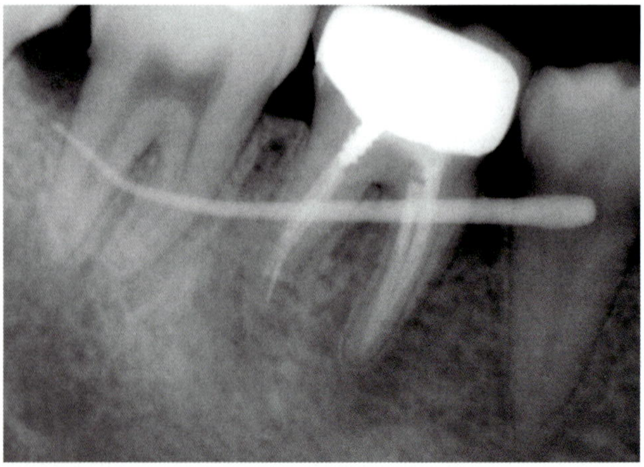

그림 12-2. 그러나 누공을 따라간(tracing) 결과 원인은 #48로 밝혀졌다. 치관 주위염에 의해 발생된 누공이 #46 부위에 발생된 증례였다. 따라서 본 증례는 #48의 단순 발치로 마무리되었다. 방사선사진만 보고 치료의 성패 여부를 결정하는 것이 얼마나 위험하고 어리석은 일인지 잘 보여 주는 증례이다.

13 치주-근관 병소(Endo-perio lesion)가 복합되어 있는 환자가 치아 보존을 원한다면 어떻게 할 것인가?

실제 임상에서 많이 접하는 경우이다. 최상의 치료 결과를 얻을 수 있도록 노력하는 것이 바람직하지만 때로는 현실을 냉정하게 직시해야 한다. 그림에서 제시된 증례들처럼 치주 근관 복합 병소들이 어떤 치료에도 불구하고 해결되지 않는 경우가 매우 많다. 현실이 이런데도 불구하고 일부 치과의사들은 본인의 실력이 부족하기 때문이라고 생각하는데 이는 매우 잘못된 관행이다. 본인이 정한 기간 또는 횟수만큼 치료했음에도 불구하고 호전되지 않을 경우 예후가 매우 불량한 증례로 단정하고 환자에게 설명한 후 발치를 고려하는 것이 좋다. 당연히 치료를 시작하기 전에 환자와 충분한 상담 및 설명이 이루어져야 할 것이다(그림 13-1~13-4).

치주-근관 복합 병소의 경우 외과적으로(직접 보는 방향으로) 접근하는 것도 좋은 방법으로 생각된다. 치주 질환 이외에도 crack, 천공 등 예기치 못한 변수들이 많기 때문이다. 치료를 위해 노력하는 것은 좋지만 맹목적으로 오랫동안 매달리는 것은 바람직하지 않다.

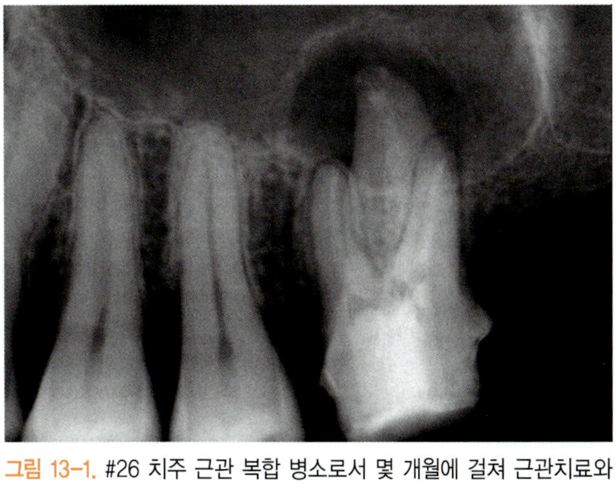

그림 13-1. #26 치주 근관 복합 병소로서 몇 개월에 걸쳐 근관치료와 치주 치료를 진행하였다. $Ca(OH)_2$ dressing을 하면서 호전되기를 기다렸으나 삼출물 누출이 지속되었다.

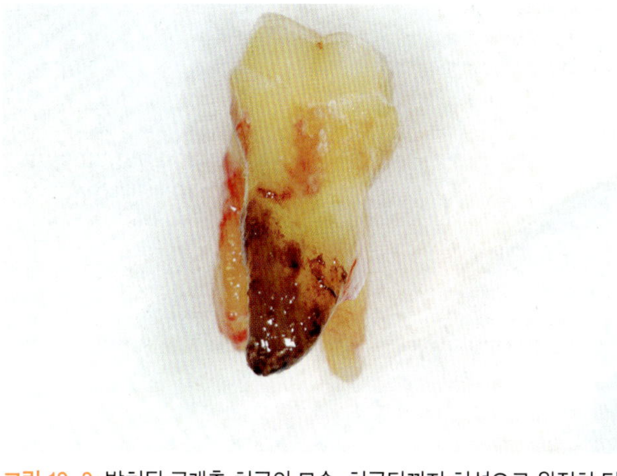

그림 13-2. 발치된 구개측 치근의 모습. 치근단까지 치석으로 완전히 덮혀 있으며 근관치료를 열심히 한다고 해서 치석이 없어지는 것은 아니다. 치주 치료의 경우도 접근에 한계가 있기 때문에 구개측 치근단까지 치주 수술을 할 수 없다.

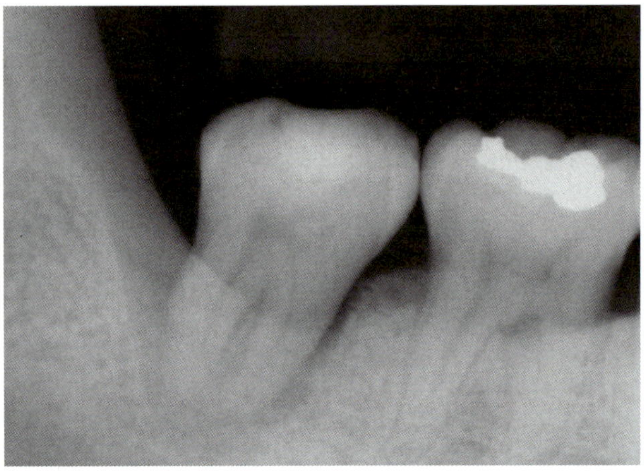

그림 13-3. #47 치수괴사에 의해 발생한 치근 주변의 방사선 투과상이 관찰된다.

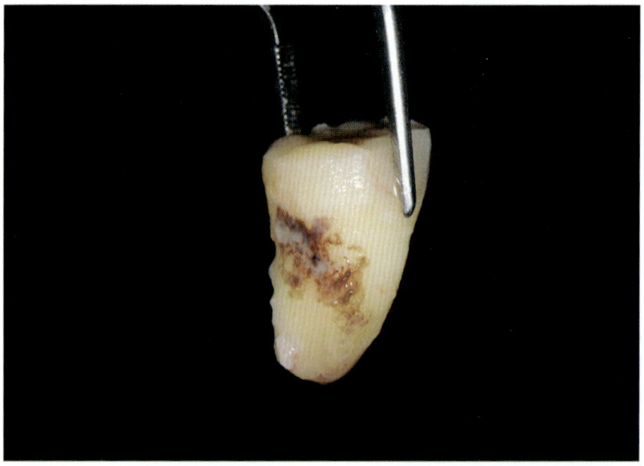

그림 13-4. 발치된 치아(#47)의 모습. 치주 질환이 심하게 진행되어 원심 치근면을 거의 뒤덮고 있는 상태이다. 방사선 투과상을 근관치료만으로 완벽하게 해결하는 증례도 있지만 이것처럼 그 어떤 방법으로도 접근 및 해결이 되지 않는 증례들도 많다. 술자의 현명한 판단이 중요하다.

14 미백 치료 후 심한 과민증상을 호소할 때

미백 치료 시 시린 증상 또는 두통을 호소한다면 즉시 치료를 중단하고 다음 사항을 체크하는 것이 좋다.

① 치아를 잘 관찰하여 노출된 상아질이 없는지 확인한다. 치경부 마모증 등이 있는 경우 self-etching adhesive 등을 도포하여 미백제가 침투하는 것을 방지한다.

② 상하악을 동시에 시행하지 않는다. 미백의 효과를 비교하기 위해서도 그렇고, 상하악을 동시에 하면 환자가 시린 증상을 호소할 가능성이 높다.

③ Home bleaching과 office bleaching을 동시에 시작하지 않는다. 미백 치료를 시작한 만큼 환자, 술자 모두 빠른 치료 결과를 원하지만 부작용이 발생된다면 아무 소용이 없다. 처음에는 home bleaching부터 적은 양의 미백제를 사용하도록 지도하고 조금이라도 시린 증상이 나타나면 2일에 한 번 또는 3일에 한 번 사용하도록 한다.

④ 미백제의 유통기한을 점검한다. 믿을 수 있는 제품이라도 유통기한이 지난 제품은 과민 반응을 일으킨다. 고가의 약제이므로 보관했다가 다시 사용하는 경우가 있는데 절대 재사용하지 말아야 한다.

⑤ 검증되지 않는 제품은 절대로 사용해서는 안 된다.

15 자연치 보철치료 후 치수질환이 발생한 경우

대부분 임상가들은 치관 삭제 시 치수 노출이 발생하여 이런 문제가 발생하는 것으로 알고 있다. 실제로 그런 경우도 있지만(치수가 노출되었으나 모르고 수복치료한 경우) 다른 원인들도 매우 많으므로 체크할 필요가 있다(그림 15-1). 법랑질은 감각이 없지만 상아질은 감각이 있으며 살아 있는 조직이다. 상아질을 삭제할 때는 연조직을 삭제한다고 생각하고 조심스럽게 접근하는 것이 치수 질환을 일으키지 않는 중요한 예방법이다.

① 과도한 삭제 시간에 의해 발생된 열에 의한 손상

② 삭제량이 많아 치수가 노출되지는 않았지만 남아 있는 치질의 양이 부족하여 세균 등이 침투하는 경우 즉 상아세관(dentinal tubule)은 치수에 가까울수록 직경이 늘어나기 때문에 세균의 침투가 용이하다.

③ 효율이 떨어지는 오래된 기구를 사용하는 경우 과도한 마찰열이 발생하여 이차적으로 치수염을 야기할 수 있다.

④ 보철물의 정확한 적합 또는 접착 실패, 교합 문제로 인해 이차 우식증이 발생한 경우

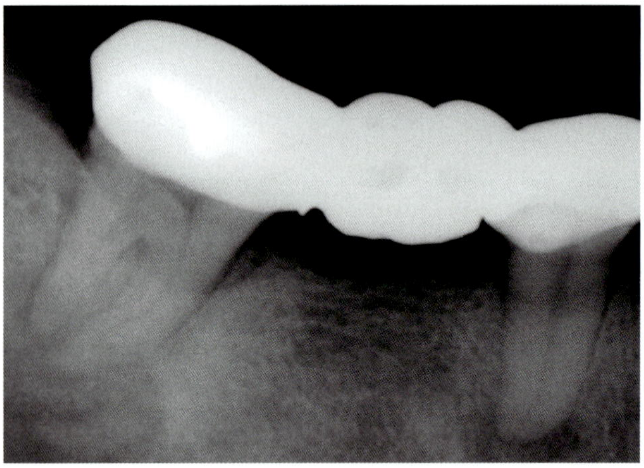

그림 15-1. 자연치를 지대치로 한 bridge에서 지대치(#45, 47)의 치수 괴사가 발생한 증례. 변연 적합도가 좋지 않아 이차 우식으로 예상하였으나 보철물을 제거하여 관찰한 결과 치수 노출은 확인되지 않았다. 따라서 치아 삭제 시 열자극 등에 의해 발생한 치수염이 오랜 시간이 경과하면서 치수 괴사로 이어진 증례로 생각되었다.

16 근관충전제가 과충전(Overfilling)된 경우

어렵게 근관치료를 끝내고 나서 치근단 방사선사진을 촬영하였을 때 근관충전제가 근첨부를 넘어간 경우를 종종 발견하게 되며 경과가 어떨지 궁금할 것이다(그림 16-1).

근관 과충전의 원인은 다음과 같이 생각할 수 있다.

1. 근관장 측정에 실패한 경우

방사선사진에만 의존해 근관장을 측정할 경우 빈번하게 발생하는 문제이다(그림 16-2, 16-3).

2. 근단부 형성에 실패한 경우

① 근단부(apical stop) 형성에 실패하여 GP cone이 빠져나가는 경우
② 과도한 압력으로 근관충전하여 빠져나가는 경우
③ Open apex인 경우(그림 16-4)

근관장이라는 것은 매우 추상적이며 그 누구도 정확하게-치아를 발치하기 전에는-알 수 없을 뿐만 아니라 설령 과충전되었다고 하여 모든 경우에 문제가 되는 것은 아니다. 차분하게 경과를 보면서 어떻게 할 것인지 대응하도록 한다(그림 16-5). 과충전된 근관충전제를 제거하는 것은 매우 어렵다. H-file 등을 이용해 제거가 가능하다면 좋겠지만 매우 어려우므로 근관치료 전문의에게 의뢰하는 것이 좋으며 경우에 따라서 치근단 수술로 해결하는 편이 나을 수 있다(그림 16-6).

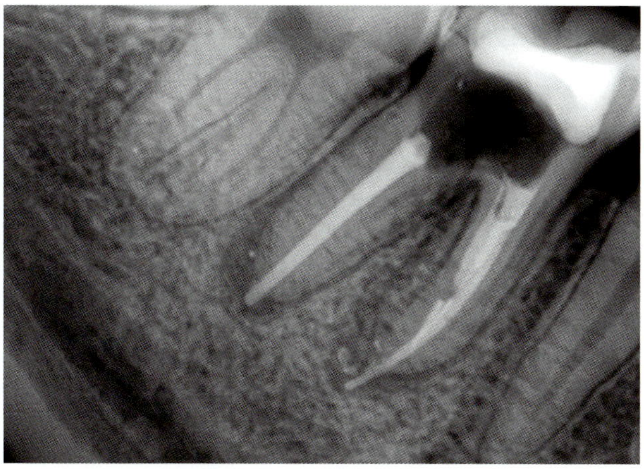

그림 16-1. 근관충전제가 근첨부를 넘어간 것을 볼 수 있다.

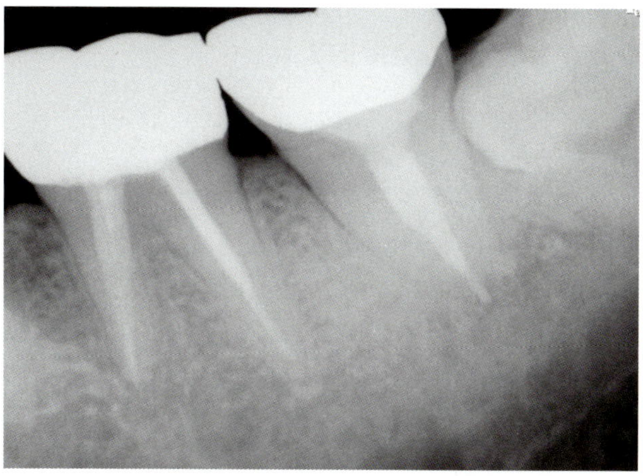

그림 16-2. #37 부위 저작 시 통증을 주소로 내원한 환자의 치근단 방사선사진. 방사선사진상 치근단부와 거의 일치하게 충전된 것 같이 보인다.

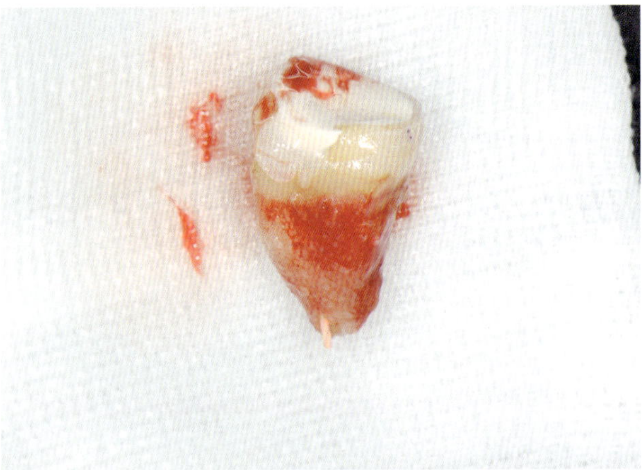

그림 16-3. 발치된 #37 치아의 모습. 방사선사진에 비해 근관충전제가 빠져나간 길이가 상당하다. 방사선사진상으로 근관장을 측정하고 또 근관치료의 결과를 판단하는 것은 큰 오류를 동반함을 잊지 말자.

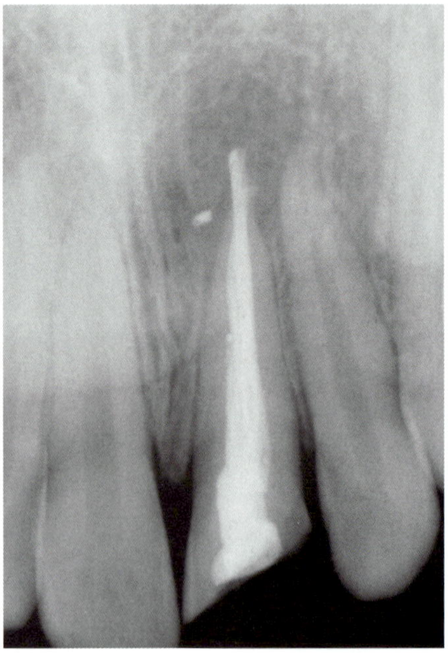

그림 16-4. 근단부 누공을 주소로 내원한 15세 환자의 치근단 방사선사진. 근첨부가 완전히 형성되지 않은 상황에서 근관충전 도중 GP cone이 빠져나간 경우이다.

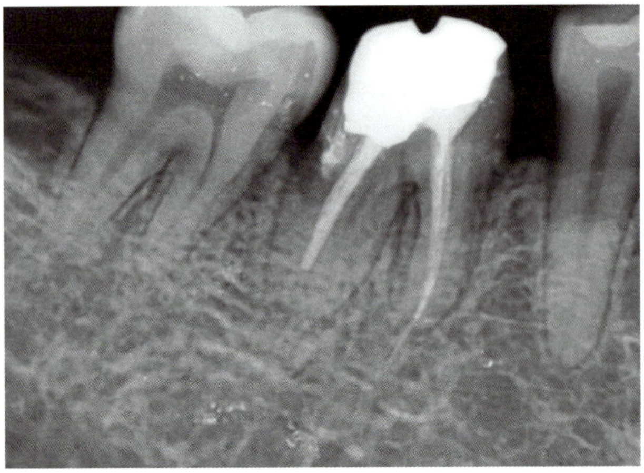

그림 16-5. #46 보철물 탈락을 주소로 내원한 환자의 치근단 방사선사진. 근관충전 후 5년이 경과하였으며 근심 근관에 과충전된 GP cone이 관찰된다. 환자는 아무런 증상을 보이지 않았으며 치근단 질환도 관찰되지 않았다. 이런 경우가 바람직한 것은 절대 아니지만 단순히 과충전되었다고 모든 증례가 실패하는 것은 아니므로 차분하게 대응하여 환자에게 유리한 방향으로(장기간 관찰 등) 치료 계획을 수립해야 한다.

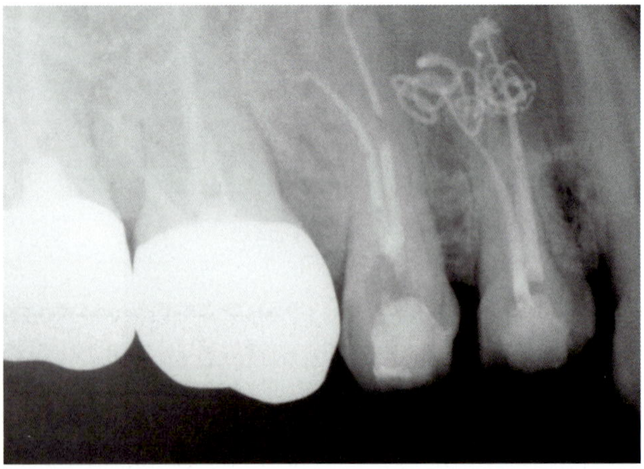

그림 16-6. #14, 15 에 과충전된 GP cone이 관찰된다. 양상으로 보아 Obtura 등을 이용하여 과도하게 밀어 넣은 것으로 보인다. 치근단 수술 또는 의도적 재식술로 해결해야 하며 심한 경우 전신마취 후 상악동 수술이 필요할 수도 있다.

17 근관충전제가 저충전(Underfilling)된 경우

저충전의 원인과 대처방안은 다음과 같다.

① 근관장 측정에 실패한 경우
다시 근관장 측정을 하고 근관치료를 시행한다.

② 충전 시 짧아진 경우
근관장 측정 및 확대는 정상이었으나 충전 시 실수가 있었다면 제거하고 다시 충전한다.

③ Ledge 등이 발생하여 근관 파일이 방사선상 치근단까지 들어가지 않는경우
미세 현미경 등을 이용하여 근관 확보(negotiation)를 시도해서 숨어 있는 근관을 찾기 위해 노력하도록 하고 실패한 경우는 도달 가능한 곳까지 근관치료한다.

근관장을 정확히 측정하여 근관충전이 완료되면 좋겠지만 실제 임상에서 그렇게 되지 않는 경우가 매우 많다. 과충전과 마찬가지로 저충전되었다고 하여 모든 증례가 문제가 되는 것은 아니다. 단순히 방사선사진에서 근관충전이 완벽하지 않다고 하여 치료 실패로 단정해서는 절대 안 된다. 근관충전이 완벽하게 보임에도 불구하고 임상적을 통증과 같은 증상이 지속되는 경우도 많기 때문이다(그림 17-1~17-6).

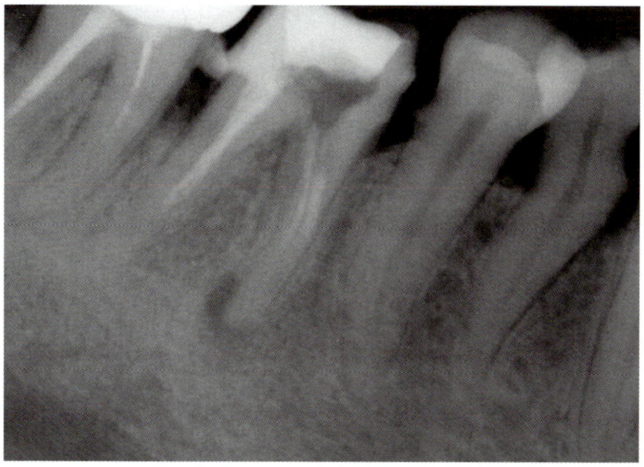

그림 17-1. 크라운 탈락을 주소로 내원한 환자의 치근단 방사선사진. 매우 오래 전에 근관치료를 받았고 모든 근관에서 충전 길이가 짧으며 특히 근심 근관에는 방사선 투과상도 관찰된다. 그러나 치료받은 시기나 현재 증상 등을 고려하였을 때 아무런 문제가 없으며 따라서 본 증례는 재근관 치료가 필요하지 않다고 보아야 한다.

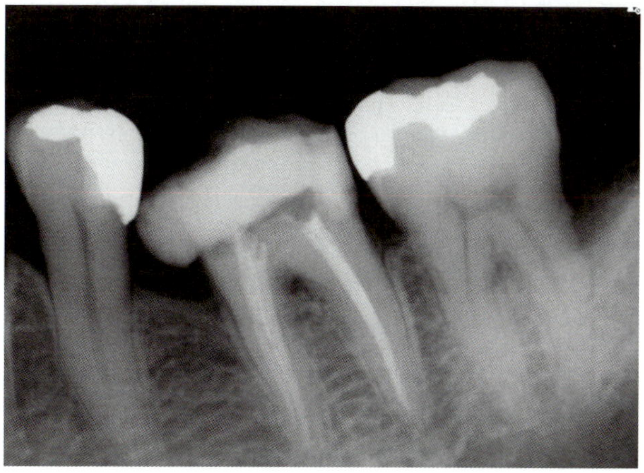

그림 17-2. 방사선사진만 보면 매우 양호한 근관치료 결과를 보여 주고 있다. 그러나 근관치료 후 3개월이 지났으나 심한 통증으로 인해 씹을 수가 없음을 주소로 내원한 환자이다. 진료 원칙을 지키고 실수하지 않는 것이 중요하지만 방사선사진에서 보이는 것이 전부가 아님을 잊지 말자.

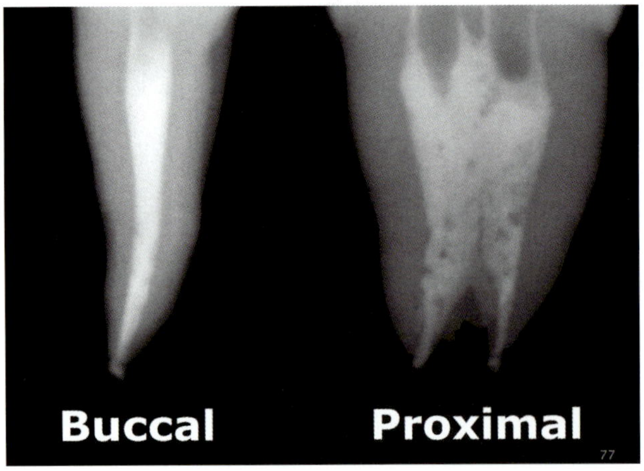

그림 17-3. 위 증례의 해답이 될 수 있는 실험 사진이다. 발거치에서 근관충전 후 협측에서 보았을 때와 근심에서 보았을 때 근관충전의 결과는 완전히 다르다. 이와 같이 우리가 보는 방사선사진은 왜곡이 많이 되어 있으며 절대적인 기준이 될 수 없음을 기억해야 한다.

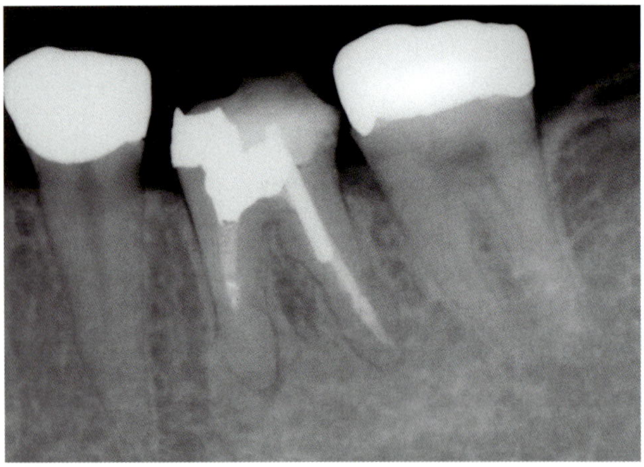

그림 17-4. #36 통증을 주소로 내원한 환자의 치근단 방사선사진. 재근관치료를 결정하였다.

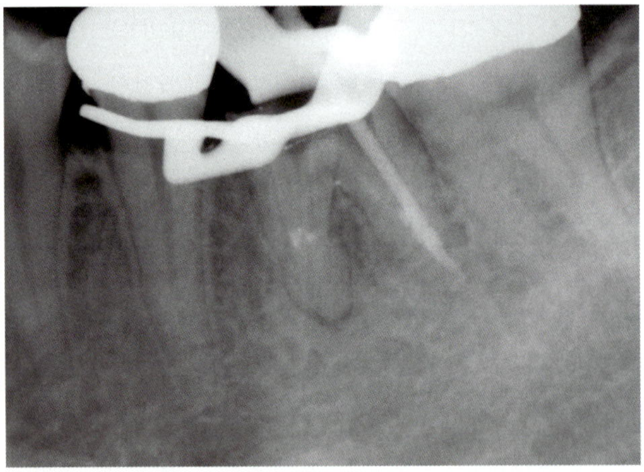

그림 17-5. 원심 근관은 근관장이 확보되었으나 근심 근관은 치근단 4mm를 남겨 두고 더 이상 진행되지 않았다. 환자에게 근관 석회화에 대하여 설명하고 향후 문제 발생 시 치근단 수술이 필요함을 설명하고 도달 가능한 길이까지 근관충전 후 마무리하였다.

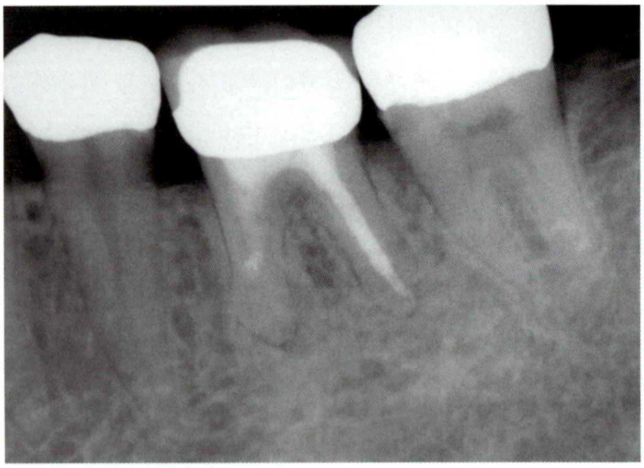

그림 17-6. 재근관치료 후 4년 경과한 모습. 아무런 임상증상이 없으며 방사선상 명확한 치근단 질환은 관찰되지 않았고 환자는 매우 만족스럽게 사용하고 있다. 근관은 항상 다양한 상황에 있고 치근단까지 도달할 수 없는 경우도 흔히 있다. 모든 경우에 문제가 되는 것이 아니므로 유연성 있는 대처가 가장 중요하다.

18 좌측 구치부 임플란트 치료를 1년 이상 진행하던 중에 우측으로만 저작하여 crack 또는 파절이 발생하는 경우

치아의 crack은 외상을 제외한다면 오랜 기간 힘이 가해져 발생하는 피로 골절(fatigue fracture)로 보아야 한다. 하악 제2대구치에서 가장 호발하며 소구치, 대구치에서는 언제든지 발생할 수 있는 자연적인 현상이다. 환자의 입장에서는 '어제까지 멀쩡했던 치아'가 부러졌으므로 억울하고 또 보상받기를 원하겠지만 앞서 설명한 대로 crack은 교통사고 같은 '예기치 못한 사고'임을 반드시 환자에게 이해시켜야 불필요한 분쟁을 피할 수 있다(그림 18-1~18-3).

Crack이 발생되는 것은 단 한 번의 사건(돌과 같은 딱딱한 것을 씹어서)으로 발생할 수도 있으나 오랜 시간 누적된 응력에 의해 발생하는 경우가 더 많다. 따라서 어떤 원인을 규명하려는 시도 자체가 의미가 없으며 실제로 밝혀내는 것도 거의 불가능하다. Crack에 대해서는 '그럴 수도 있다'라는 점을 이해시키고 crack이 발생한 시점에서 가장 적절한 치료법을 함께 상의하여 진행하는 것이 가장 현명한 방법이다. Crack을 진단하는 방법들이 많이 소개되었으나 임상적으로 유용한 방법은 tooth sleuth를 이용하는 방법이며 해당 치아를 마취하고 기다렸다가 딱딱한 과자를 먹어 보도록 하는 방법이다(그림 18-4~18-6).

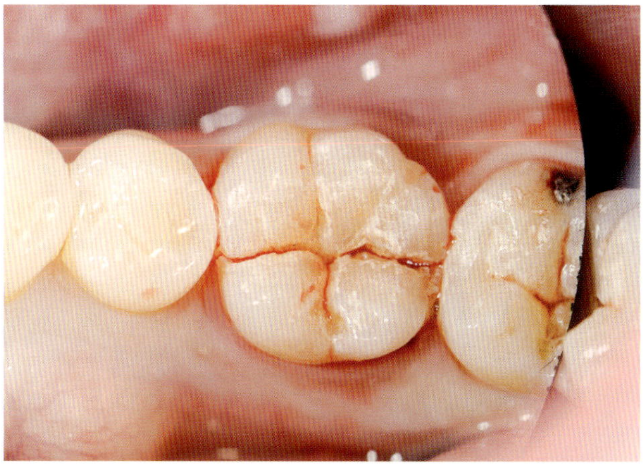

그림 18-1. 저작력이 강한 환자에서 발생한 치아 파절. 치아는 언제든지 부서질 수 있음을 미리 설명하고 누구의 잘못도 아님을 환자에게 잘 설명해야 한다. 대부분의 환자들은 사고(파절)가 나면 누군가를 원망하려 하고 보상받기를 원하는 심리가 있으므로 환자에게 설명할 때 매우 주의가 필요하다.

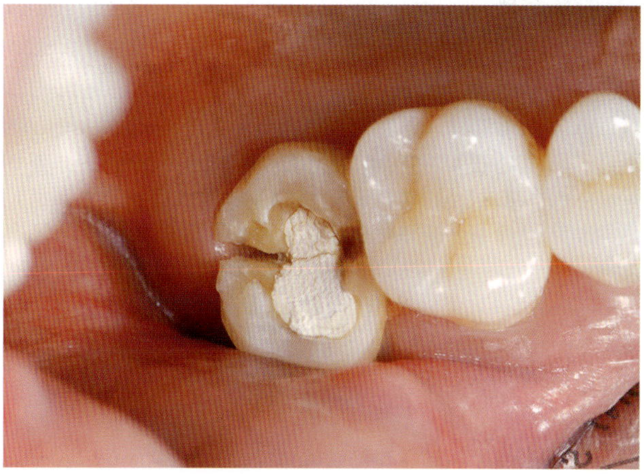

그림 18-2. 상악 제2대구치의 근원심 치아 파절. 처음부터 이 치아의 치료 원인은 crack이었는데 이 점을 분명히 설명하지 않고 근관치료를 하다가(몇 달 이상) crack이 파절로 이어져 내원한 환자이다. 술자는 이런 상황에 대해 미리 고지하고 대비해야 함에도 불구하고 근관치료에만 매달리다가 결국 발치할 상황에 이르게 되었다. 술자 입장에서는 이보다 억울한 일이 없겠으나 환자 역시 억울하다고 생각하게 되며 시간을 되돌리지 않는 이상 해결할 방법이 없다. 이런 일은 매우 빈번하게 발생하고 있으며 근관치료를 할 때 crack이 있는지 항상 확인하고 환자에게 위험성을 고지하는 습관이 필요하다.

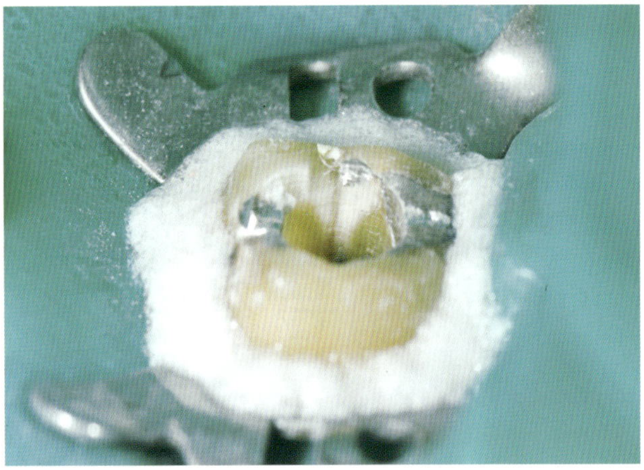

그림 18-3. 근관치료 시 crack이 발견된다면 반드시 사진 촬영을 해 두고 환자에게도 이 치아에 발생된 '구조적 결함'에 대해 알려야 한다. 착각하지 말아야 할 것은 아무리 근관치료를 잘한다고 해도 crack이 없어지거나 다시 결합되는 것은 아니라는 점이다. 오히려 과도한 근관치료 시의 압력으로 인해 치아가 부러질 가능성이 있으므로 각별히 주의해야 한다.

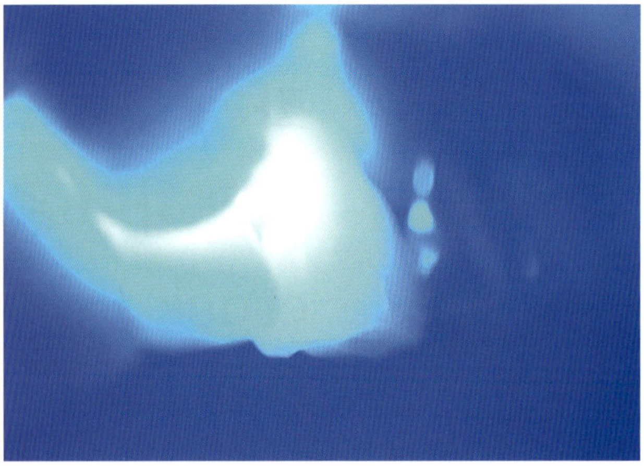

그림 18-4. Crack 치아를 찾기 위해 curing light를 이용하는 방법. 그러나 성인의 경우 치아 표면에만 crack이 있고 증상이 없는 경우도 매우 많고 근원심에서는 사용할 수 없기 때문에 그다지 추천되지 않는다.

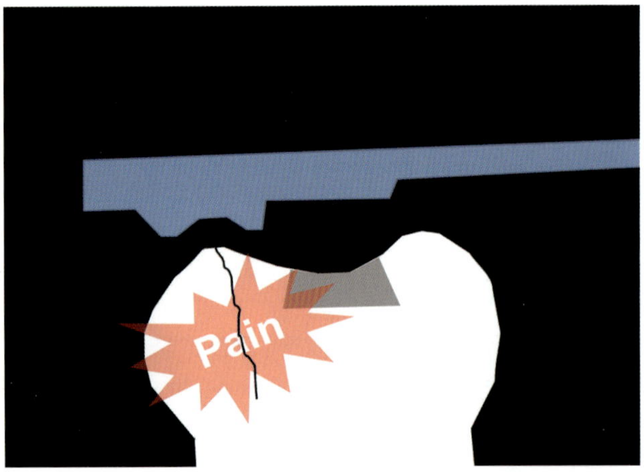

그림 18-5. Crack을 진단하는 가장 확실한 방법은 tooth sleuth를 이용하는 방법이다. Cusp 부위에 적용하여 동통을 느끼는 경우, 특히 다물 때보다 뗄 때 통증을 느끼는 경우가 crack의 전형적인 증상이다.

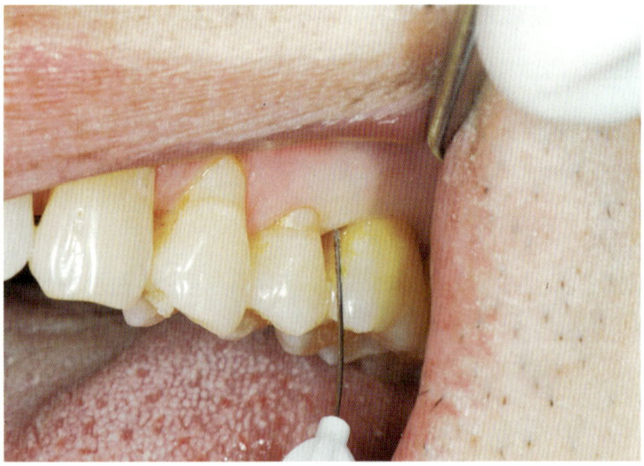

그림 18-6. 더 확실하게 하기 위해서는 해당 치아를 마취하고 기다렸다가 딱딱한 과자 등을 먹어보게 하는 것이다. 물론 인접치아도 어느 정도 마취가 되겠으나 적어도 상하악은 완벽하게 구분할 수 있으므로 매우 유용한 방법이다. 실제로 통증이 심한 경우 상하악을 구분하지 못하여 혼동하는 경우가 매우 많은데 이 방법을 이용하면 해결할 수 있다.

19 변색된 치아의 심미적 회복을 요구할 때

변색의 원인을 우선 파악해야 한다. 치수 괴사에 의한 치아 변색은 전치부에서 매우 호발하는데 이런 경우는 보철 수복보다는 미백 치료로 해결하는 편이 좋다(그림 19-1, 19-2).

부분적인 변색이 있거나 수복물에 의한 변색은 미백치료에 효과가 없으므로 부분 수복(레진 수복 등)이나 라미네이트 또는 크라운 치료가 필요하다. 레진충전의 경우 변색된 일부분만 삭제하고 수복하는 것이 전체를 제거하는 것보다 유리하다. 단 임상증상이 없고 우식의 진행이 없는 경우로 제한한다.

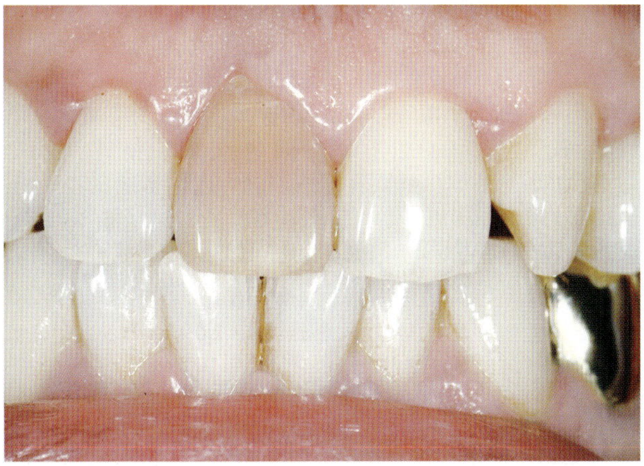

그림 19-1. 중년의 남성 환자로서 오랫동안 변색된 치아 상태로 지내다가 내원하였다. 환자는 치아를 빼야 한다고 알고 있어서 치과 내원을 두려워했다고 한다. 문진 결과 아주 오래 전 치아에 충격을 받은 병력이 있었고 방사선검사 및 임상검사 결과 치수 괴사에 의한 치아 변색으로 진단하였다. 변색 이외에 치아의 형태 등은 아무런 문제가 없으므로 '실활치 미백술(Non-vital bleacing)을 계획하였다.

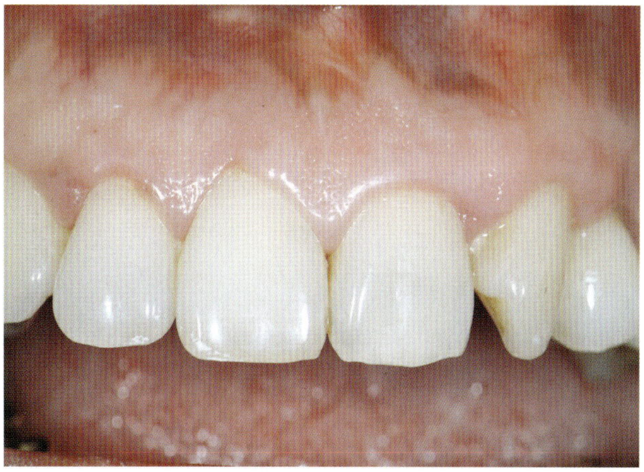

그림 19-2. 근관치료를 시행하고 약 4~5회 미백치료를 시행한 후의 모습(한 달 경과). 인접치아와 색조를 거의 구분하기가 어렵다. 변색된지 수십 년 된 치아도 원래의 치아 색을 회복해 줄 수 있으므로 보철치료보다는 미백 치료가 우선되는 것이 바람직하다. 환자는 매우 만족하였으며 진작 치료받지 않은 것에 대해 후회하였다.

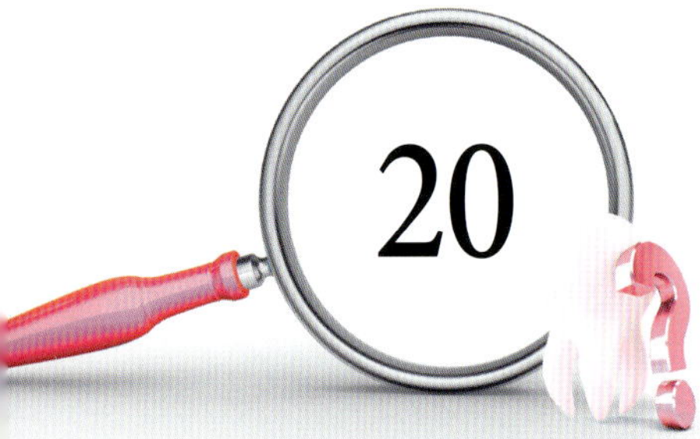

20 Ledge가 생겼을 때

근관치료 도중에 ledge가 발생되는 것은 거의 피하기 어렵다. 왜냐하면 처음에 사용하는 근관치료용 기구는 매우 가늘고 잘 휘어지기 때문에 ledge를 발생시킬 가능성이 낮지만 갈수록 큰 기구를 사용해야 하고 이는 어쩔 수 없이 근관 형태의 변형을 야기한다. 최상의 해결책은 ledge를 아예 만들지 않는 것이다. Ledge를 만들지 않기 위해 필자가 사용하는 방법을 제시하고자 한다(그림 20-1).

① 근관 입구를 확보하고 #10 K-file로 조심스럽게 근관을 찾아 들어간다.
② 대략의 근관장을 파악한다.
③ .06 #20 Profile을 사용하여 −5mm 정도까지 확대한다. 이 과정이 가장 중요하므로 구치부의 경우는 새 파일을 사용하도록 한다.
④ .08 orifice shaper 등을 이용하여 coronal 1/3을 확대한다.
⑤ 전자 근관장 측정기(Root ZX 등) 와 #10 K-file을 이용하여 근관장을 측정하고 방사선사진으로 확인한다.
⑥ #15 K-file로 근관장까지 확대한다.
⑦ .06 #20 Profile을 이용하여 근관장까지 확대한다.
⑧ .04 #25 Ra-Ce file로 근관장까지 확대한다.
⑨ .04 #30 Ra-Ce file로 근관장까지 확대한다.
⑩ .04 #35 Ra-Ce file로 근관장까지 확대한다.

필자의 경우 모든 근관에 대해 #35 크기까지는 무조건 위와 같은 공식으로 확대한다. 물론 중간에 필요 없는 과정은 생략할 수 있으며 필요에 따라 더 큰 파일로 확대할 수도 있다. 또한 본인에게 가장 잘 맞는 기구를 꾸준히 사용하는 것이 가장 중요하다. 믿을 수 있는 브랜드의 기구들은 품질이 거의 비슷하고 우수하기 때문에 이것 저것 시스템을 바꾸기보다는 본인만의 방식을 만드는 것이 중요하다. 아무리 좋은 기구도 사용자에 따라 독이 될 수도 약이 될 수도 있으므로 제조사의 광고 등에 현혹되지 않길 바란다.

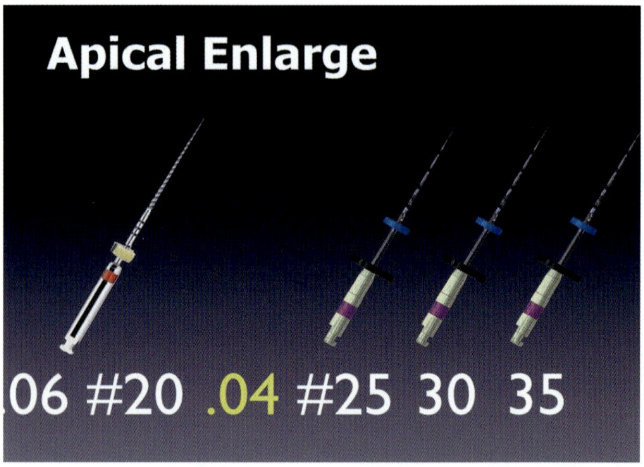

그림 20-1. 필자가 근관치료 시 사용하는 파일 체계. 최종 확대는 .04 #35가 되는 것을 목표로 한다. 더 크게 하면 ledge나 천공의 위험이 있기 때문이다. 술자마다 본인에게 맞는 편리한 파일이 있을 것이므로 믿을 수 있는 브랜드를 이용하여 본인만의 필승 공식을 만드는 것이 중요하다. 사고는 예방이 중요하지 뒷감당이 중요한 것이 아니다.

21 근관충전 후 통증

근관충전 시에는 아무리 조심해도 치근단 방향으로 압력이 가해질 수 밖에 없으며 sealer 등이 빠져나가게 되어 일시적인 치근단주위염(Acute symptomatic apical periodontitis)이 발생하게 된다. 이를 방지하기 위한 방법은 다음과 같다

① 근관충전 시 과도한 압력을 가하지 않는다.
과도한 압력은 통증 뿐만 아니라 치근 파절의 원인도 될 수 있으므로 주의해야 한다.

② 교합면을 삭제해 준다.
치근단 염증이 발생한 상태에서 대합치와 교합이 되면 통증이 더 발생하므로 교합되지 않도록 한다.

③ 기다린다.

술후 일시적인 통증은 대부분 겪게 되는 일이다. 여유를 가지고 1~2개월 정도 기다리면서 다른 치료는 중단하도록 한다.

근관치료과정에 문제가 없었다면 1~2개월 정도 기다리는 것으로 해결되겠지만 그 이후까지 증상이 지속된다면 부득이 재근관치료를 고려해야 한다(그림 21-1).

일부 치과의사들 사이에 근관치료를 '눈으로 보는 치료'로 여기는 경향이 있는데 매우 우려스러운 일이다. 단지 남에게 보이기 위해 근관치료를 하다 보면 과도한 압력을 가하게 되고 이는 반드시 술후 통증으로 이어지기 때문이다. 최고의 근관치료는 환자가 편안하게 해당 치아를 문제 없이 오래 쓰는 것임을 잊어서는 안 된다(그림 21-2).

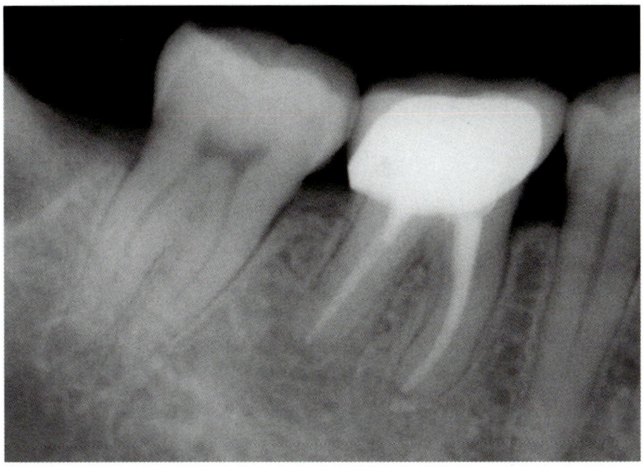

그림 21-1. 근관충전 후 보철까지 마친 후 촬영한 치근단 방사선사진. 저작 시 통증으로 씹을 수 없다고 내원한 환자이다. 방사선상으로는 매우 훌륭한 근관치료 결과이지만 환자가 불편을 느끼면 무용지물이다. 3개월 이상 기다렸으나 통증이 지속되어 재근관치료를 결정하였다.

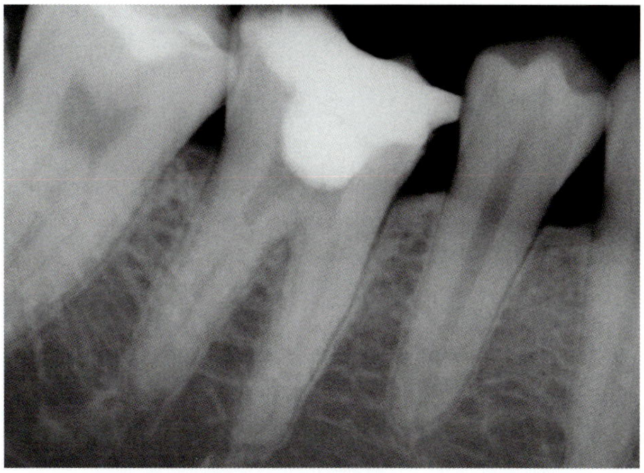

그림 21-2. 근관치료(치수 절단술)를 받은지 10년 경과하였으며 크라운 탈락을 주소로 내원한 환자의 치근단 방사선사진. 보통 생각하는 기준으로 보면 '잘못된' 치료이겠으나 임상증상은 전혀 없으며 재근관치료를 해야 할 이유가 전혀 없다. 근관치료는 치수와 연관된 병변이 없이 오랫동안 잘 유지되는 것이 가장 중요한 것이다. 무슨 기구를 썼는지, 어떻게 보이는지 등은 중요하지 않다.

22 근관치료를 해도 아무런 효과가 없는 경우

다음과 같은 진단 실패가 주원인이다.

1. 오진에 의한 진단 실패

정확한 진단이 치료의 기본이며 모든 치과의사들이 진단의 중요성을 잘 알고 있다. 그럼에도 불구하고 많은 술자들이 진단의 오류를 범하는 것을 볼 수 있다. 즉 원인치아를 잘못 파악하여 엉뚱한 치아를 치료하고 있는 경우 등을 예로 들 수 있다(그림 22-1~22-3).

2. 연관통에 의한 진단 실패

생각 이상으로 연관통에 의한 진단 오류는 빈번하게 발생한다. 특히 통증이 매우 심하면 상하악 어디에서 통증이 시작되는 것인지 알 수 없는 경우가 많다(그림 22-4, 22-5).

3. 치아가 원인이 아닌 경우

① 치수염 또는 치근단 질환이 관찰되지 않는데 상악 치아의 주기적인 통증을 호소하는 경우 비염 또는 축농증에

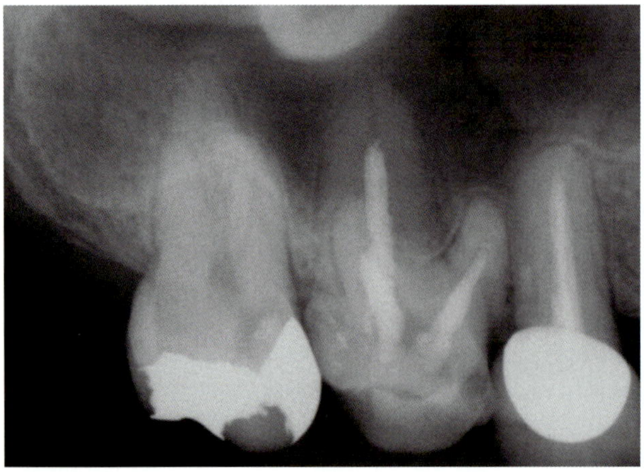

그림 22-1. #16의 통증으로 내원하여 수차례 근관치료를 하였으나 여전히 씹을 때 아프고 찬물에 시린 증상을 호소하는 환자의 치근단 방사선사진. 처음 담당했던 치과의사는 #16 근관충전 부족, 석회화 등을 해결해 달라고 하였으나 원인은 #17에 발생한 이차 우식증이었다.

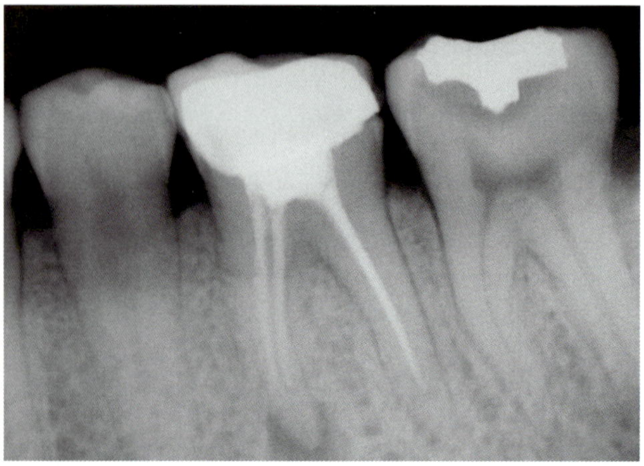

그림 22-2. 저작 시 심한 통증과 찬물에 시린 증상을 주소로 의뢰된 환자의 치근단 방사선사진. 진료의뢰서에는 #36 치근단 질환의 치료를 요청하였으나 실제 원인은 #37 하방에 발생한 이차 우식이 원인이었다.

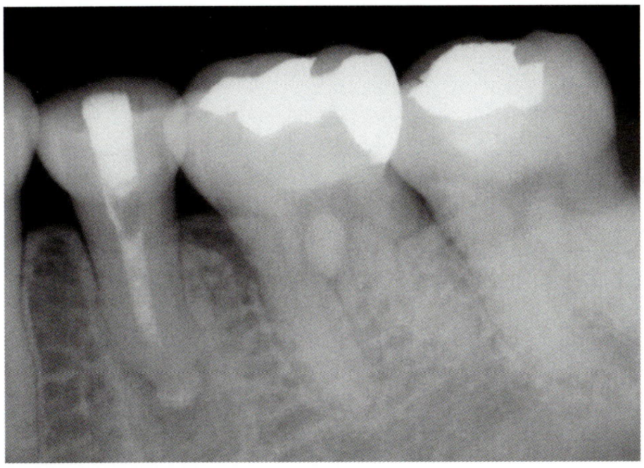

그림 22-3. 하악 좌측 부위의 시린 증상을 주소로 약 1년간 #35의 근관치료를 시행하였으나 증상의 변화가 없어 치근단 수술을 위해 의뢰된 환자의 치근단 방사선사진. 임상검사 결과 #37의 crack이 원인인 것으로 밝혀졌으며 #37 치료 후 해당 증상은 사라졌다.

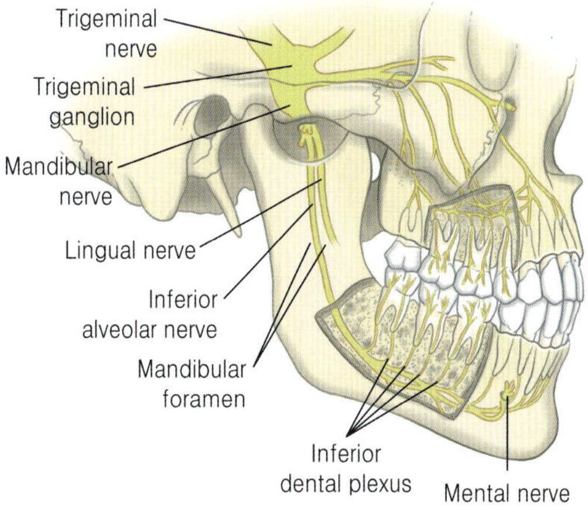

그림 22-4. 상악 치아를 관장하는 신경과 하악 치아를 관장하는 신경은 삼차신경절(trigeminal ganglion)에서 분지되는 삼차신경의 분지들이다. 두 개의 신경이 합쳐져서 뇌로 향하므로 통증이 심한 경우 환자가 상하악을 구분하지 못하게 되는 것이다.

의한 연관통을 감별해야 한다.

② 하악 좌측 우각부(mandibular angle)의 통증을 호소하는 경우 턱관절 질환의 평가가 우선되어야 한다.

③ 지속적인 둔통을 호소하나 온도 자극 및 저작 시에는 통증이 없는 경우 삼차신경통 등 신경계통의 문제이며 치성 통증이 아닌 경우가 많다.

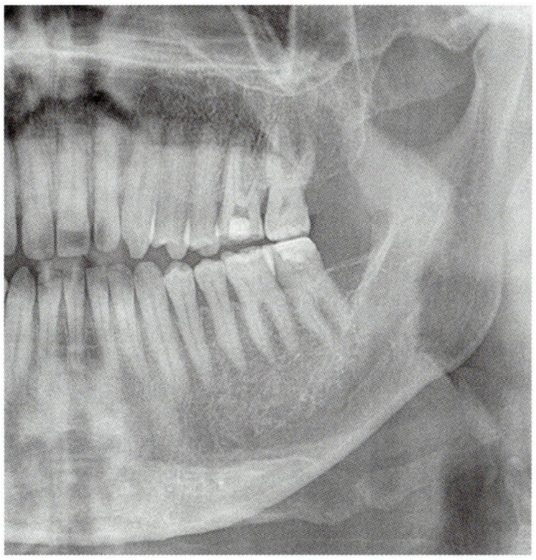

그림 22-5. '환자의 주장'에 따라 #26을 수차례 근관치료하였으나 환자의 통증은 해소되지 않았다. 치료과정 중에도 #26의 지속적인 통증을 호소하였고 술자는 수차례에 걸쳐 근관치료를 시도할 수 밖에 없었다고 한다. 도저히 해결되지 않아 본원에서 검사한 결과 #37의 비가역성 치수염이 그 원인이었으며 근관치료 후 통증은 사라졌다.

23 미완성 치근(Open apex) 또는 근관 형태 이상

미완성 치근을 가진 치아를 치료하는 과정에서 치수가 노출되었다면 다음의 치료방법이 있다.

1. Apexogenesis

치수 절단술을 시행하여 하방의 남아 있는 치수에 의해 계속해서 치근이 형성되게 하는 방법이다.

2. Apexification

치수를 완전히 제거한 후 석회화된 물질이 생기도록 기다리는 술식이다.

환자의 입장에서는 생리적으로 치근을 형성하는 것이 가장 좋지만 대부분 외상에 의해 발생된다는 점을 고려했을 때 이렇게 하는 것은 매우 어렵다. 또한 dens evaginatus 등에 의해 치수 괴사가 일어난 경우는 매우 오랜 시간이 지나 발견되는 경우가 많기 때문에 apexification을 시행하는 경우가 더 많다. 미완성 치근의 치료 시 가장 어려운 점은 '시간이 오래 걸린다'는 점이다. 성장기 청소년의 경우라면 희망을 가지고 기다려 볼 수 있겠으나 성인의 경우, 특히 해당 질환이 발생된 지 오래된 경우라면 무작정 기다리기보다는 빠른 의사 결정이 환자와 술자 모두에게 도움이 될 수 있다(그림 23-1~23-8).

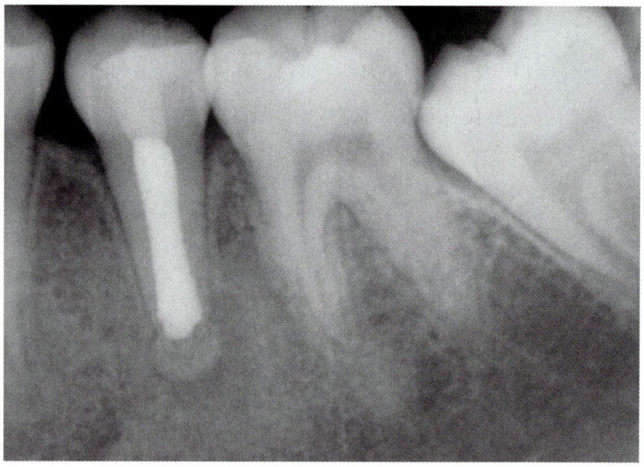

그림 23-1. MTA를 이용한 apexificaton 증례. 치근단 질환이 현저히 감소하였으며 치아 주변으로 경조직(calcified barrier)이 형성되었다. Open apex를 가진 치아들을 이렇게 치료하는 것은 매우 어려우나 시도는 해 보아야 한다.

상악 측절치에 호발하는 기형치의 경우 비외과적 근관치료를 통해 완벽히 해결하는 것은 매우 어렵다. 기형치의 경우 비외과적인 방법으로 접근하는 것이 순서이겠으나 구조적인 한계로 인해 완벽하게 치료하기 어려운 경우가 매우 많다. 경우에 따라서는 외과적인 방법으로 접근하는 것이 더 나을 때가 있다(그림 23-9~23-13).

미완성 치근이나 기형치의 근관치료는 매우 어려우며 시간이 많이 소요된다. 특히 오랜 시간이 지나 치료 결과가 좋지 않을 때 환자와 술자의 관계는 매우 곤란해 짐을 명심하고 자신이 없거나 예상한 결과가 나오지 않을 때에는 전문의에게 의뢰하는 편이 낫다고 생각된다.

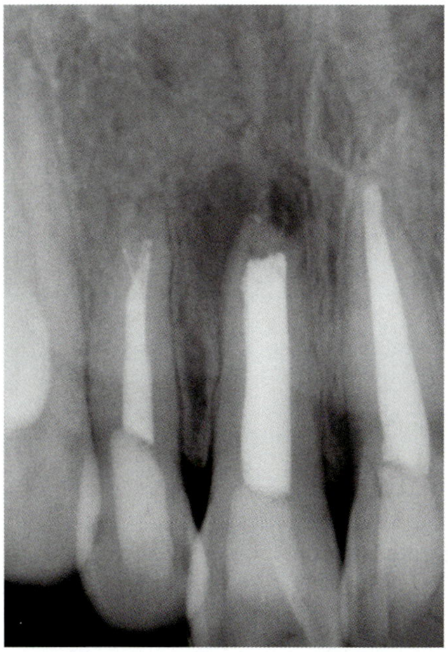

그림 23-2. Apexification에 실패한 증례. #11의 근단부가 완성되지 않은 상태에서 근관 첩약(Calcipex)을 오랫동안 하였으나 치근단 질환의 크기 증가가 뚜렷하여 실패로 판명되었다. 의도적 재식술을 이용하여 치료하기로 결정하였다.

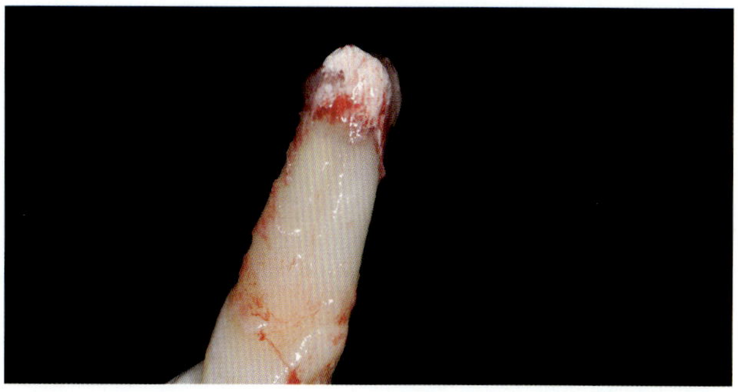

그림 23-3. #11을 발치한 모습. 치근단을 넘어 빠져 나온 첩약 물질이 관찰된다. 사실상 open apex를 비외과적 근관 치료로 완벽하게 통제하는 것은 매우 어렵다.

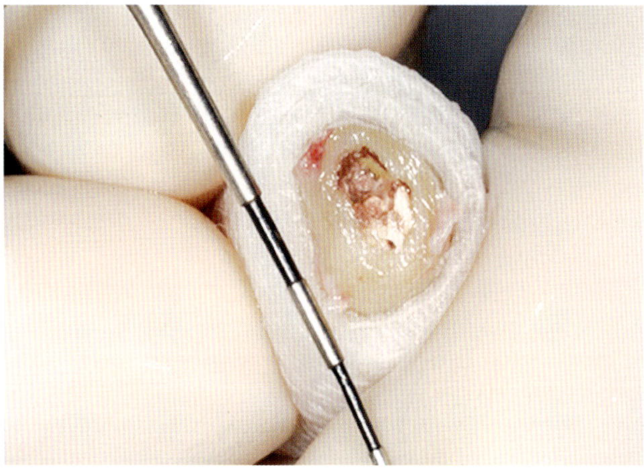

그림 23-4. 치근단 절제를 시행한 모습. 직경이 매우 큰 근관이 관찰되며 첩약한 물질과 혈액 등이 엉겨 붙어 술자가 의도하였던 상태가 아님을 알 수 있다.

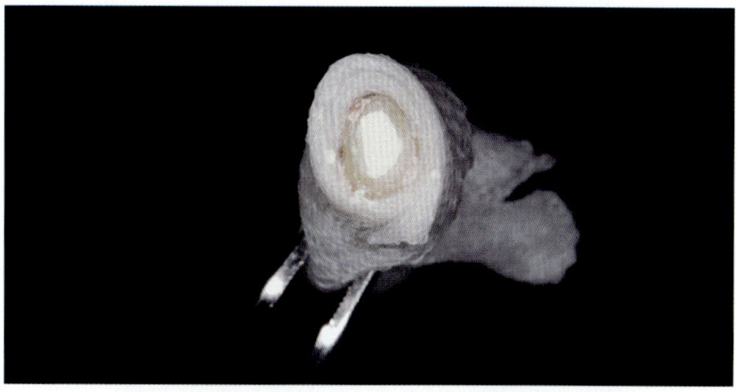

그림 23-5. 근관 내부를 제거한 후 MTA를 이용하여 역충전한 모습.

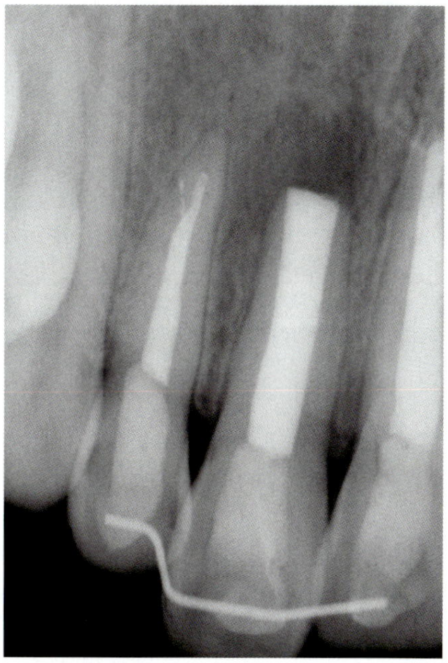

그림 23-6. 의도적 재식술 후 1개월 경과 모습. 임상증상은 현저히 감소하였으며 양호한 예후가 예상된다. 이처럼 첩약 후 오래 기다리는 것이 성공할 때도 있지만 물리적으로 근단 폐쇄가 어려워 실패하는 경우에는 수술적 접근을 시행하는 것이 바람직하다.

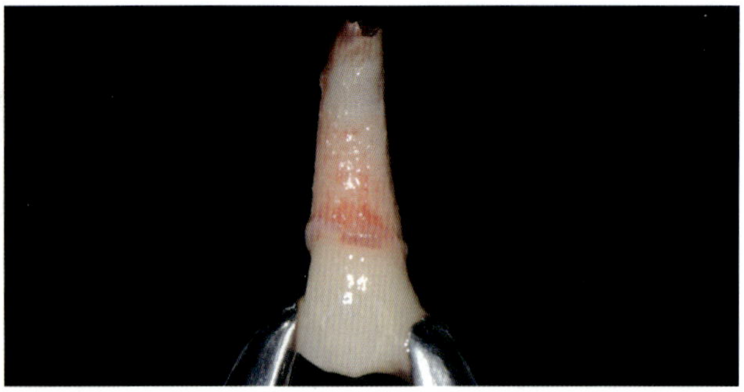

그림 23-7. #35 Dens evaginatus로 치수 괴사가 발생한 증례. 환자는 빠르고 확실한 치료를 원하고 있었기에 의도적 재식술을 시행하기로 결정하였다.

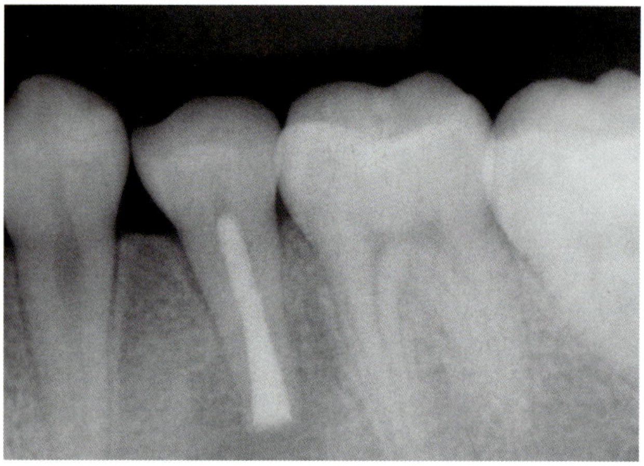

그림 23-8. 완성 치근은 아니지만 치근의 길이가 충분하므로 기다리기보다는 의도적 재식술을 통해 근관을 밀폐하였다. 치근단 질환까지 한 번에 제거할 수 있으므로 회복도 매우 빠른 장점이 있다.

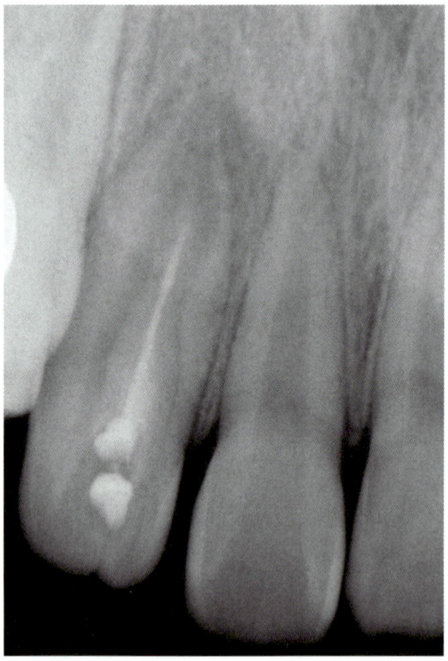

그림 23-9. 상악 측절치에 발생한 치내치(Dens in dente)의 치근단 방사선사진. 근관의 구조가 복잡한 것도 문제이지만 근단부로 갈수록 근관의 폭경이 증가하기 때문에 매우 곤란함을 겪게 된다. 본 증례에서는 하나의 근관밖에 확보하지 못한 것을 볼 수 있으며 필자에게 의뢰되었다.

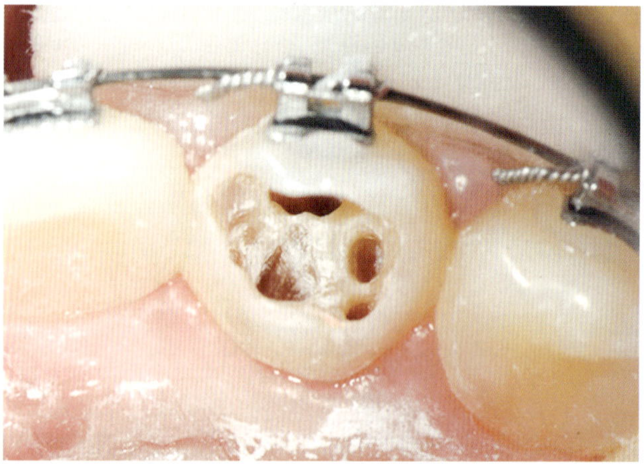

그림 23-10. 근관치료를 위해 근관을 확보한 모습. 이렇게 노력해도 모든 근관을 확보할 수는 없으며 특히 치근단부로 갈수록 넓어지는 근관을 모두 제거 및 소독하는 것은 불가능하다.

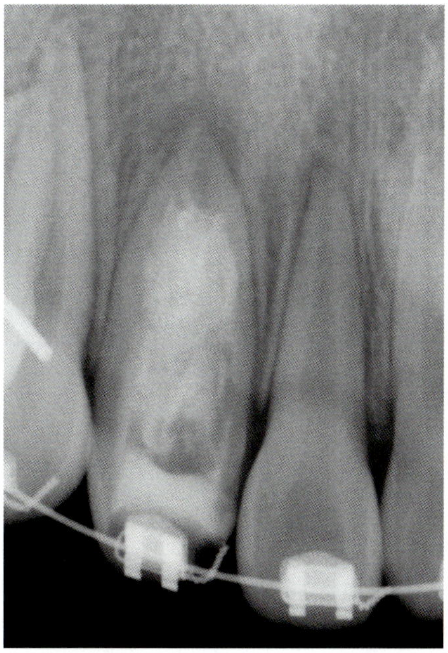

그림 23-11. 수회에 걸쳐 비외과적 근관치료를 시행한 모습. 치근단 염증의 크기는 조금 줄어들었으나 근관의 구조가 매우 복잡함을 알 수 있다. 비외과적 치료로 완벽한 밀폐를 얻는 것은 거의 불가능하다.

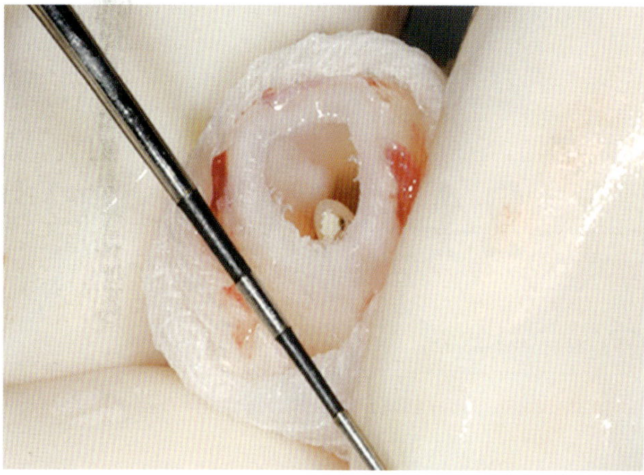

그림 23-12. 의도적 재식술을 위해 발치 후 치근단 절제술을 시행한 모습. 근관 내부가 매우 크고 치아 중앙에 또 하나의 치아가 있음을 알 수 있다.

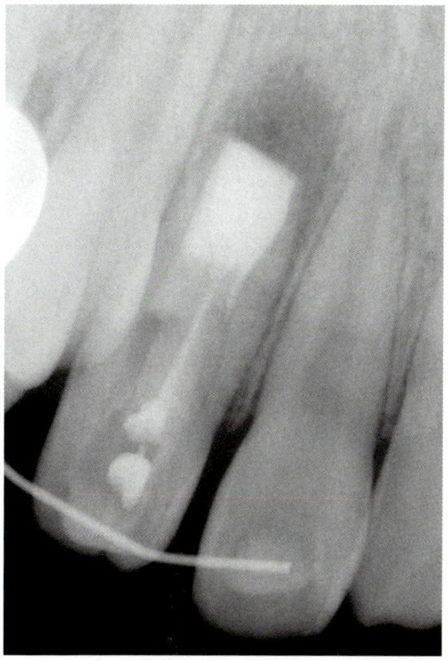

그림 23-13. 의도적 재식술 후 모습. 근단부는 완전히 밀폐되었다. 치아가 일차적으로 고정된 후 MTA 상단까지만 근관치료를 시행하면 되고 예후는 양호할 것으로 예상된다.

24 인레이 탈락

인레이가 탈락(파절)하는 것에는 반드시 이유가 있으므로 원인을 찾아야 한다.

1. 삭제가 부족하거나 잘못된 경우

삭제량이 부족하거나 교합면에서 인접면으로 이행되는 부위의 ling angle이 날카롭게 형성되는 경우 저작력에 의해 파절되는 경우가 많다. 반면 탈락을 방지하기 위해 너무 과도하게 와동을 형성하면 과민증 또는 치수 손상을 유발할 수 있다(그림 24-1, 24-2).

2. 교합에 의한 탈락

Gold inlay 치료는 쉽고 간단한 것으로 생각되는 경향이 있으며 교합에 대해 거의 신경 쓰지 않는 경우가 있는 것 같다(그림 24-3, 24-4). 치아를 삭제하기 전에 반드시 교합점을 체득하여 inlay의 변연이 교합점에 위치하지 않도록 하는 것이 바람직하다. 교합점은 inlay 상방에 위치하던지 아니면 치아에 위치하도록 디자인하는 것이 좋다. 변연 부에 교합점이 위치하게 되면 미세 누출 및 이차 우식이 발생하기 때문이다.

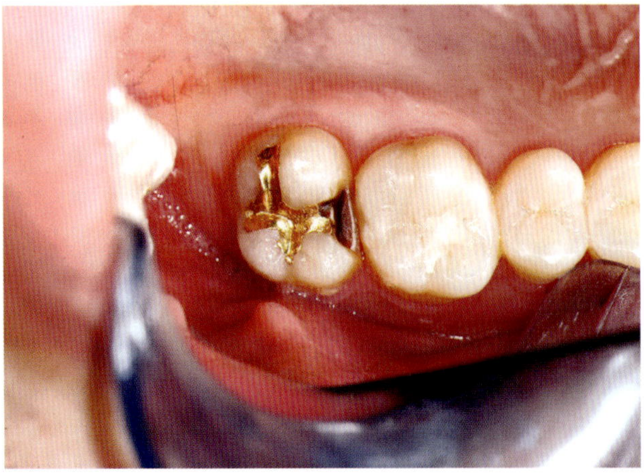

그림 24-1. 근심부분의 gold inlay가 파절되어 내원하였다. 첫 번째 원인은 교합면에서 충분한 깊이를 형성하지 않아 약해진 것이고 두 번째는 교합면에서 인접면으로 이행되는 line-angle이 너무 날카로워 그 부분에서 파절이 시작된 것이라고 볼 수 있다. 기존 수복물 제거 및 이차 우식 제거, line-angle 재형성 후 수복 치료가 필요하다.

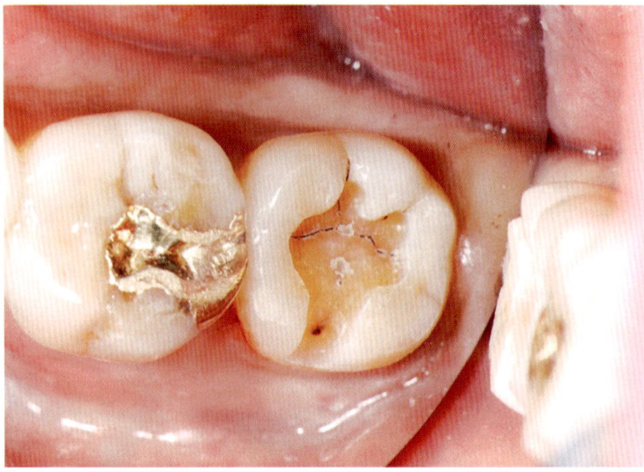

그림 24-2. 삭제를 너무 적게 하는 것도 문제지만 불필요하게 많이 삭제하는 것은 술후 통증을 일으킬 수 있으므로 주의해야 한다. 사진처럼 교합면 하방에 갈색 선이 보이지만 이는 단단하며 법랑질이 완전히 덮이게 되므로 제거할 필요가 없다. 불필요한 치질 삭제는 술후 시린 증상 등을 호소할 수 있으므로 술자의 주의가 필요하다.

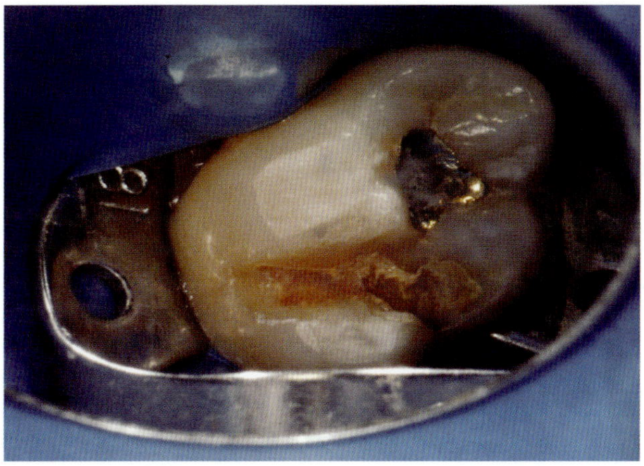

그림 24-3. 반복되는 인레이 탈락을 주소로 내원한 환자의 치아 사진. 자세히 보면 구개측 교합면에 심만 교모(attrition)가 관찰된다. 이 환자는 제2대구치의 교차 교합(scissor bite)을 가지고 있으며 교모가 있는 부분이 교합면 역할을 하고, 특히 guide 시 인레이가 있는 부분으로 심하게 교합되고 있어 탈락으로 이어진 것이다. 이런 원인을 파악하고 재치료 시 교합 형성에 반영하는 것이 중요하다.

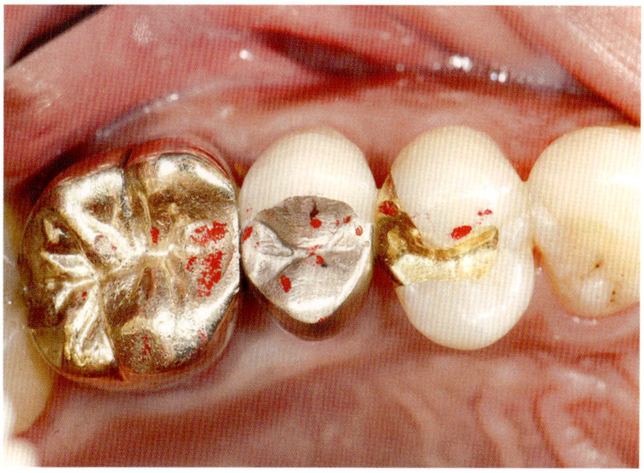

그림 24-4. 인레이 교합면 형성 시 교합점을 치아에 형성할지 아니면 gold 상방에 형성할 지 잘 디자인해야 한다. 교합점이 gold와 치아의 경계면에 놓이게 되는 경우 술후 통증 및 2차 우식 또는 인레이 탈락으로 이어질 수 있다.

25 재식술 또는 외상 후 지속적인 치근흡수

외상에 의해 완전 탈구되었다가 재식한 경우 주의 깊은 관찰이 필요하다. 구강 외 시간(탈구 시부터 재식에 걸리는 시간)이 짧을수록 좋긴 하지만 보관 상태, 치근의 형성 정도 등에 따라 예후는 천차만별이다.

치근흡수가 일어나는 이유와 대책은 다음과 같다(그림 25-1).

① 구강 외에서 치주인대가 손상 또는 오염되어 치근면 치주인대에 문제가 발생한 경우

재식할 때 무조건 서두를 것이 아니라 충분히 관찰하고 오염원(흙, 모래 등)을 제거하고 확인해야 한다.

② 근관 내의 치수가 괴사되어 치근면에 염증 반응이 일어나면서 치근흡수가 일어나는 경우

방사선사진상 치근흡수가 관찰되면 최대한 빨리 치수를 제거하고 칼슘하이드록사이드[$Ca(OH)_2$]로 근관 내 첩약을 시행해야 한다.

많은 임상가들이 유착(ankylosis)에 대해 매우 두려워하는데 성인인 경우 유착이 일어나더라도 치아를 유지하는데 큰 문제는 없으며 충분히 유지할 수 있으므로 시간을 두고 급격한 흡수가 일어나지 않는지 주의 깊게 관찰한다. 대부

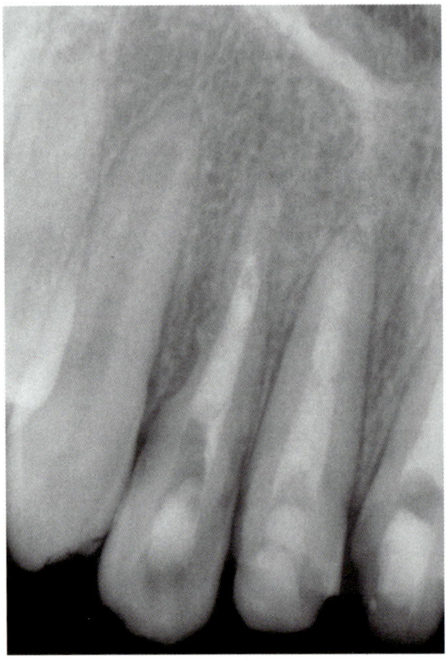

그림 25-1. 외상으로 인해 완전 탈구된 치아(#12)를 재식한 후 원심면에서 치근흡수가 시작되고 있다. 인접치들도 역시 탈구 되었으나 하나의 치아에서만 치근흡수가 시작되었다. 최대한 빨리 발수(pulp extirpation) 한 후 근관 내 첩약을 하면서 경과를 관찰하도록 한다.

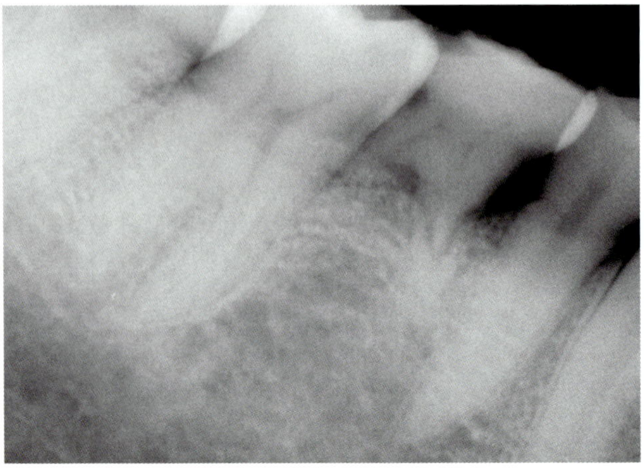

그림 25-2. 50세 환자의 하악 우측 유구치 방사선사진. 환자는 해당 치아가 유치인지도 모르고 있는 상태이다. 물론 외상과는 조금 다르지만 이렇게 불리한 치관-치근 비율을 가지고 있음에도 불구하고 40년 이상 정상 기능을 하고 있다는 점을 참고할 필요가 있다

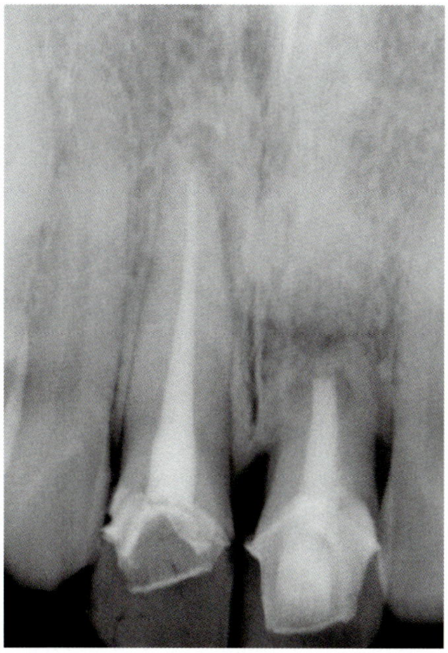

그림 25-3. 20대 여성 환자로서 상악 좌측 중절치가 탈구되면서 치근단은 파절되었다. 파절된 치근단 부위는 제거하고 치관부만 재식립하였다. 만약 유착이 일어나더라도 그 부위는 골조직으로 대체되기 때문에 이렇게 유착을 노리고 재식을 시도하는 치료가 잘못된 것은 아니다.

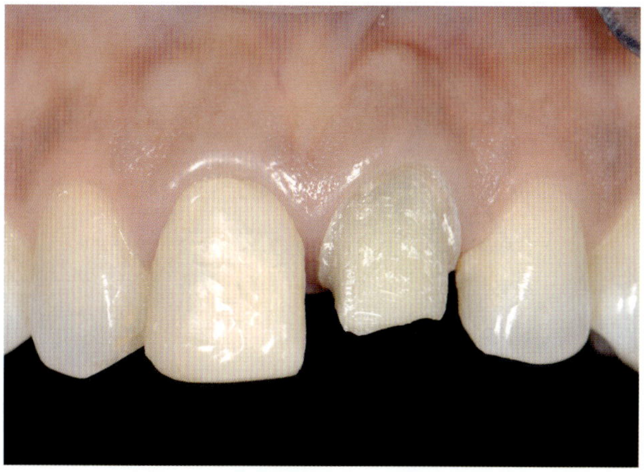

그림 25-4. 해당 치아의 임상사진이다. 외관상으로는 전혀 차이를 찾을 수 없으며 동요도도 없는 상태이다. 영구 보철 수복 후 경과관찰 중에 있다.

분의 경우 초기에는 급격하게 진행되더라도 어느 시점부터는 더 이상 진행되지 않고 임상증상도 없는 경우가 많다. 사고로 인해 치아를 상실할 위험에 처한 환자의 입장에서 생각하면서 가능하면 치아를 유지하려고 노력하는 것이 바람직하다(그림 25-2).

외상을 받은 치아들은 대부분 상악 전치부들로서 교합력은 구치부에 비해 매우 적으며 환자 본인만 주의한다면 상당히 오랫동안 유지할 수 있는 경우가 많이 있다(그림 25-3, 25-4).

젊은 환자들 중 외상 및 치수 괴사가 없었음에도 불구하고 치근흡수(외흡수)가 관찰되는 경우가 있다. 이런 경우 외상 병력 등에 대해 문진하고 임상검사상 치수 생활력을 점검하여 이상이 있다면 치수를 제거하지만 아니라면 경과관찰 또는 상급의료기관으로 의뢰하는 것이 바람직하다(그림 25-5).

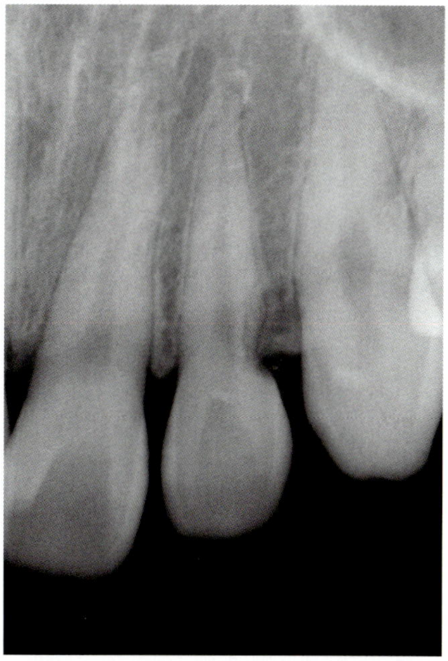

그림 25-5. 상악 좌측 측절치 치경부에 발생한 치근흡수. 외상 병력은 없었으며 특이한 과거력은 관찰되지 않았다. 치수 생활력은 정상이다. 경과관찰 중이며 치수 노출이 발생할 경우 근관치료가 필요하다.

26 임플란트 보철물이 장착된 후 지속적인 두통(Headache)을 호소하는 경우

드물지만 임플란트 보철물이 장착된 후 지속적인 두통을 호소하는 경우가 있다. 오랫동안 완전 무치악 상태로 지내온 환자, 특히 이전에 의치를 사용하지 않은 환자를 전악수복한 임상증례에서 종종 만날 수 있다(그림 26-1~26-3). 환자가 두통을 호소할 경우 치과의사는 당황하여 환자의 정신과적 문제를 먼저 생각하게 되는데 급격한 교합변화나 턱관절장애로 인해서 두통이 발생할 경우가 있으므로 환자의 말을 경청하고 구강 내 상태를 관찰하여 수정할 부분이 없는지 살펴야 한다.

상악동 관련 질환이나 신경 관련 병변이 없고 수술 직후 비특이성 통증을 호소하지 않은 상태에서 골유착이 성공적으로 얻어진 상태라면 다음의 이유를 우선 의심할 수 있다 (Hagag G, et al, 2000. Graff-Radford SB, 2007. Rodríguez-Lozano FJ, et al, 2010. Meyer G, et al, 2012. Lauriti L, et al, 2013. Glaros AG, et al, 2014).

1. 부적절한 고경(Vertical dimension)

수직고경이 너무 높거나 낮으면 근긴장에 기인한 두통을 유발할 수 있다. 고경의 변화를 평가하는 여러 가지 방법 중 구외에서 안모를 평가하는 방법이 가장 쉽게 접근할 수 있는 방법이다. 구각부가 지나치게 처져 있다든지 아래 턱 전방의 mentalis muscle이 과도하게 긴장되어 있는 것은 각각 고경이 너무 낮거나 높은 경우에 해당될 수 있는 징후이다.

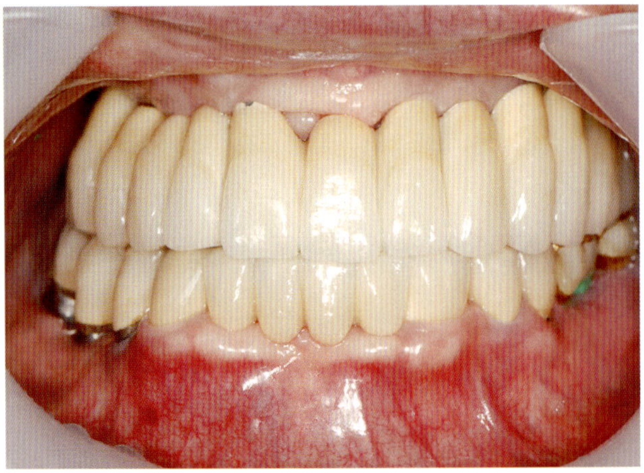

그림 26-1. 개인 치과의원에서 제작한 후 1년 째 교합 조정 중이나 계속 불편하다는 주소로 방문한 상악 임플란트 보철 환자.

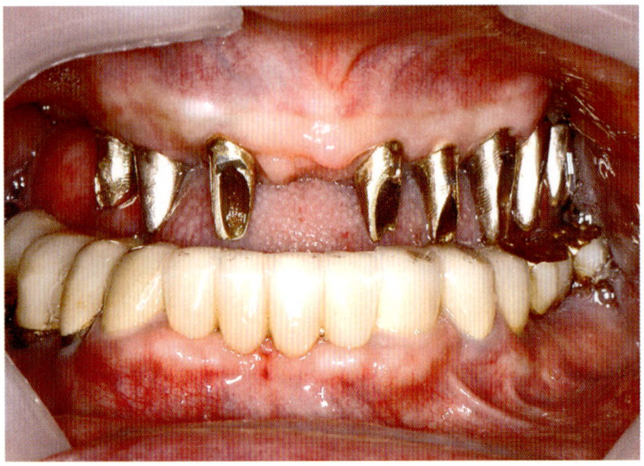

그림 26-2. 상부보철물 제거 상태.

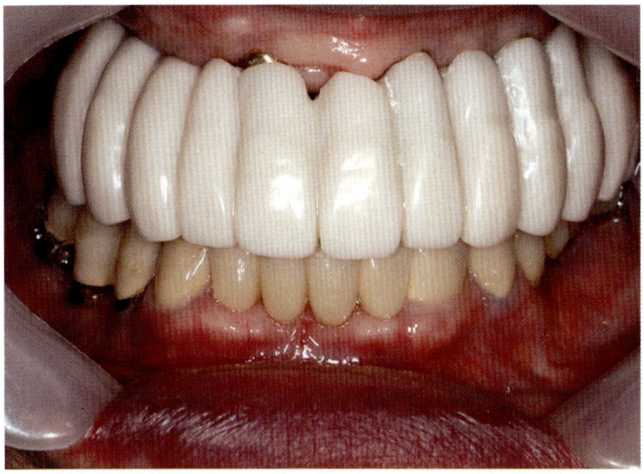

그림 26-3. 임시치관 장착 후 약간의 높이 차이에 의해서도 두통이 발생하여 견딜 수 없다고 하고 있다. 그러나 제거하여 균형을 잡아주기만 하면 두통이 사라진다고 하였다. 고경을 높인 상태로 조정 중이나 치과 외적인 통증을 호소하는 경우가 많았다.

2. 구강악습관(Parafunctional behavior), 교합부전(Occlusal anomalies)

임플란트의 고유감각(proprioception)의 부족이 촉감(tactile sensitivity)을 떨어뜨리고 저작근 활동의 조화를 둔화시켜 구강악습관, 두개하악장애(craniomandibular disorder), 이명(tinnitus), 두통을 유발할 수 있다고 한다.

3. 턱관절장애

광범위한 수복물의 불안정한 교합이 의원성 턱관절장애와 두통을 유발할 수 있다. 또한 두통이 있는 사람에서 이상기능 행동이 크다고도 알려져 있다.

참고문헌

Glaros AG, Hanson AH, Ryen CC. Headache and Oral Parafunctional Behaviors. Appl Psychophysiol Biofeedback 2014 Feb 12. [Epub ahead of print]

Graff-Radford SB. Temporomandibular disorders and headache. Dent Clin North Am 2007;51:129-44, vi-vii.

Hagag G, Yoshida K, Miura H. Occlusion, prosthodontic treatment, and temporomandibular disorders: a review. J Med Dent Sci 2000;47:61-6.

Lauriti L, Motta LJ, Silva PF, et al. Are occlusal characteristics, headache, parafunctional habits and clicking sounds associated with the signs and symptoms of temporomandibular disorder in adolescents? J Phys Ther Sci 2013;25:1331-4.

Meyer G, Fanghänel J, Proff P. Morphofunctional aspects of dental implants. Ann Anat 2012;194:190-4.

Rodríguez-Lozano FJ, Sanchez-Pérez A, Moya-Villaescusa MJ, et al. Neuropathic orofacial pain after dental implant placement: review of the literature and case report. Oral Surg Oral Med Oral Pathol Oral Radiol Endod 2010;109:e8-12.

27 임플란트 보철물이 장착된 후 인접치아 통증을 호소하는 경우

정상적으로 임플란트 수복물을 장착한 뒤에 교합은 맞는데 인접치가 아파서 씹지 못한다고 하는 경우가 있다. 또는 환자 자신은 왠지 모르게 불편한데 치과의사는 이상이 없다고 한다고 불만을 호소하는 경우도 만나게 된다. 통증보다 불편감이 더 크다면 치간 접촉점을 의심해 볼 필요가 있다.

1. 원인

저작 시 자연치의 정상적인 동요가 임플란트에 의해서 방해받는 경우가 많다. 자연치는 저작 시 수직동요가 25~100 μm, 측방으로는 56~108μm(Kim YS, et al, 2005. Misch CE, 2005) 정도라고 알려져 있다. 그러나 이것은 치조골이 충분히 있는 상태일 때의 동요량이며 치조골 흡수가 일어난 경우, 즉 치주가 약화된 환자의 경우 동요도는 훨씬 커지게 된다(그림 27-1). 저작 시 어느 정도의 자연치 동요가 일어나므로 동요도가 거의 없는 임플란트 수복물이 자연치열 사이에 낄 경우 자연치아는 인접치간 접촉점에서 압력을 받으며 저작통이 일어나게 된다. 어떤 경우는 임플란트끼리의 치간 접촉점도 불편한다고 하는 경우가 있다(그림 27-2).

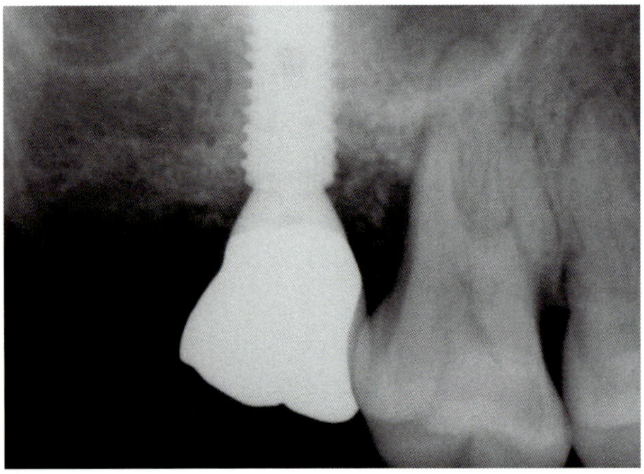

그림 27-1. 임플란트 인접치의 동요가 제법 있는 40대 여성 환자. 정작 본인은 인접 자연치 동요도에 불편함을 느끼지 못하고 있었으나 임플란트 보철이 들어가자 저작 시 제1대구치의 통증과 불편감을 호소하였다. 평소보다 치간 접촉점을 헐렁할 정도로 조정한 후에야 이런 증상은 줄어들었다. 자연치의 침하량이 커서 근원심 접촉점 변화가 많았던 것으로 추정된다.

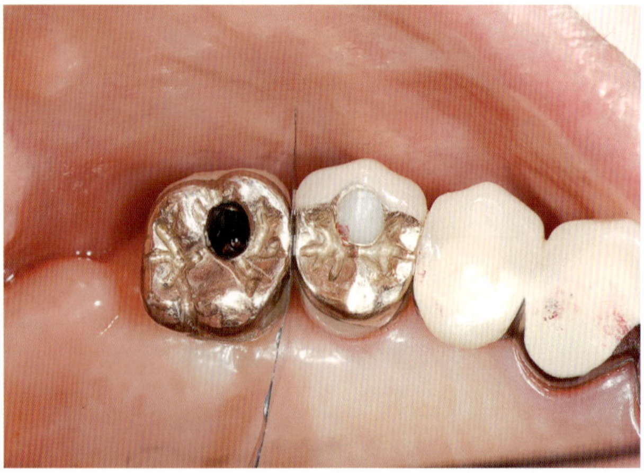

그림 27-2. 임플란트 간 치간 접촉점이 굉장히 느슨하게 되어서야 비로소 편하다고 한 40대 여성 환자. 하악보다 상악에서 이런 경험이 많다. 골질 차이라 추정된다.

2. 처치

다른 사람의 경우보다 충분히 치간 접촉점을 띄운다는 느낌으로 약간 느슨하게 조정하는 것이 도움이 된다. 이때 치간 접촉점의 조정은 술자의 손으로 수복물을 넣어 찍은 상태에서 조정하고 그칠 것이 아니라 반드시 환자에게 교합을 시켜 치아의 이동을 유발한 상태에서 시행해야 한다. 한 번 이상의 조정을 한 경우에도 통증을 호소하는 경우가 많으며 반복 조정을 해야 하는 경우가 대부분이다.

참고문헌

Kim Y, Oh T, Misch CE, Wang H. Occlusal considerations in implant therapy: clinical guidelines with biomechanical rationale. Clin Oral Implants Res 2005;16:26-35.

Misch CE. Natural teeth adjacent to multiple implant sites: Effect on diagnosis and treatment plan. In: Dental implant prosthetics. Mosby, Inc. 2005;511-30.

28 임플란트 보철물 주변에 음식물이 많이 낀다고 호소하는 경우

임플란트와 자연치의 치경부 직경을 비교하면 임플란트는 regular platform(직경 4.1mm) 기준으로 자연치에 비해 평균 1~4mm까지 작다. 순(협)설측의 직경 차이로 보면 이 차이는 더 커진다. 따라서 인위적인 노력 없이는 자연스러운 출현윤곽(emergence profile)을 얻을 수 없으므로 정상적인 교합면적으로 수복할 경우 치경부가 좁고 교합면은 넓은 가분수 형태가 된다. 이런 형태는 overhang을 만들게 되므로 치경부에 undercut이 생겨 음식물이 저류되기 쉽다(이양진, 2009).

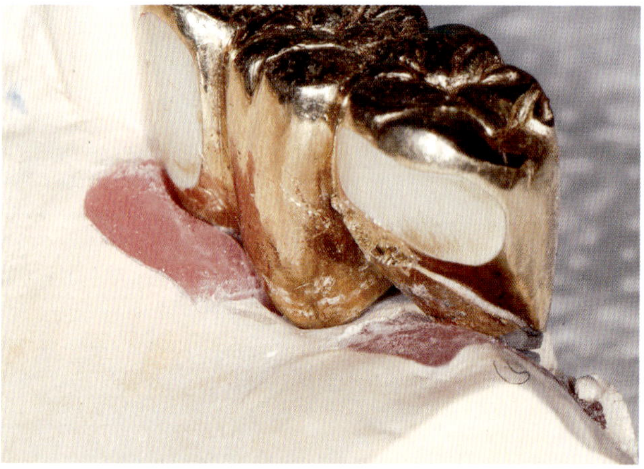

그림 28-1. 상악 구치부 치조정에서 극단적으로 협측으로 치우쳐 나오고 있으며 치은 두께도 거의 없는 형태의 bridge. 대합치와의 교합관계로 인해 이런 설계가 되고 말았지만 환자의 거듭되는 식편저류 호소로 ridge-lap으로 다시 제작할 수 밖에 없었다.

1. 원인

1) 임플란트의 위치가 치조골에서 어느 한 쪽으로 치우쳐 나오는 경우

식립 각도와 상관 없이 치조정에서 platform의 상태적 위치가 중요하다. 너무 협측이나 설측으로 치우치면 undercut의 보상이 어렵다(그림 28-1).

2) 과도한 골유도재생술 또는 치조정 상방으로 임플란트가 식립됨(supraplantation)으로 인해 치은 두께가 충분히 확보되지 못한 경우

치은 두께가 충분하면 출현윤곽을 바꿀 수 있으나 치은이 얇을 경우 작은 직경을 보상할 수 있는 방법이 없다(그림 28-2).

3) 골이식재의 흡수 등으로 치은이 얇아져 있거나 점차 치은 두께가 얇아지는 경우

시간이 지남에 따라 음식물이 더욱 많이 낀다고 호소하게 된다(그림 28-3).

4) 너무 작은 직경의 지대주를 사용한 경우

5) 대합치와의 간격이 너무 작을 경우 (그림 28-4~28-7)

대합치와의 간격이 한정되어 있는 경우 넓은 직경의

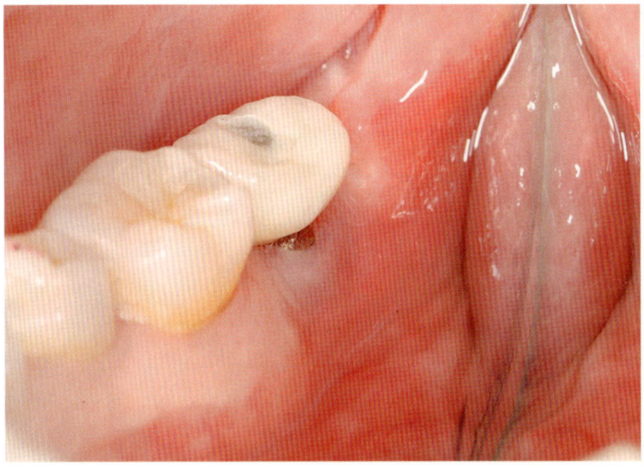

그림 28-2. 치은두께가 거의 확보되지 않은 상태에서 임플란트 platform이 노출된 경우. 이런 상황에서 platform-switched internal connection implant 보철물을 제작할 경우 보철과의사 입장에서 굉장히 난감하다.

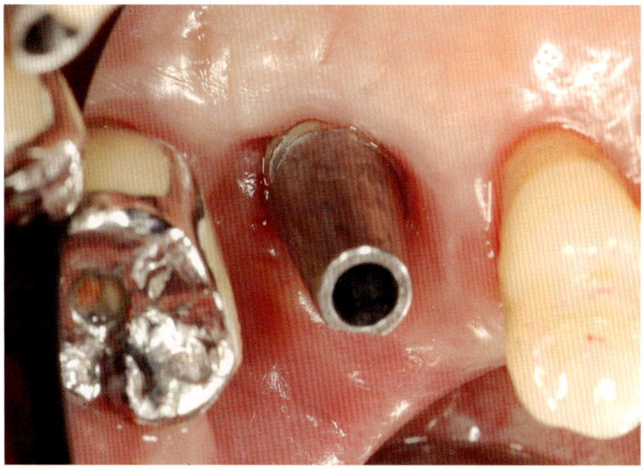

그림 28-3. 골이식의 실패는 치조골 소실과 치은퇴축으로 이어진다. 식편저류를 막는 관점에서 치은의 적절한 두께 확보는 매우 중요하다.

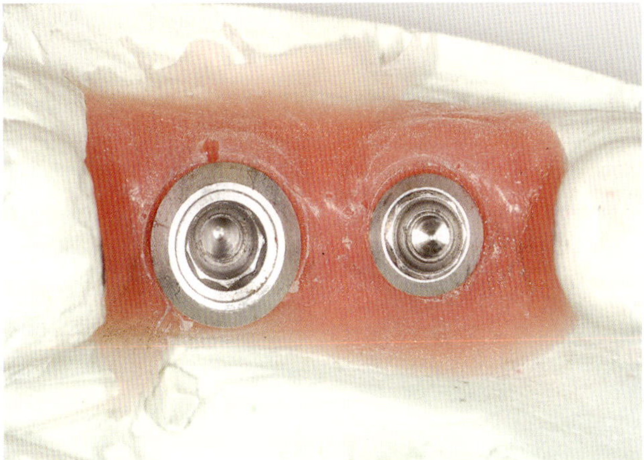

그림 28-4. 대합치 간격이 작을 때는 수술 전에 적절한 디자인의 임플란트를 선택하는 것이 중요하며 ITI 시스템 같이 치은 높이까지 platform이 올라오는 디자인을 적용할 때는 출현윤곽을 예상하여 wide neck 임플란트를 선택하는 것이 좋다. 사진은 임플란트 직경은 같으나 platform의 넓이가 다른 ITI 임플란트 모형을 보여 준다.

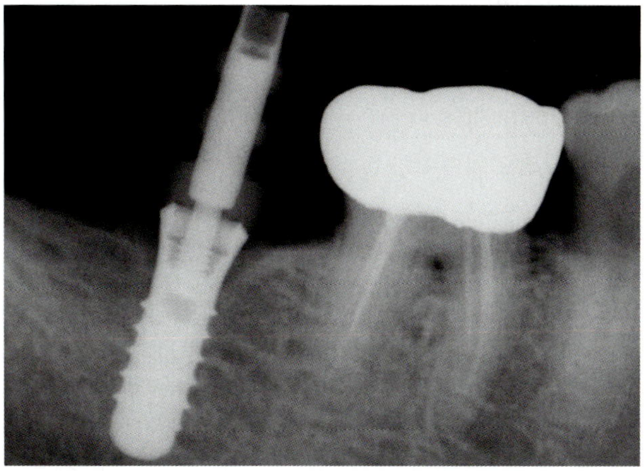

그림 28-5. 대합치 간격이 여의치 않을 경우 식립 깊이를 조절하는 방법이 있다. 약간 깊게 식립하여 대합치와의 공간을 확보하려 하였다.

platform을 쓰든지 임플란트를 깊게 심어야 한다. 이렇게 해야 적절한 교합면 면적을 얻으면서도 식편저류를 유발하지 않는 출현윤곽(emergence profile)을 가질 수 있다.

6) Proximal contact 부위를 협설로 너무 넓게 wax-up한 경우(그림 28-8)

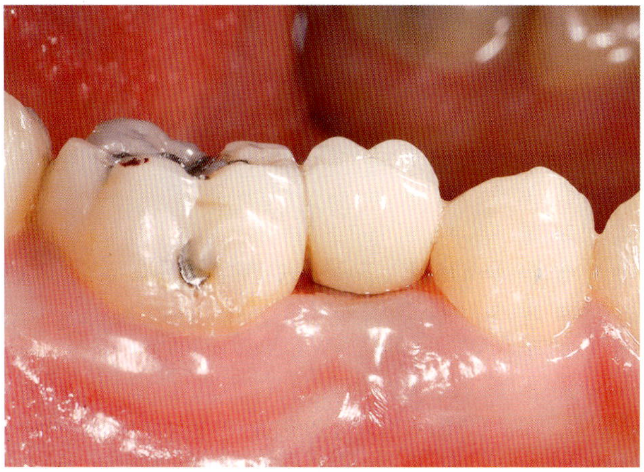

그림 28-6. 하악 측면 사진. 이런 배려가 없이 ITI 같은 디자인을 선택하면 경우에 따라 식편저류 방지를 위해 교합면 면적을 줄일 수밖에 없는 경우가 생긴다.

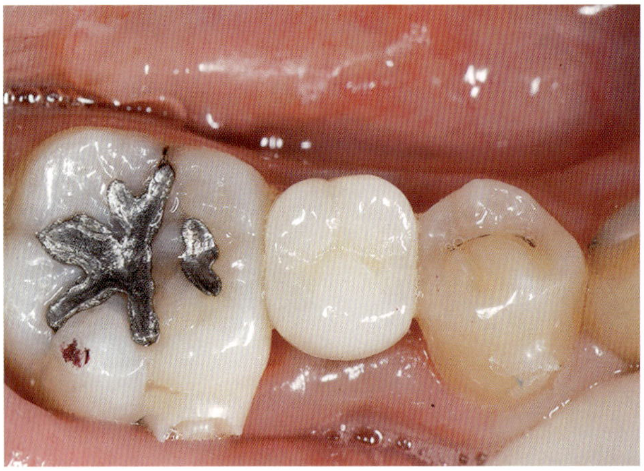

그림 28-7. 그림 28-6 증례의 교합면 사진.

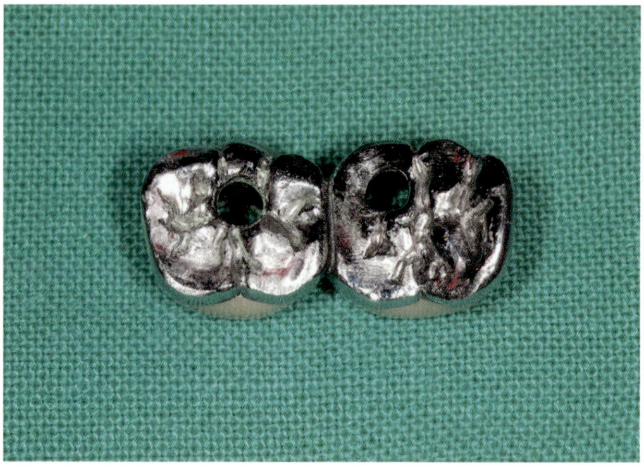

그림 28-8. 자연치에 비하여 직경이 작고 치간 유두가 거의 없는 임플란트의 경우, splinting 시 자연치처럼 connector를 두껍게 하면 embrasure space의 overhang이 생기게 되어 치아 사이 식편저류가 심해질 수 있다.

2. 처치

1) 수술

임플란트를 치조제의 순(협)설측으로 어느 한쪽에 치우치게 식립되지 않도록 하고 대합치 간격을 고려하여 깊게 식립해야 할 경우도 있다. 1-piece, 1-stage의 ITI 같은 임플란트 식립 시 특히 대합치와의 간격이 제한되므로 주의해야 한다. 경우에 따라 wide neck을 선택하여 넓은 직경의 치경부에서 자연스러운 형태의 치관이 되도록 미리 계획해야 한다. 치은두께가 너무 얇으면 골소실이 일어날 수 있으므로(Linkevicius T, 2009) 식립 깊이 조절과 긴장을 일으키지 않는 봉합이 중요하다.

2) 보철

적절한 직경의 지대주를 선택하여 출현윤곽이 자연스럽게 나오도록 치은 형태를 조정해야 한다. 기성제품의 지대주 대신 CAD-CAM의 사용이 유리할 경우가 많다. 치은이 얇고 대합치 간격이 작을 경우 어쩔 수 없이 ridge-lap design을 해야 하는 경우도 있다. 교합면에서 보았을 때 인접치와의 협설측 embrasure 형태가 대칭이 되어 과도하게 교합면이 닫히지 않도록, 즉 치경부 쪽이 많이 보이도록 형태를 잡아주는 것이 음식이 잘 빠져 나올 수 있어 좋다. 마찬가지로 축면(axial wall)에서도 급격하게 교합면이 넓어지지 않게 디자인하는 것이 중요하다. 치경부 디자인과 축면 디자인의 한계가 있을 경우 치경부에서 교합면까지 부드럽게 이행하는 윤곽을 위하여 교합면 면적을 줄이든가 반대교합을 만들어야 할 경우도 생긴다.

참고문헌

이양진. 임플란트 수복 후의 식편압입 무엇이 문제인가? 대한치과의사협회지 2009;47:191-205.

Linkevicius T, Apse P, Grybauskas S, Puisys A. The influence of soft tissue thickness on crestal bone changes around implants: a 1-year prospective controlled clinical trial. Int J Oral Maxillofac Implants 2009;24:712-9.

29 임플란트 보철물 장착 후 협점막이나 혀를 자주 깨문다고 할 때

Engfors 등(2004)이 80세 이상의 군과 80세 미만의 군에서 임플란트 수복 후 발생하는 합병증을 조사한 결과 80세 이상의 군에서 가장 흔한 합병증은 연조직 염증과 더불어 혀 깨물기와, 뺨 깨물기, 입술 깨물기였다. 이런 현상은 노인 환자의 경우 적응력이 떨어지고 새로 저작하는 근기능 패턴을 익히는 데 시간이 걸리기 때문이다. 교과서에는 상하악 구치부에서 뺨을 깨무는 것이 보통 불충분한 수평피개 때문에 발생하거나 인공치가 너무 협측에 위치하여 발생한다고 나와 있다(Stewart KL, et al, 1998). 후자는 중립대(neutral zone)를 침범한 상황을 기술한 것으로 맞지만 전자는 애매한 표현이다. 자연치의 경우 대개 수평피개가 매우 적은데도 뺨을 깨무는 일은 매우 드물기 때문이다. 수평피개를 늘리려고 상하악 치아의 배열에 변화를 줄 경우 교합면 저작 면적이 작아진다든지 하는 다른 문제가 발생한다.

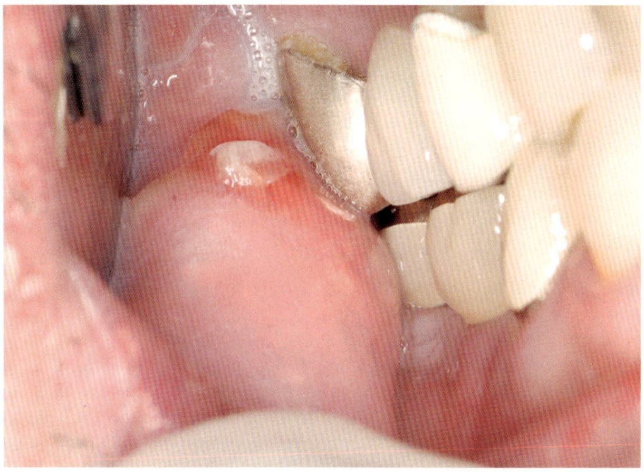

그림 29-1. 먼저 수복되어 있던 상악 대합치 금관 협측교두와 #47 임플란트 협측교두가 이루고 있는 예각의 공간 발생에 주목한다. 이 공간을 없애 주는 게 해결의 핵심이다.

1. 뺨이나 혀를 깨무는 원인

1) 장기간 치아가 상실된 무치악 부위에서 협근, 연조직 등의 긴장도가 떨어지며 뺨이 늘어지거나 혀가 넓어지는 경우: 보철물이 장착된 후 대개 몇 주 안에 나아지므로 걱정할 필요가 없다.

2) 수평피개 중 애매하게 예각을 만들면서 공간(Dead space)이 형성된 경우(그림 29-1)

피개량보다는 중첩 교합면 각도가 문제가 되는 것 같다. 혀를 씹는 경우 씹는 쪽이 비기능측인 경우가 많다.

3) 상악과 하악의 전후방 디멘젼(Dimension) 차이가 날 경우(그림 29-2)

특히 원심부에서 차이가 날 경우. 즉, 어느 한 쪽 악궁의 치아가 후방으로 더 길게 끝나 대합치와의 사이에 무치악 공간이 발생할 경우

4) 중립대(Neutral zone)를 벗어난 경우 (그림 29-3, 29-4)

흡수된 치조제에 식립된 임플란트에서 중립대를 놓치기

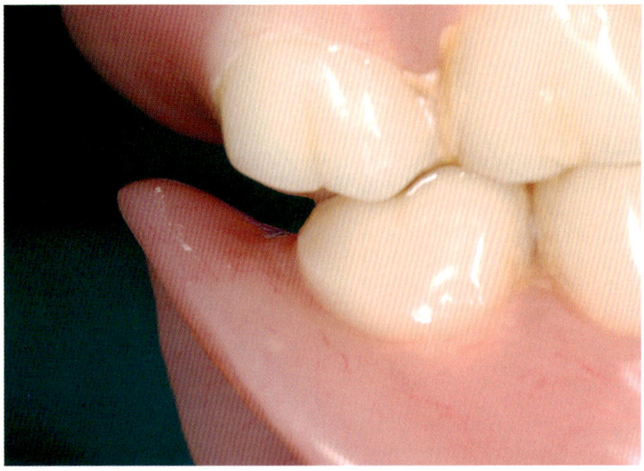

그림 29-2. 의치의 경우 구치 길이가 똑같이 끝나지 않아 대합치 flange에 애매한 공간이 생기는 경우가 많다. 연조직이 끼어들어가 상처가 생기게 된다.

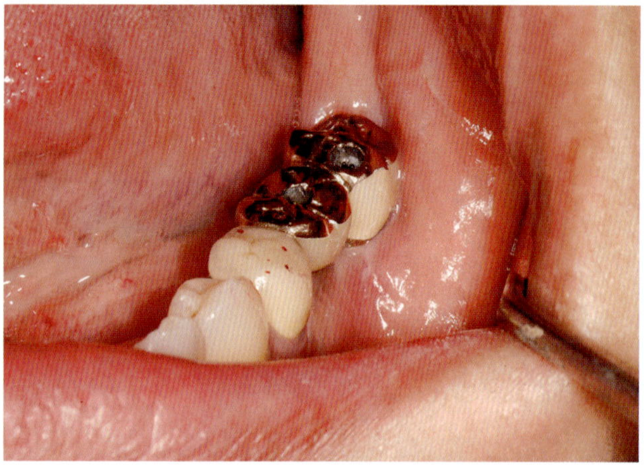

그림 29-3. 간혹 협측이나 설측으로 너무 치우쳐 임플란트 입구가 치은에서 나오게 되는 경우가 있다. 대합치 교합관계를 너무 따르지 말고 중립대(neutral zone)에 위치하게 설계해야 한다.

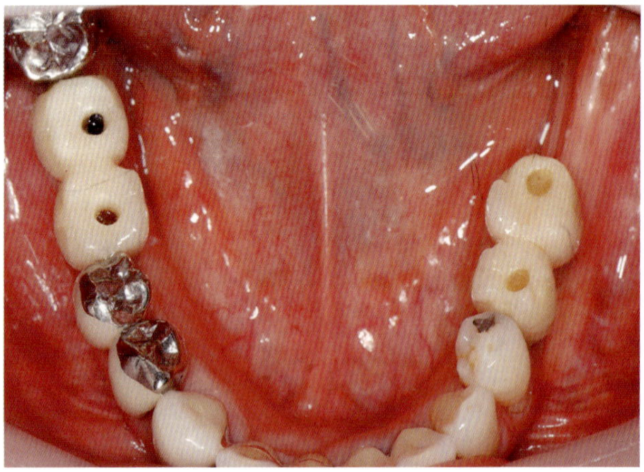

그림 29-4. 나사구멍을 확보하기 위해 아무 생각 없이 임플란트 중심으로 crown을 디자인하면 사진에서처럼 설측으로 불쑥 튀어나온 임플란트 수복물을 보게 된다. 이런 경우를 보면 치과의사와 마찬가지로 기공사의 개념도 같이 발전해야 한다는 것을 다시 한 번 느끼게 된다. 합병증의 종합선물세트 같은 증례이다. 환자는 몇 년 동안 혀 씹힘으로 고생하였으나 필자가 설측 공간을 확보해 준 후에는 더 이상 혀 씹힘은 발생하지 않게 되었다.

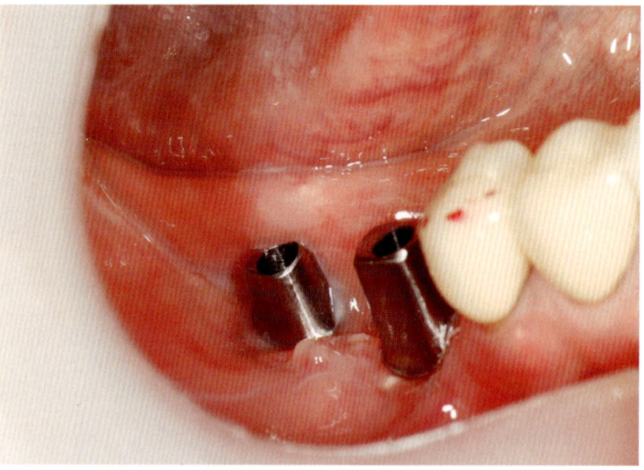

그림 29-5. Tongue base가 씹힌다고 하던 환자의 증례로 지대주 높이를 보면 치관 높이를 추정할 수 있고 왜 씹히는지에 대한 추론이 가능하다.

쉽다. 설측으로 침범되는 경우가 많은데 하악의 경우 공간이 부족하여 혀가 닿아 아프고 상악의 경우 혀가 쓸린다는 호소를 듣게 된다. 발치 후 상악의 잔존치조제가 좁아진 상태에서 치아를 치조제 상에 배열하고 여기에 맞춰 하악 치아를 배열할 때 흔히 발생한다.

5) 상하악을 동시에 수복할 때 교합평면이 너무 낮은 경우(그림 29-5)

혀가 교합면 위로 올라오게 된다. 상악이 정출된 상태로 하악을 제작한 증례나 전악 고정성 수복에서 드물지 않게 보인다. 혀를 씹는 경우도 있지만 tongue base를 씹는 경우도 많다.

2. 처치

① 수복 1~2주 내에 한두 번 씹는 것은 긴장도 회복 시까지 일어날 수 있는 어쩔 수 없는 현상이므로 미리 설명하고 관찰한다. 수복 치아가 중립대에서 크게 벗어나 있지 않다면 근육의 긴장도(tonicity)가 회복되면서 시간이 지날수록 호전된다.

② 반복적으로 씹는 경우, 상악 협측교두 내사면(뺨), 하악 설측 교두 내사면(혀)의 각도를 평평하게 줄여 예각으로 형성된 피개 각도를 열어 주면 된다. 경우에 따라 수평 피개량도 줄여 준다. 전후방 디멘젼 차이도 이런 원리를 적용하면 대개 해결된다. 연조직이 애매하게 끼어 들어가 씹힐 여지가 있는 공간을 없애거나 열어 주는 것이 핵심이다.

③ 상하악 동시 수복 시 중립대를 벗어난 배열인 것을 상악 치아에서 판단하기는 어렵다. 하악을 기준으로 총의치의 치아 배열을 응용하여 교합면 설측 연결선이 Pound's line을 벗어나지 않도록 한다. 즉 하악 구치의 설측은 견치의 근심과 retromolar pad 내측을 연결한 선의 설측 안으로 들어오지 않는 것이 좋다. 하악의 위치를 정하고 상악을 배열하면 실수가 적다.

④ 교합평면이 너무 낮으면 혀가 교합면 위로 올라오게 되어 혀를 씹는 빈도가 높다. 상하악을 동시에 수복할 경우 반드시 적절한 교합평면 높이를 체크해야 한다.

참고문헌

Engfors I, Ortorp A, Jemt T. Fixed implant-supported prostheses in elderly patients: a 5-year retrospective study of 133 edentulous patients older than 79 years. Clin Implant Dent Relat Res 2004;6:190-8.

Stewart KL, Rudd JD, Kuebker WA. Clinical removable partial prosthodontics. Quintessence, Inc(신상완, 이정열 역. 임상국소의치학. 덴트북, 1998;393-394).

30 임플란트 전치부 보철 후 발음 이상을 호소할 경우

일단 2~4주 정도의 적응 기간(총의치학교수협의회, 2007)을 거친다.

1. 원인

발음 문제는 총의치에서 흔히 보듯 구개 전방부의 모양이 달라지거나 치아 위치가 원래 위치에 있지 않은 경우(흔히 충분히 순측으로 위치하지 못한 경우) 생기게 된다. 임플란트에서는 대개 순(협)측 치조제가 빨리 흡수된 상태에서 임플란트가 구개(설)측으로 치우쳐 식립된 경우가 많으므로 문제가 발생할 수 있다. 결과적으로 상악에서는 임플란트가 구개부에서 나오는 위치가 너무 안쪽이어서 임플란트 수복물의 치경부가 혀에 먼저 닿는 경우가 많다. 특히 광범위한 수복의 경우 인접치가 없으므로 적절한 전치의 위치를 잡지 못하여 절단연 위치를 알 수 없는 경우가 흔하다. 결국 상악에서는 치조음이나 치찰음 시 문제가 되고(총의치학교수협의회, 2007) 하악의 경우 혀 공간이 좁아지므로 답답함을 느끼게 된다.

2. 처치(그림 30-1~30-10)

치조제 흡수가 일어났다 해도 골량이 확보되어야 하므로 임플란트 식립위치를 바꿀 수는 없다. 그러므로 이러한 원리를 인식하고 식립 시 최종 치아의 장축에 맞도록 식립 각

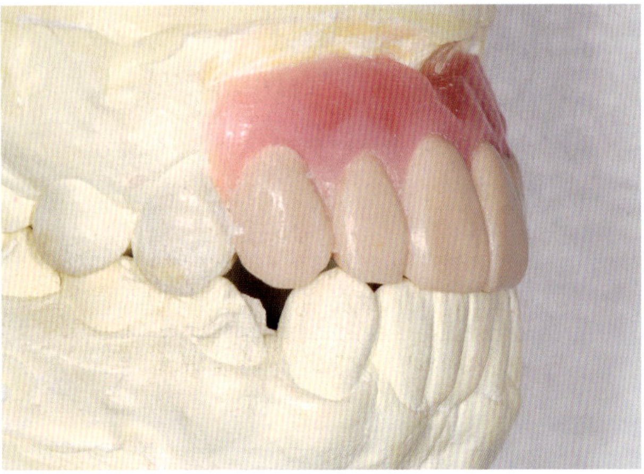

그림 30-1. 교통사고로 골결손부가 컸던 20대 여성. Wax-up으로 이상적인 위치의 전치를 확보한다.

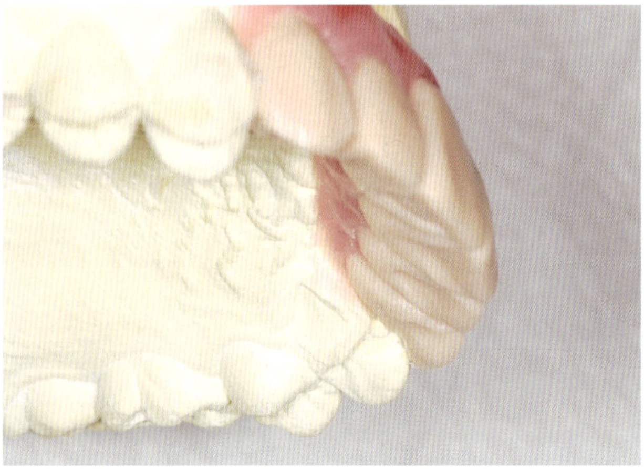

그림 30-2. 특히 구개측의 공간과 형태는 발음에 결정적인 영향을 미치므로 자연치의 형태에 가까워지도록 노력한다.

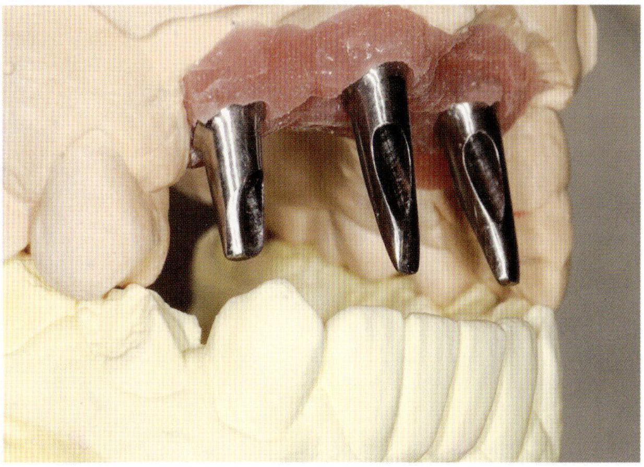

그림 30-3. 그림 30-2의 모형을 scan하여 임플란트 모형의 scan과 중첩하는 방식으로 치아 내에 CAD-CAM abutment를 설계하도록 의뢰한다.

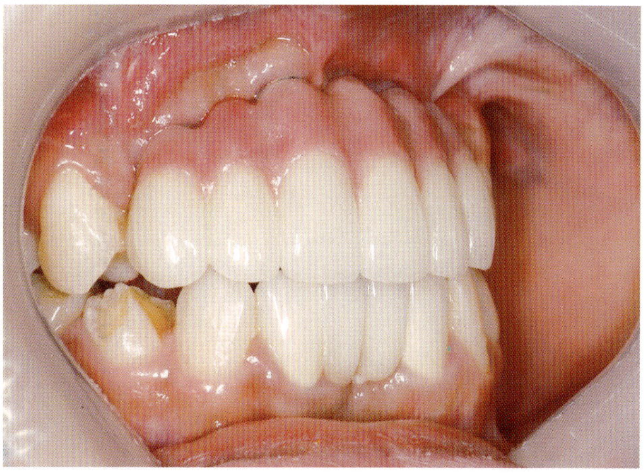

그림 30-4. 확인을 위하여 임시치관 단계를 거친 후 문제가 없으면 같은 형태로 최종 수복물을 디자인한다. Zirconia 수복을 할 경우 CAD software의 cut back 기능을 일부 활용할 수 있다.

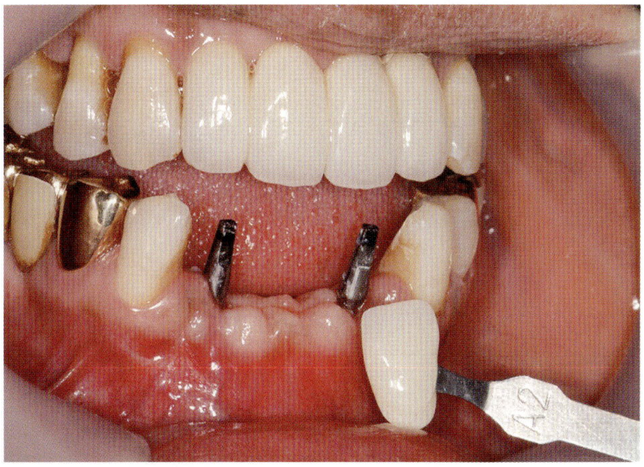

그림 30-5. 하악 전치의 경우 1-piece 임플란트를 사용하는 경우가 많다. 지대주 일체형이므로 각도에 신경 써서 식립해도 인접치 치관부와 차이를 보일 경우가 있다.

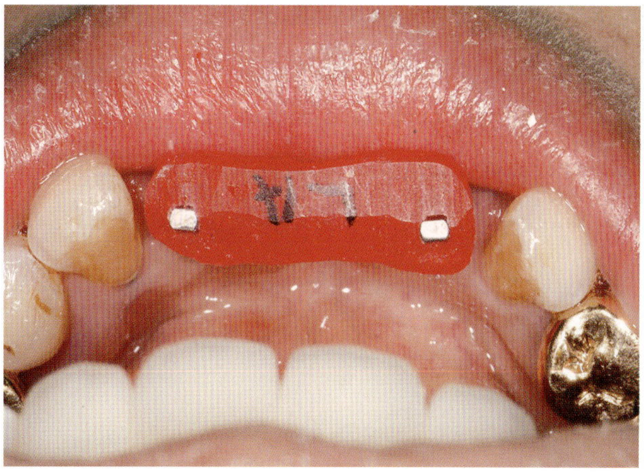

그림 30-6. 교합면에서 보면 인접치에 비해 절단연이 설측으로 치우쳐 있다. 이것을 간과하고 최종 보철물을 완성하면 치아는 설측으로 들어와 혀 공간을 침범하게 될 것이다.

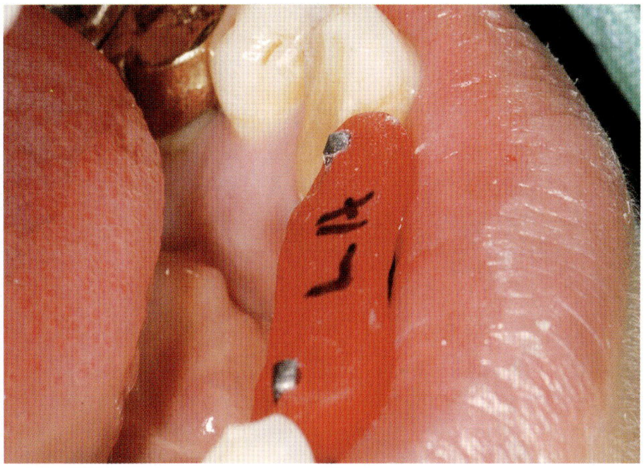

그림 30-7. 기공사와 상의 후 index를 만들어 정확한 위치만큼 삭제하였다.

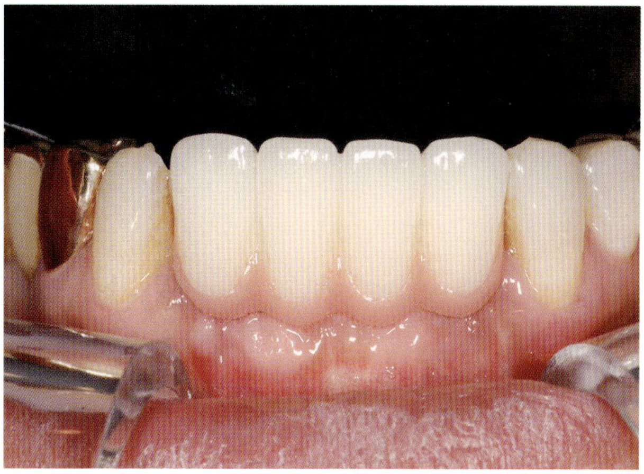

그림 30-8. 불편 없이 완성된 수복물.

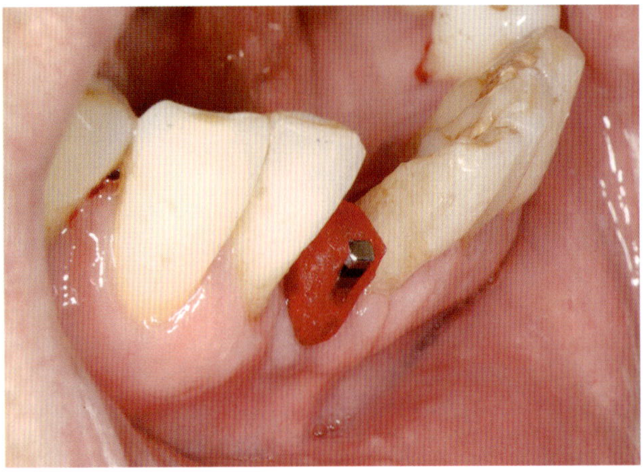

그림 30-9. 다른 증례로 이 경우는 순측 삭제가 필요했다.

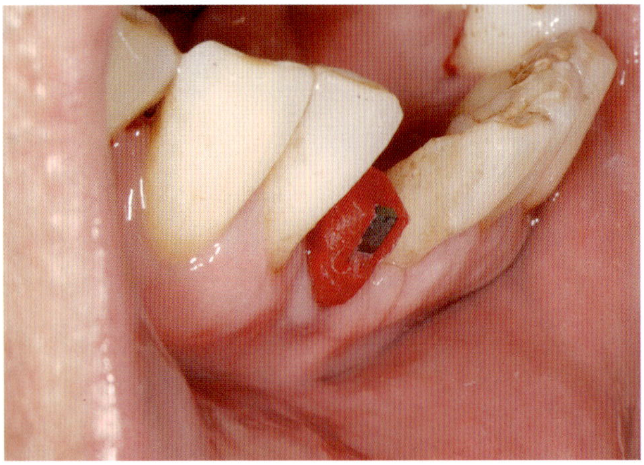

그림 30-10. 삭제 후의 모습.

도에 신경써야 하는 노력이 필요하다. 보철 시에는 현재 치조제 상태만을 보지 말고 절단연이 현재 치조제보다 더 순측에 있었을 것임을 염두에 두어야 한다. 그러나 이것을 눈으로 판단하기는 어려우므로 wax-up이 필요하다. 적절한 치아 배열 후 위치 index를 만들어 가능한 이 공간 내에 지대주가 들어오도록 기성 지대주를 고른다. 또는 wax-up 이미지를 지대주 디자인 CAD와 중첩하여 각도와 형태를 수정해 가면서 CAD-CAM으로 지대주를 제작하도록 한다. 최종 완성될 전치 형태를 먼저 잡고 지대주를 선택하는 것이 실패를 줄이는 핵심이다.

참고문헌

총의치학교수협의회. 무치악환자를 위한 보철치료. 신흥인터내셔날 2007.

31 임플란트 보철 수복 부위로 음식이 안 씹힌다고 할 때

임플란트 보철 수복 직후 음식이 잘 안 씹힌다고 호소하는 환자들이 많다. 교합면적이 작아지는 것이 하나의 원인인 것 같다. 생역학적인 이유로 교합면적을 줄여야 한다는 주장을 듣는 것은 그리 드문 일이 아니다. 개인적인 의견으로는 교합면이 커서 임플란트 실패가 늘어났다는 보고는 아직까지 없기 때문에 3~4mm의 차이에 민감할 필요는 없다. 이제까지의 생역학적 연구 보고는 모두 수학적 계산에 바탕을 둔 결과(Rangert B, et al, 1995. Weinberg LA & Kruger B, 1995, 1996)이므로 인위적으로 교합면을 줄이지 않아도 된다고 말하고 싶다. 필자가 개인적으로 교합면을 의도적으로 줄이려 하는 경우는 출현윤곽을 조정해야 할 때뿐이다. 교합면이 적절한 크기이고 교합점이 적절해도 안 씹힌다고 하다면 오랜 시간 편측 저작을 하였고 임플란트에는 고유수용기(proprioceptor)가 없기 때문에 답답함을 느끼기 때문이라고 대답하곤 한다. 물론 중요한 전제가 있는데 인위적인 저위교합을 형성하지 않아야 한다는 것이다. 저위교합(Misch CE, 2005)은 아직 생물학적으로는 중요성이 증명된 바 없다. 경험적으로 임플란트 환자의 인식 능력은 문헌에 알려진 것(Jacobs R, et al, 1991, 1993. Mericske-Stern R, et al, 1995. Hämmerle CH, et al, 1995)보다 훨씬 민감하다. 저위 교합을 형성한 경우 저작이 안 된다고 호소하는 일은 흔한 일이다.

의도하지 않았는데 단기간에 저위교합이 일어나는 경우도 있는데 internal connection 임플란트에서 아주 약간의 sinking이 일어날 수 있기 때문이라고 추정된다(Kim KS, et al, 2011. Lee JH, et al, 2014). 간혹 Angle Class II 환자의 경우 중심위에서는 교합이 되는데 Class II 환자의 오랜 저작 습관상 전방으로 저작할 경우 구치 수복부와 조화를 못 이루어 저작이 안 된다고 불평하는 경우도 있다.

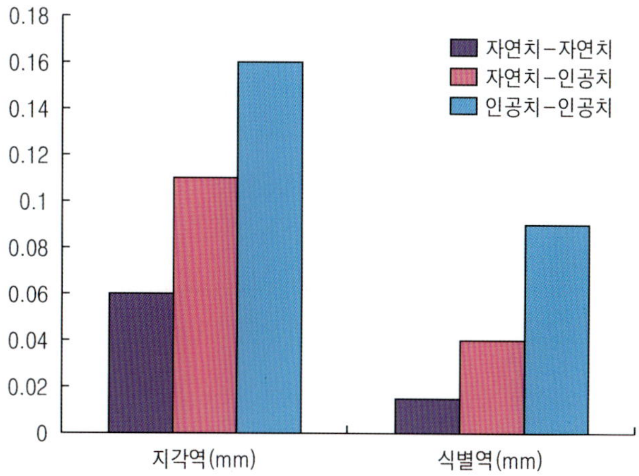

그림 31-1. 자연치와 인공치의 지각역과 식별역.

참고문헌

Hämmerle CH, Wagner D, Brägger U, et al. Threshold of tactile sensitivity perceived with dental endosseous implants and natural teeth. Clin Oral Implants Res 1995;6:83-90.

Jacobs R, van Steenberghe D. Comparative evaluation of the oral tactile function by means of teeth or implant-supported prostheses. Clin Oral Implants Res 1991;2:75-80.

Jacobs R, van Steenberghe D. Comparison between implant-supported prostheses and teeth regarding passive threshold level. Int J Oral Maxillofac Implants 1993;8:549-54.

Kim KS, Lim YJ, Kim MJ, et al. Variation in the total lengths of abutment/implant assemblies generated with a function of applied tightening torque in external and internal implant-abutment connection. Clin Oral Implants Res 2011;22:834-9.

Lee JH, Kim DG, Park CJ, Cho LR. Axial displacements in external and internal implant-abutment connection. Clin Oral Implants Res 2014;25:e83-9.

Mericske-Stern R, Assal P, Mericske E, Bürgin W. Occlusal force and oral tactile sensibility measured in partially edentulous patients with ITI implants. Int J Oral Maxillofac Implants 1995;10:345-53.

Misch CE. Natural teeth adjacent to multiple implant sites: Effect on diagnosis and treatment plan. In: Dental implant prosthetics. Mosby, Inc. 2005.

Rangert B, Krogh PH, Langer B, Van Roekel N. Bending overload and implant fracture: a retrospective clinical analysis. Int J Oral Maxillofac Implants 1995;10:326-34.

Weinberg LA, Kruger B. A comparison of implant/prosthesis loading with four clinical variables. Int J Prosthodont 1995;8:421-33.

Weinberg LA, Kruger B. An evaluation of torque(moment) on implant/prosthesis with staggered buccal and lingual offset. Int J Periodontics Restorative Dent 1996;16:252-65.

32 임플란트 상부 보철물을 접착식으로 장착한 후 1년이 경과한 시점에 porcelain이 파절되어 내원한 경우

금 값의 폭등으로 금속도재주조관(PFM)을 사용하는 경우가 많아졌다. PFM의 단점 중 대합치 마모를 일으키는 특징 외에 임플란트 사용 시 간과할 수 없는 문제점은 도재의 파절이다. 임플란트 고정성보철의 도재 파절은 자연치의 파절률(2.9%)보다 약 3배 가까이 높다(8.8%)는 5년 결과보고가 있다(Pjetturson BE, et al, 2007). 지르코니아 수복물의 도재 파절률은 PFM보다 훨씬 높으며 개인별 결과의 차이가 크다고 보고되고 있다(그림 32-1~32-3).

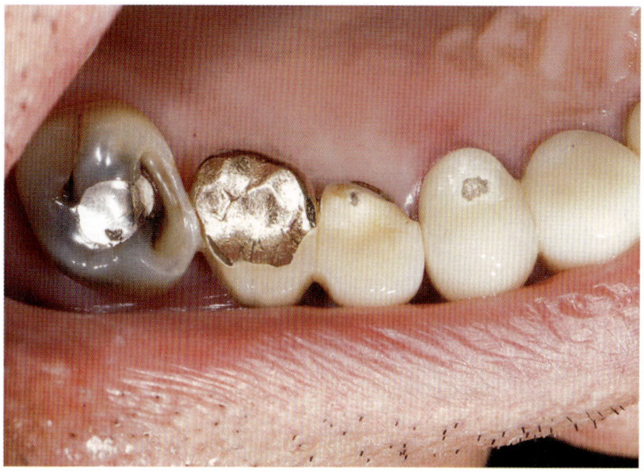

그림 32-1. 지지부가 부족한 하부 구조 설계 오류. 도재전장 주조금관(PFG).

1. 원인

① 임플란트의 경우 치근인대가 없어 충격 흡수가 적으며 도재에 응력이 집중되기 때문이라고 추정된다. 또 하나 필자의 소견으로는 임플란트 도재 치아의 대합치는 대합치 기능 교두가 교모되어 reverse curve of Wilson을 보이는 치열, 견치가 교모되어 구치부까지 군기능(group function)을 하는 치열인 경우가 많아 상하악 구치 모두 비기능 교두에 저작력이 가해질 확률이 높다는 것이다.

② 자연치 지대치 만큼 임플란트의 지대주 직경은 크지 않은데 여기에 맞춰 coping design도 면적이 작아져 도재 두께가 늘어나게 되면 하부구조의 지지를 받지 못하는 부분에서 전단력(shear stress)이 가해져 깨지는 경우가 많다. 기공사의 실수이다.

③ 지르코니아의 하부 디자인이나 도재 전장 소성(sintering) 과정을 PFM 과정과 동일하게 시행하면 전장부 파절이 늘어난다.

2. 처치

① Wax-up 후 적절한 cut back을 통해 도재가 하부구조의 지지 없이 2mm 이상 두껍게 올라가 소성되는 경우가 없도록 한다.

② 도재와 하부구조의 연결부는 butt joint가 되게 하여 얇아진 하부금속구조의 굴곡(flexure) 때문에 도재가 깨지거나 교합력이 전단력으로 가해지는 일이 없게 디자인한다.

③ 비기능 교두의 교합에 보다 신경을 써서 정밀한 교합조정을 한다.

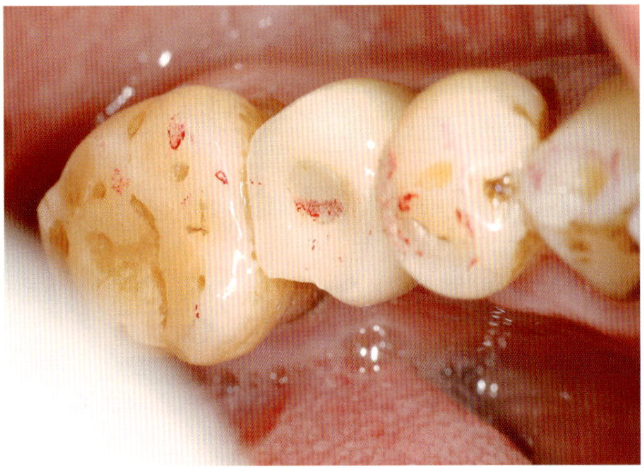

그림 32-2. 지지부가 부족한 하부 구조 설계 오류. Veneered zirconia crown.

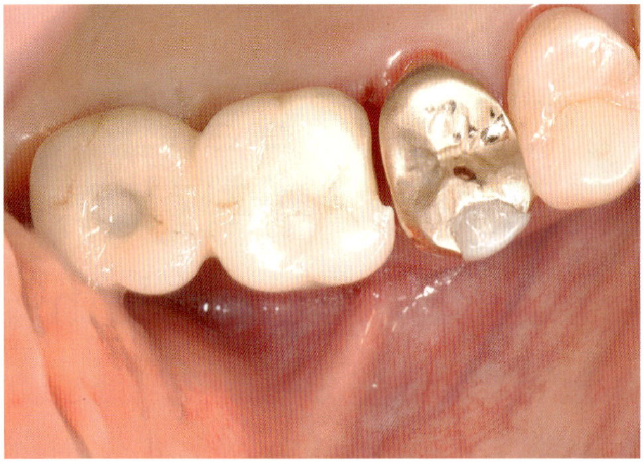

그림 32-3. 도재전장금속관과 같은 방식으로 설계해도 zirconia의 실패 확률이 더 높다고 본다.

④ 지르코니아 같이 특히 veneer chipping이 많이 보고되는 재료는 사용량을 천천히 늘려 기공사가 충분히 적절한 재료와 기공을 습득할 수 있는 시간(learning curve)을 갖게 한다. 지르코니아의 도재 전장 과정은 열팽창계수 차이를 맞추는 것뿐 아니라 소성로(furnace)의 온도 상승 시간과 하강 시간을 천천히 설정하여 스트레스 없는 소성을 유도해야 한다(Al-Amleh B, et al, 2010. Heintze SD & Rousson V, 2010).

참고문헌

Al-Amleh B, Lyons K, Swain M. Clinical trials in zirconia: a systematic review. J Oral Rehabil 2010;37:641-52.

Heintze SD, Rousson V. Survival of zirconia- and metal-supported fixed dental prostheses: a systematic review. Int J Prosthodont 2010;23:493-502.

Pjetursson BE, Brägger U, Lang NP, Zwahlen M. Comparison of survival and complication rates of tooth-supported fixed dental prostheses(FDPs) and implant-supported FDPs and single crowns(SCs). Clin Oral Implants Res 2007;18 Suppl 3:97-113.

33 Access hole이 없는 cement type의 수복물 상부구조를 여러 가지 이유로 분리해야 하는 경우

음식이 낀다거나 전장재가 파절된 경우, 나사가 풀려 동요도가 생긴 경우 등 임플란트 상부구조물을 분리해야 하는 원인은 다양하다. Access hole을 교합면에 형성하는 것이 가장 편한 방법이다. 기성 지대주를 사용한 경우 지대주의 정확한 위치와 치관의 두께를 알 수 없기 때문에 잘라서 제거하는 방법은 1차적으로 선택할 수 있는 방법이 아니다.

1. 처치

① 지대주의 hole 위치 사진과 치관의 사진을 동일한 위치와 각도에서 찍어 중첩하여 보관함으로써 hole 위치를 표시할 수 있다(Figueras-Alvarez O, et al, 2010)(그림 33-1).

② 의무기록지 작성 시 앞뒤 인접치아의 해부학적인 연결선에서의 상대적 위치를 기록함으로써 hole 위치를 표시할 수 있다.

③ 모형을 보관하였다가 현재의 crown을 omnivac으로 찍어 omnivac을 모형에 위치시켜 hole 위치를 알 수 있다(그림 33-2).

A

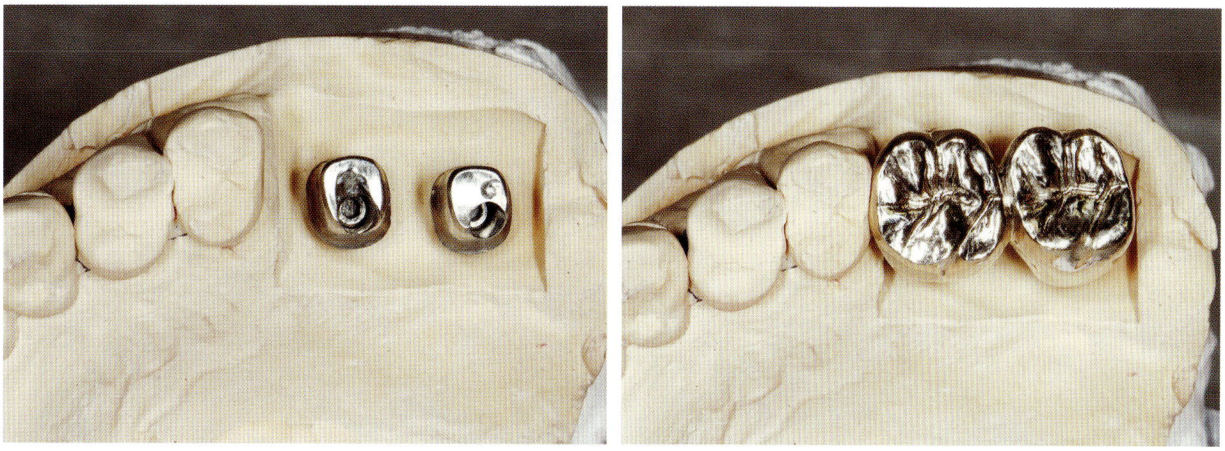

B

그림 33-1. 부득이 cement type의 수복을 할 경우 나사 구멍 위치를 알기 위해 같은 각도에서 사진을 찍어 놓는 방법을 생각할 수 있다. 중첩을 하면 정확한 위치를 알 수 있을 것이다. **A**, 지대주 hole의 위치 사진. **B**, 치관의 사진.

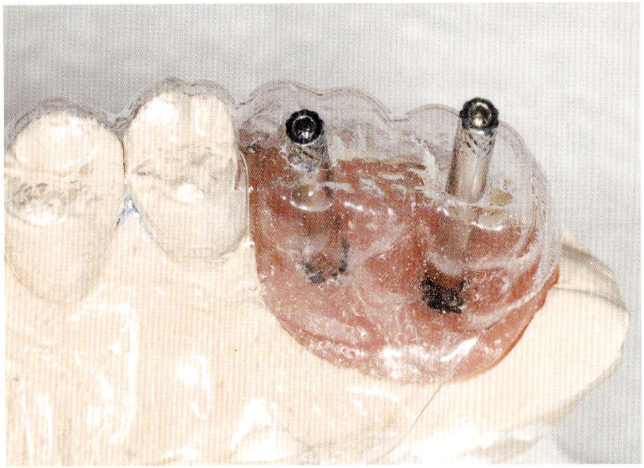

그림 33-2. 원래의 모형을 보관하고 있다면 omnivac shell을 중첩하여 구멍의 위치와 각도를 가늠할 수 있다.

참고문헌

Figueras-Alvarez O, Cedeño R, Cano-Batalla J, Cabratosa-Termes J. A method for registering the abutment screw position of cement-retained implant restorations. J Prosthet Dent 2010;104:60-2.

34 Access hole은 확보되었는데 지대주 나사의 hex가 헛도는 경우

1. 원인

① 지대주 hex에 hole 충전재가 낀 경우

② Screw driver를 충분히 hex에 안착시키지 않은 채 과도한 힘을 가하여 hex가 뭉개진 경우

③ 더 작은 직경의 다른 회사 제품 screw driver를 사용하여 hex가 뭉개진 경우

2. 처치

① Hex를 깨끗이 확보하여 driver가 충분히 안착되도록 한다.

② 안착이 불안정한 상태에서 과도한 토크를 주지 않는다.

③ Hex 크기의 순서가 더 큰 회사 제품으로 풀기를 시도한다. 예를 들면 Osstem-Dentium-Frialit의 순서로 커지므로 한 단계 더 큰 회사 드라이버를 사용해 본다.

④ 드라이버가 어느 나사에서도 맞지 않는 경우 제거 전용 kit로 나사 윗면에 역회전을 주어 제거한다.

35 Screw driver에 hex가 잘 맞음에도 적절한 토크에서 풀리지 않는 경우

일체형 지대주를 썼을 경우를 제일 먼저 생각해야 한다(그림 35-1~35-3). 더 이상 토크를 주지 말고 기록을 살펴 사용 지대주 종류를 확인한다. 일체형 지대주의 경우 multiple unit 수복물일 경우 완전 접착이 된 crown을 갈아 내 쪼개야 하므로 바람직하지 않고 single일 경우 인접면을 갈아 내어 crown-abutment 전체 회전으로 풀거나 crown을 갈아 내 쪼개지 않으면 역시 방법이 없으므로 되도록 사용하지 않고 있다.

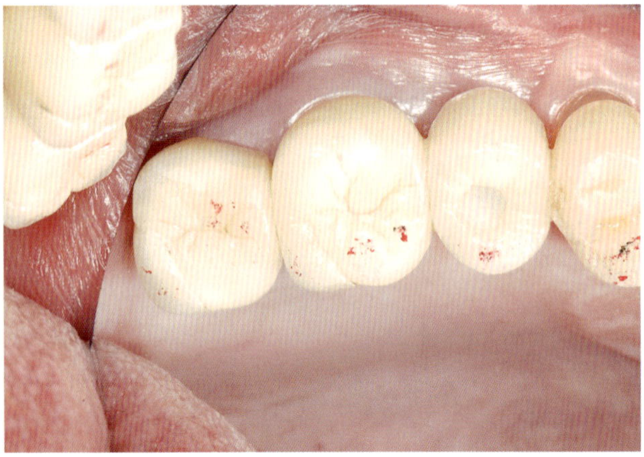

그림 35-1. 다른 치과의사에 의해 single zirconia crown으로 수복된 임플란트의 chipping이 보인다. 그러나 환자의 불편은 치간 식편압입에서 오는 것이었다.

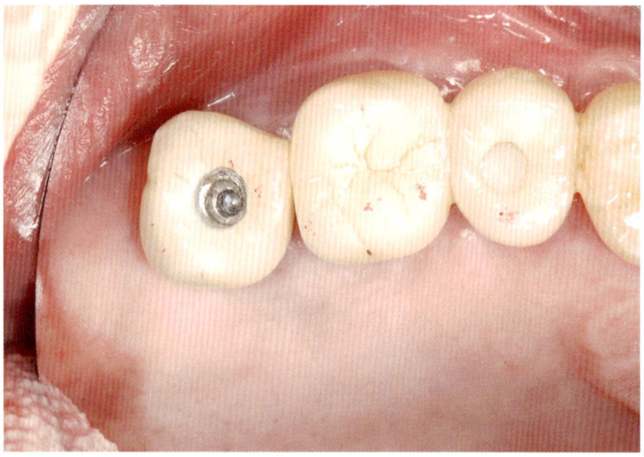

그림 35-2. 수리를 위해 나사 구멍을 형성, 확보하고 hex에 driver를 안착하고 돌렸으나 돌아가지 않았다. 일체형 지대주를 의심해야 한다. 토크를 무리하게 주면 hex가 망가지므로 주의해야 한다.

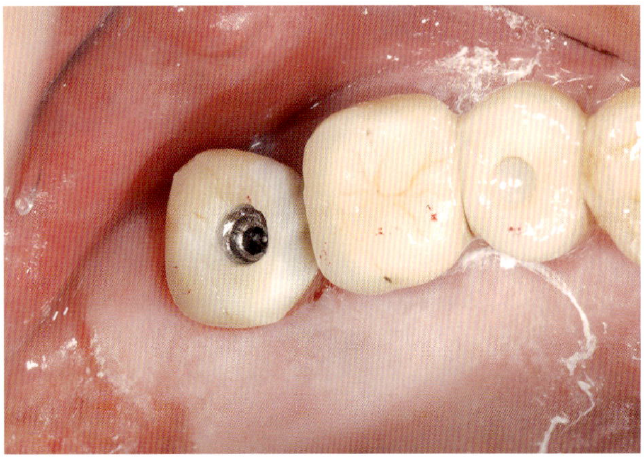

그림 35-3. 완전히 돌아가도록 인접치 공간을 확보하여 치관을 통째로 돌려서 빼내었다. Single crown에는 일체형 지대주를 사용하지 않는 것이 retrievability를 위해 좋다.

36 지대주 나사가 잘 풀렸음에도 지대주를 흔들어도 fixture에서 안 빠질 경우

지대주 나사까지 잘 풀었는데 internal connection 구조의 상부구조물이 implant fixture에 박혀 안 나오는 경우가 있다.

1. 원인

① Cold welding

② 지대주 hex가 저작력이나 seating 시 error로 살짝 돌아가 변형이 된 채 연결되어 사용된 경우

2. 처치

지대주 나사가 충분히 풀렸음을 확인 후, 지대주 나사를 hole에서 꺼내지 말고 내부에 둔 채, driver를 나사 hex에 끼워 나사를 전후좌우로 밀며 흔든다. 결과적으로 지대주 나사가 abutment hex를 안에서 흔들며 연결부를 느슨하게 한다. 밖에서 손으로 흔들거나 ejector로 치는 것보다 간편하고 효과적이다.

37 임플란트 보철이 갑자기 흔들린다고 내원한 경우

어제까지 멀쩡했는데 갑자기 흔들린다며 내원하는 경우가 있다. 상부구조물이 흔들리는 경우 fixture의 골유착이 실패했을 경우를 의심할 수 있으나 이 경우에는 치근단 방사선사진에서 쉽게 알 수 있다. 이 경우가 아니라면 원인은 다음과 같다.

1. 원인

근본적인 원인은 교합력이다.

① 지대주 나사가 풀린 경우
② 지대주 나사가 부러진 경우
③ 지대주의 hex가 부러진 경우
④ Fixture neck이 찢어진 경우

2. 감별 진단

위의 4가지 경우는 방사선사진에서 잘 발견되지 않는 경우가 많다. 감별진단은 상부구조를 힘있게 지긋이 fixture 쪽으로 밀어 놓고 회전시키거나 협설로 밀며 동요도를 보는 것이다. 동요가 없다면 ①, ②가 원인일 경우가 많다. 동요나 회전이 보인다면 ③, ④가 원인이다.

3. 처치

1) 지대주 나사가 풀린 경우

일단 분리하여 모든 부품을 청소한 후 나사를 조여 준다. 나사를 풀리게 한 원인이 교합 문제인 경우 교합조정과 함께 악습관의 검사가 필요하며 나사 자체의 불량이 의심될 경우 나사를 교환해 준다.

2) 지대주 나사가 부러진 경우

External hex의 경우 나사가 부러진 부위가 거의 hex 높이와 일치하므로 상대적으로 눈으로 보기 쉽다. Internal의 경우 깊이 있으므로 접근이 어렵다. 일단 explorer로 역회전 힘을 가해본다. 쉽게 제거가 안 될 경우 제거 kit을 써서 정확히 나사 중앙에 흠집이 나도록 주의하면서 스크루잉(screwing)을 하고 역회전 driver를 흠집에 끼워 제거한다. 부러진 나사 상방에 약간의 압력을 가하면서 역회전을 주는 게 효과적이다. 중요한 점은 어떤 경우에도 절대 정회전을 써서는 안 되며 부러진 나사 전체를 갈아 내려는 시도도 해서는 안 된다.

3) 지대주의 hex가 부러진 경우

Fixture 안 쪽에 hex가 반지처럼 끼워져 있게 된다. 적절한 제거 kit를 끼워 전후좌우로 힘을 주어 흔들면 hex끼리 맞물려 박혀 있던 부분이 느슨해지며 빠지게 된다. 임플란트 부품 파절 중 비교적 제거가 가장 쉬운 경우이다. 보통은 지대주 나사 파절과 복합적으로 일어나게 된다.

4) Fixture neck이 찢어진 경우

근원심에서 찢어지는 경우가 많으므로 방사선사진에서 잘 안 나타나기 때문에 세심한 관찰이 필요하다. 역회전 기구로 fixture 자체를 제거해야 하므로 골치 아픈 경우이다. 수술 시 단단한 하악골정에 충분한 countersinking 없이 fixture를 돌려 끼울 때 너무 과도한 토크를 주는 것도 후일 neck 파절이 일어나는 중요한 원인이라 생각된다.

38 임플란트 보철물이 장착된 수개월 후 환자가 교합이 변하였다고 호소하는 경우, 실제 관찰한 결과 구치부가 닿지 않고 있을 때

임플란트의 경우 자연치와 섞여 있을 때 교합이 어떻게 달라지는가에 대한 보고는 없다. 단, 자연치 고유의 전방 이동(mesial drift)은 일어날 수 없기 때문에 위치에 따라 교합이 영향받을 것이라는 추정만 있을 뿐이다. 더구나 자연치에서는 정출이나 압하 같은 보상작용이 있는 반면, 임플란트는 이런 움직임이 없기 때문에 시간이 경과한 후 적나라한 교합변화를 경험한다. 대표적인 예가 구치부에서 교합이 뜨는 현상이다. 이런 현상이 모든 환자에서 일어나는 것은 아니고 어떤 환자는 오히려 교합이 너무 긴밀해지곤 하므로 임상가들을 혼란스럽게 하고 있다.

1. 원인

① 필자의 의견으로는 임플란트-임플란트 대합치에서 under-occlusion이 빈발하므로 자연치의 보상 정출이 안 일어나는 결과가 어느 정도 원인이 될 수 있을 것이라 생각하며 자연치의 전방이동에 따른 교합변화가 과두와 교합평면의 변화로 이어져 하악이 약간 전돌 상태가 되어 구치부에서 Christensen's phenomenon이 일어나는 것이 아닌가 추정할 뿐이다(그림 38-1).

② 턱관절장애가 또 다른 원인일 수 있다(그림 38-2).

2. 처치

구치부에서 저위교합을 인위적으로 형성하지 않아 자연치 소구치 부위에 교합력이 집중되지 않게 하는 것이 도움이 될 것이라고 생각하고 있다. 자연치 소구치의 교합집중은 치아의 전방이동을 가속화시킨다.

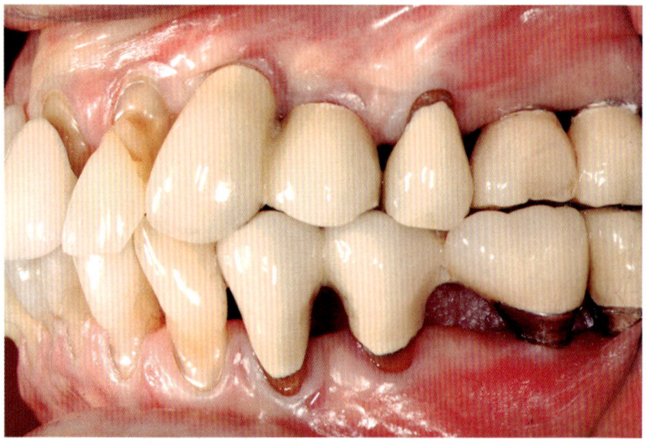

그림 38-1. 임플란트 수복 수년 후 구치에서 under-occlusion이 되어 있는 경우가 흔하다. 임플란트끼리의 교합일 경우가 많고 자연치의 근심변위와 밀접한 관계가 있는 것 같다.

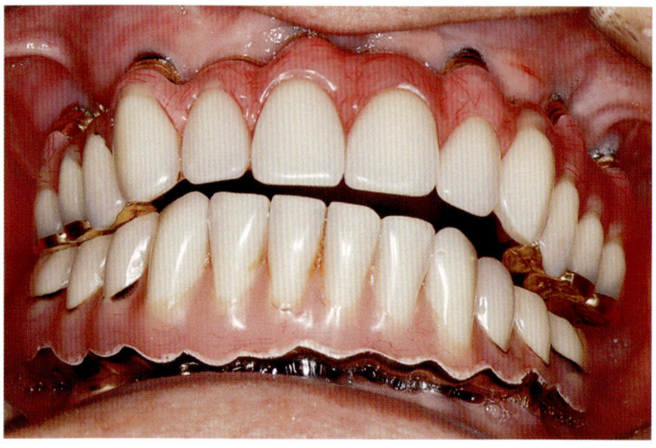

그림 38-2. 수년에 걸쳐 임플란트 전악 수복 후 갑자기 턱관절장애가 발생하는 경우가 종종 있다. 잠재적인 요인이 불시에 드러나는 것이고 분쟁의 여지가 크므로 임플란트 시술 전 미리 턱관절 평가가 선행되어야 한다.

39 어느 순간부터 음식물이 끼기 시작한다고 하는 경우

임플란트 수복물을 넣은 직후에 접촉면이 느슨한 것은 기공 오류일 가능성이 높지만 시간이 지난 다음에 음식이 끼는 것은 인접치아의 위치가 변했다고 생각해야 한다. 연조직의 퇴축도 음식물 저류에 영향을 미친다.

1. 원인

① 역시 자연치의 전방이동이 주원인이다. 몇 개의 보고에서 견치에서 견치까지의 교합력이 큰 환자일수록, 하악에서, 근심측에서 접촉점 소실이 더 많이 일어났다는 사실이 치아의 전방이동을 암시하고 있다(Koori H, et al, 2010. Wei H, et al, 2008).

② 무치악 상태가 지속되면서 인접치가 그 앞 치아와 접촉점이 떨어져 있는 상태가 많이 발견된다(그림 39-1). 교합에 따라 인접치아와 그 앞 치아와의 틈이 인접치의 전방이동으로 붙으면서 임플란트와 인접치 사이의 치간 접촉점이 느슨해지기도 한다(그림 39-2).

③ 임플란트 주위골 흡수에 따른 연조직 흡수도 원인인 경우가 많다.

2. 처치

무작정 접촉점을 강하게 하는 것은 도움이 안 된다. 인접치가 밀리지 않도록 임플란트 교합을 조정해 주고, 인접치

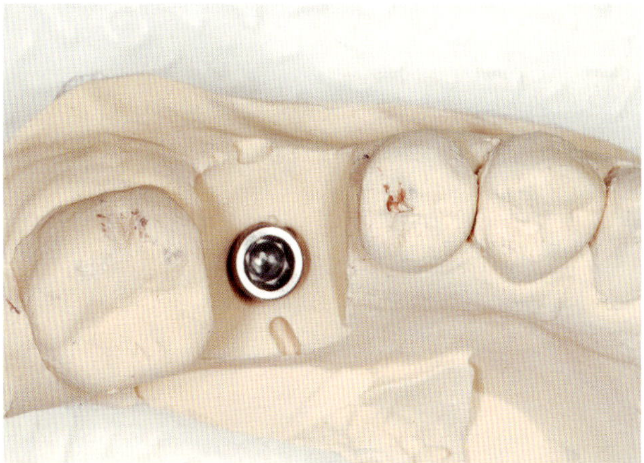

그림 39-1. 소구치 자연치 사이 치간접촉부에 틈이 보인다. 무치악 기간 동안 치아가 뒤로 밀리며 벌어진 것이다.

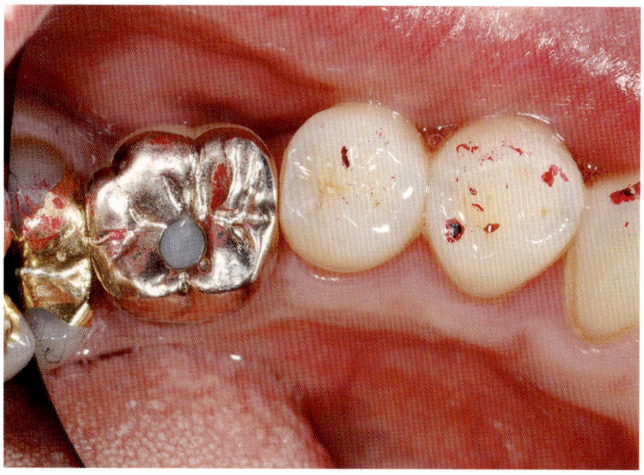

그림 39-2. 임플란트 수복 수개 월 후 원래 벌어져 있던 소구치 사이의 틈은 없어지고 임플란트와 소구치 사이에 틈이 생겨 식편압입이 발생하고 있다.

와 그 앞 치아와의 틈이 모형에서 발견되면 임플란트 치관 근심을 처음부터 긴밀하게 만들어 인접치와 그 앞 치아 사이의 틈을 붙여 주는 것은 도움이 될 것 같다.

참고문헌

Koori H, Morimoto K, Tsukiyama Y, Koyano K. Statistical analysis of the diachronic loss of interproximal contact between fixed implant prostheses and adjacent teeth. Int J Prosthodont 2010:23:535-540.

Wei H, Tomotake Y, Nagao K, Ichikawa T. Implant prostheses and adjacent tooth migration: preliminary retrospective survey using 3-dimensional occlusal analysis. Int J Prosthodont 2008:21:302-304.

40 임플란트 보철물이 탈락하여 내원한 경우

Retrievability를 위해 임시접착을 하는 경우의 상부 보철물 탈락은 환자에게 미리 경고해 주는 것만으로 충분하지만 완전접착을 하였는데도 탈락이 되는 경우가 문제이다. 교합면 직경이 크고 치관 높이가 낮은 구치의 경우 측방교합에 저항력이 떨어지므로 특히 지대주의 taper에 신경 써야 하며 groove 등으로 resistance를 확보해야 한다. 참고로 자연치의 경우 구치부 치관 유지에 필요한 삭제 후 최소 치관 높이는 3~4mm이다(in vitro study, Goodacre CJ, et al, 2001).

1. 원인

1) 대합치와의 공간이 충분하지 않아 기성 지대주를 썼을 경우 충분한 접착 면적이 안되어 탈락하는 경우(그림 40-1)

2) 균형 교합이 지속된 경우

임시접착한 경우에서 단기간에 탈락하는 주원인일 경우가 많다. 무치악상태가 지속되는 기간 중에 대합치가 정출을 일으키는 경우가 많으므로 자연치에서보다 균형교합의 존재에 신경 써야 한다(그림 40-2).

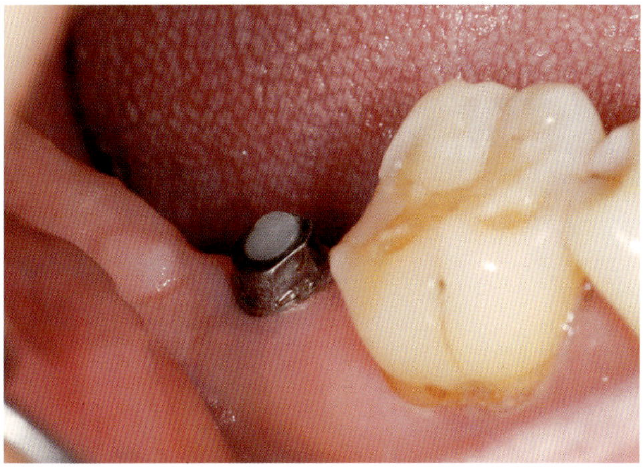

그림 40-1. 너무 제한된 악간 공간에 짧은 기성 지대주를 사용하다 crown이 탈락한 경우.

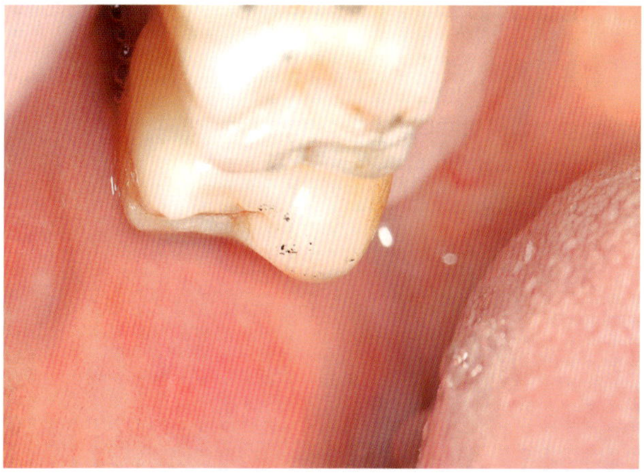

그림 40-2. 대합치 교두가 처져 있는 경우 수복치의 교합면은 절구와 형태가 되기 쉬워 균형교합을 일으키기 쉽다.

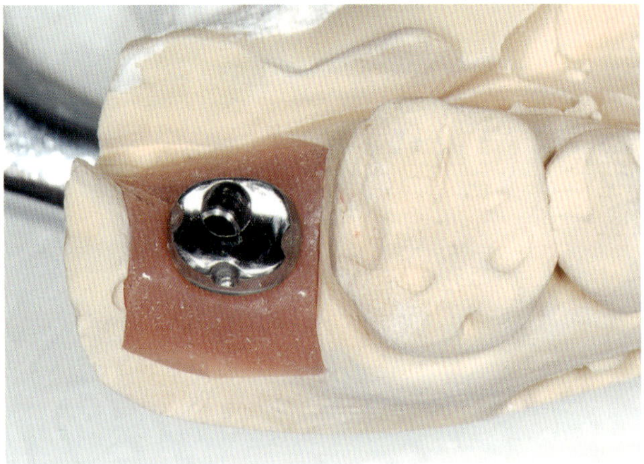

그림 40-3. 그림 42의 증례로 CAD-CAM abutment로 바꾸고 groove를 주어 유지력을 증가시켰다. 높이를 판단하고 처음부터 이렇게 제작하는 게 좋다.

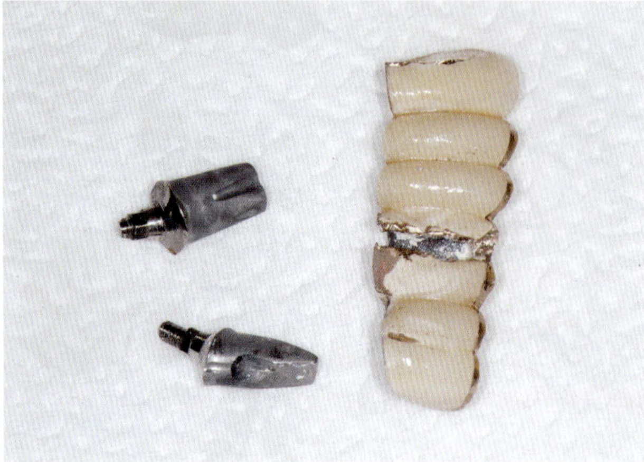

그림 40-4. 4도 taper로 groove를 형성한데다 sandblasting으로 표면을 거칠게 한 CAD-CAM abutment에 적합이 좋은 PFG bridge로 수복하여 임시접착 상태의 수복물이 빠지지 않은 경우. 재제작을 위해서는 결국 눈물을 머금고 잘라내야 했다.

3) 치관이 헐렁한 경우

지르코니아의 경우 많이 발생한다.

2. 처치

① 대합치 간격이 작은 경우 되도록 기성 지대주를 사용하지 말고 어쩔 수 없을 경우 sandblasting 등으로 표면을 거칠게 하고 groove를 주어 저항성을 높인다. 가능하다면 CAD-CAM으로 표면적이 넓고 parallel한 taperness와 groove를 가진 지대주를 제작한다(그림 40-3).

② 교합면에 shiny spot이 없는지 잘 관찰하고 주기적인 교합조정을 한다.

③ 지르코니아의 경우 CAD-CAM 과정에서 정밀한 calibration 후 기공을 진행하여 내면이 지나치게 헐렁하지 않게 조정한다. 반대로 너무 긴 구치부 지대주(특히 상악 구치부에서 치조능이 수직적으로 소실된 상태에서 상악동골이식 후 임플란트 보철수복이 이루어진 경우 지대주 길이가 길어지게 된다)에서는 임시접착제라도 유지력이 너무 강해 제거가 어려우니 groove를 없애고 적절하게 taper를 조절해야 한다(그림 40-4).

참고문헌

Goodacre CJ, Campagni WV, Aquilino SA. Tooth preparations for complete crowns: an art form based on scientific principles. J Prosthet Dent 2001;85:363-76.

41 임플란트에 둘러싸인 인접치나 임플란트에 연결된 지대치의 intrusion이 발생한 경우

1. 원인

자연치의 압하는 disuse atrophy, debris impaction, impaired rebound memory, mechanical binding이 원인으로 지목되어 왔으나(Rieder CE & Parel SM, 1991) 그 후 stress wave theory, flexure of mandible and/or framework 등 다른 원인들이 보고되어 설득력을 얻고 있다(Chee WW & Mordohai N, 2010. Sheets CG & Earthmann JC, 1993. Sheets CG & Earthman JC, 1997). 한편 임플란트와 연결되지 않고 임플란트에 인접하여 둘러싸인 자연치의 압하에 관한 현상도 임상에서 흔하게 접하는 흥미 있는 상황이다. 이 경우의 증례도 보고된 바 있지만(Wang TM, et al, 2004) 그 예는 매우 적다.

2. 처치

자연치 압하가 보고되는 임플란트 연결 보철은 rigid type과 non-rigid type으로 나뉘며 초기에는 동요도 차이를 고려한 non-rigid type이 선호되었으나 rigid type의 응력분산 효과와 실제 성공률에 차이가 없다는 점이 발표되면서 점차 rigid type이 선호되고 있다(Chee WW & Mordohai N, 2010. Kindberg H, et al, 2001). 그러나 rigid type의 경우도 자연치 시멘트 용해를 고려하여 내관과 외관을 따로 제작하는 이중관 형식의 경우 내외관 사이의 임시접착제가 녹으면서 자연치 압하가 많이 보고되고 있으므로 설계 시 유의해야 할 부분이다(Sheets CG & Earthmann JC, 1993. Sheets CG & Earthman JC, 1997. Schlumberger TL, et al, 1998). 압하된 이중관 하부 자연치는 damping effect를 고려하여 내부에 petroleum jelly를 채워 넣거나 기존 상부구조물과의 분리 등에 의하여 제 위치로 정출되어 회복되는데 이에 대한 필요 조건은 많이 알려져 있지 않다. 임플란트에 둘러싸인 자연치의 경우 인접치간 접촉점을 느슨하게 하거나 어떤 경우는 그냥 놔두어도 스스로 제자리로 돌아오기도 한다. 치주 인대의 신장한계 때문이라 추정된다(그림 41-1, 41-2).

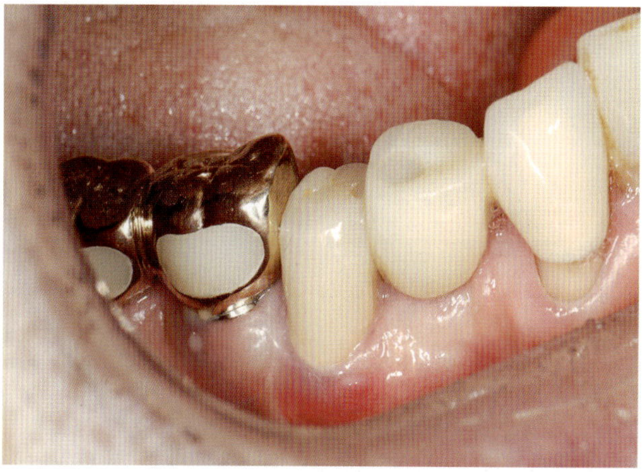

그림 41-1. 임플란트에 둘러싸인 자연치를 수복한 후 4개월 뒤 자연치의 압하(intrusion)를 관찰할 수 있었다.

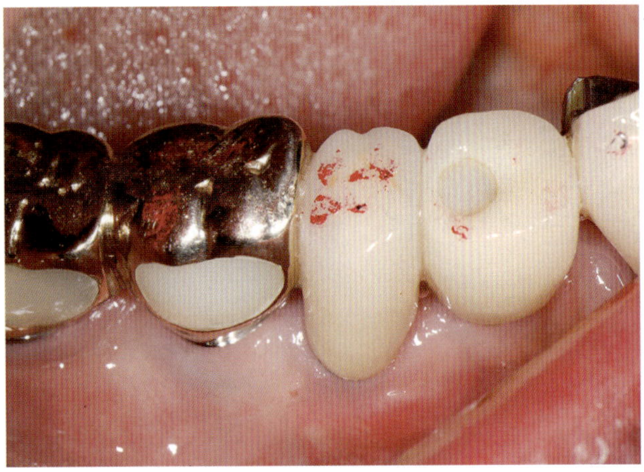

그림 41-2. 약 1년 2개월 후 아무런 처치 없이 거의 제자리로 회복되었다. 2년여 동안 교합변화 없이 관찰 중이다.

참고문헌

Chee WW, Mordohai N. Tooth-to-implant connection: a systematic review of the literature and a case report utilizing a new connection design. Clin Implant Dent Relat Res 2010;12:122-33.

Kindberg H, Gunne J, Kronström M. Tooth- and implant-supported prostheses: a retrospective clinical follow-up up to 8 years. Int J Prosthodont 2001;14:575-81.

Pesun IJ. Intrusion of teeth in the combination implant-to-natural-tooth fixed partial denture: a review of the theories. J Prosthodont 1997;6:268-77

Rieder CE, Parel SM. A survey of natural tooth abutment intrusion with implant-connected fixed partial dentures. Int J Periodontics Restorative Dent 1993;13:334-47.

Schlumberger TL, Bowley JF, Maze GI. Intrusion phenomenon in combination tooth-implant restorations: a review of the literature. J Prosthet Dent 1998;80:199-203.

Sheets CG, Earthmann JC. Natural tooth intrusion and reversal in implant-assisted prosthesis: evidence of and a hypothesis for the occurrence. J Prosthet Dent 1993;70:513-20.

Sheets CG, Earthman JC. Tooth intrusion in implant-assisted prostheses. J Prosthet Dent 1997;77:39-45.

Wang TM, Lee MS, Kok SH, Lin LD. Intrusion and reversal of a free-standing natural tooth bounded by two implant-supported prostheses: a clinical report. J Prosthet Dent 2004;92:418-22.

42 임플란트 피개의치의 attachment가 자주 떨어진다면

Goodacre CJ 등(2003)에 의하면 임플란트 피개의치의 정밀유지장치(attachment) 관련 유지력 소실과 조정에 관련된 합병증 발생률은 무려 30%에 달한다. 근본 원인은 의치 하방 임플란트에 힘이 집중될 수 밖에 없는 구조 때문이다. 무치악 부위의 치조제는 점진적으로 흡수되며 정밀유지장치에 회전력을 가하게 된다. 동시에 정밀유지장치는 교합력을 받으며 착탈에 의해 마모가 일어나게 된다(Alsabeeha NH, et al, 2009. Fromentin O, et al, 2012). 그러나 이런 path 변화와 교합력, 착탈에 의한 근본적인 마모문제로 일어나는 유지력 저하와 재료 탈락 외에 정밀유치장치 housing(또는 magnet)이 의치와 분리되는 현상도 매우 흔하다. 가장 큰 분리 원인은 정밀유치장치 housing(또는 magnet)을 연결하는 재료에 있다고 본다.

1. 원인

기공과정 중 정밀유지장치를 부착하면 모형과 구강의 연조직 부위의 의치동요도 차이로 유지장치에 힘이 많이 가해져 바람직하지 않다. 구강에서 직접 연결하는 경우 패턴레진을 많이 사용하는데 발열이 적고 디멘젼 변화가 적기 때문이다. 그러나 이런 패턴레진은 강도가 약하고 수분흡수가 많아 쉽게 유지장치와 분리된다(그림 42-1, 42-2).

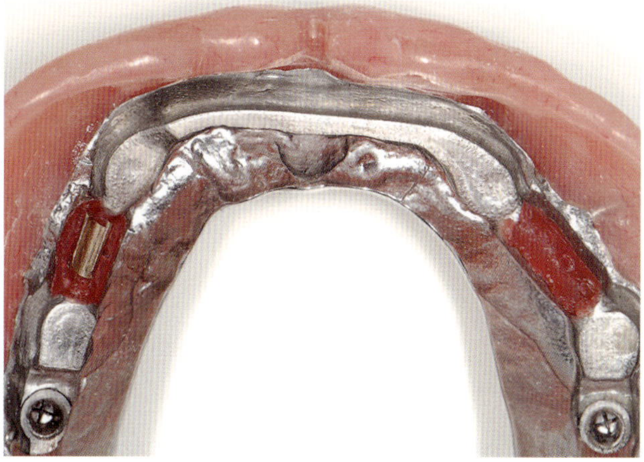

그림 42-1. 문헌에 의하면 임플란트 피개의치 clip의 탈락률은 30%에 이른다. Dolder bar가 패턴레진에서 탈락된 경우.

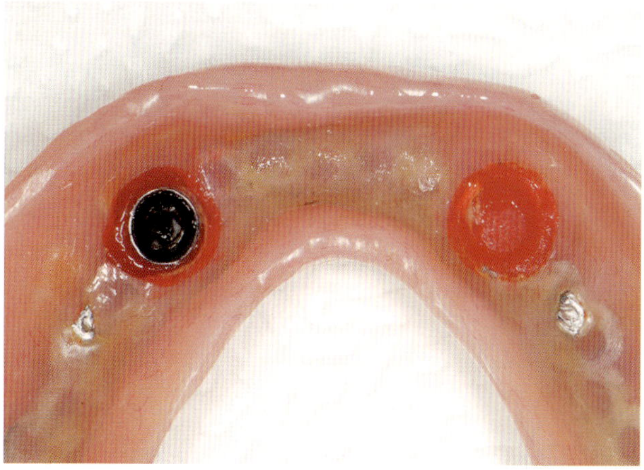

그림 42-2. Locator의 탈락도 초기에 많이 경험했다.

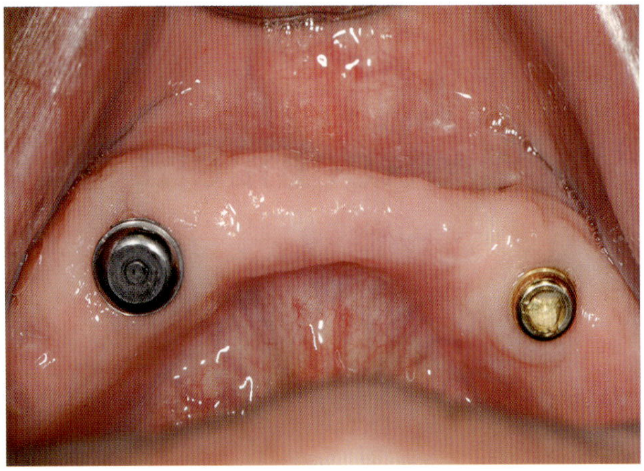

그림 42-3. 탈락된 housing의 모습. 표면처리를 특별히 시행하지 않고 제품 그대로를 붙였다 떨어진 증례이다.

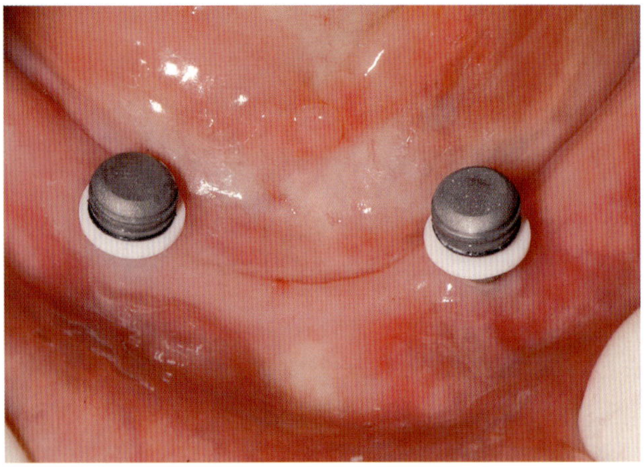

그림 42-4. 몇 번의 탈락을 경험한 후 표면을 sandblasting하고 metal primer나 silane 처리를 하고 의치에 레진으로 연결하였다.

2. 처치

필자는 패턴레진을 사용하지 않고 구강 내 자가중합 direct pink resin을 사용한다. 또 정밀유지장치에 기계적인 groove 등이 형성되어 있어도 표면을 sandblast로 거칠게 하고 silane 처리를 하여 레진과의 접착을 용이하게 한다 (그림 42-3, 42-4).

참고문헌

Alsabeeha NH, Payne AG, Swain MV. Attachment systems for mandibular two-implant overdentures: a review of in vitro investigations on retention and wear features. Int J Prosthodont 2009;22:429-40.

Goodacre CJ, Bernal G, Rungcharassaeng K, Kan JY. Clinical complications with implants and implant prostheses. J Prosthet Dent 2003;90:121-32.

Fromentin O, Lassauzay C, Nader SA, et al. Wear of matrix overdenture attachments after one to eight years of clinical use. J Prosthet Dent 2012;107:191-8.

43 인상 채득 시 또는 의치 장착 후 구토반사가 심한 환자를 만났을 때

의외로 인상 채득과정 중 구역질이 일어나 진행을 못하는 경우가 많다. 더 곤란한 것은 의치를 다 만들었는데 구토 반사가 일어나 도저히 의치를 못 끼겠다고 하는 환자를 만날 때이다. 어떻게 해결해야 하는가? 심리적 원인이라면 자극을 인식하지 못하게 만드는 것이 요령이 될 수 있겠다.

1. 원인

1) 심리적 원인

두려움, 걱정, 불안, 시각, 청각, 후각, 상상력 같은 자극이 관련될 수 있다. 심지어 치과의사를 보거나 예전 치과의 나쁜 기억을 떠올리는 것만으로도 구토 반사가 일어날 수 있다.

2) 신체적 자극

방사선사진 촬영, 인상, 검사과정이나 의치나 교정장치 착용, 약물이나 알코올 과다섭취 시에도 일어날 수 있다.

2. 처치

① 환자의 어려움을 이해하고 대화를 통하여 과정을 설명, 신뢰를 끌어내는 것이 중요하다.

② Upright position으로 환자의 고개를 숙이게 하여 타액이 고이지 않게 하고 인상재는 소량을 담는다.

③ 계속 말을 걸어 주의를 분산시키거나 환자에게 인상 과정 중 자신의 발을 들게 하여 힘든 상태로 만들어 자극에 대한 인식을 감소시키는 방법도 있다.

④ 도포 마취제가 통하는 사람도 있지만 어떤 사람에게는 오히려 오심과 구역질을 일으키기도 하므로 추천하지 않는다.

⑤ 의치에 대한 거부감과 오심을 호소하는 환자에게는 입천장이 뚫리거나 일부 치아만 배열된 training denture를 사용하게 하며 동시에 구내 장착 시간을 점차적으로 늘리는 훈련을 통해 환자 자신이 자신감을 갖게 하고 의치에 대한 거부감을 줄인다.

⑥ 일부 지압 등으로 구토반사를 조절하는 방법도 소개되고 있으나 일반적이지 않다.

3. 의치에 대한 기술적인 조절

① 연구개쪽으로 후방이 너무 길거나 후방이 두꺼운 의치(상악), 후설측이 두꺼운 의치(하악)에서 구토 반사가 일어나므로 적절히 조절한다.

② 혀 공간이 좁을 경우도 생기므로 치아 배열 단계에서 평가가 필요하다.

③ 수직고경이 freeway space를 벗어날 정도로 높은 경우도 흔히 구토감이 발생한다.

④ 너무 매끄러운 표면에 타액이 묻어 미끈미끈한 느낌이 들 때, 표면을 살짝 거칠게(matt surface) 하여 마무리한다.

⑤ 의치장착 후 처음에는 괜찮았으나 2주~2달 후부터 구토감이 드는 경우는 seal이 잘 안되어 타액이 의치 하방으로 고이는 경우이므로 조절이 필요하다.

결국 인지와 자극의 회피 또는 무감각화, 시간 소요가 관건이다. 해결 가능한 방법은 위의 몇 가지 경우를 제외하고는 기술적으로 제한적이다. 어느 저널에 발을 들고 양치하는 남편의 에피소드가 나와 있다. 잇솔질할 때마다 구역질을 하던 남편이 치과에서 훈련을 받은 후로 구역질을 멈추어 고맙다며 아내가 찾아왔다. 처음에는 잇솔질을 멈춰서 그런가 했지만 어느 순간부터 양치할 때마다 남편이 발을 들고 있는 것을 발견했다고 한다. 자극회피와 무감각화의 실천이었던 셈이다.

참고문헌

Bassi GS, Humphris GM, Longman LP. The etiology and management of gagging: a review of the literature. J Prosthet Dent 2004;91:459-67.

Krol AJ. A new approach to the gagging problem. J Prosthet Dent 1963;611-6.

Means CR, Flenniken IE. Gagging-a problem in prosthetic dentistry. J Prosthet Dent 1970;23:614-20.

Xianyun R. Making an impression of a maxillary edentulous patient with gag reflex by pressing caves. J Prosthet Dent 1997;78:533.

44 자연치 지대치가 시리다고 할 경우

진료를 시작한 경험이 짧을수록 지대치가 시리다고 하는 환자를 자주 보게 된다. 대개 지대치가 시리게 되는 원인을 해결하지 않고 치료방법에만 관심을 가지게 되는데 원인은 매우 단순하다. 지대치가 깊은 우식이 있어 치료를 하였거나 삭제 전 만성적으로 자극을 받아 시린 상태가 아니었다면 원인으로 다음의 이유를 우선 생각해야 한다.

1. 원인

1) 과도하게 자극을 주는 지대치 삭제 과정

90% 이상의 원인일 것이라 생각한다. 지대치 삭제시 bur를 너무 오래 대고 있어 냉각이 불충분한 경우. 너무 잘 깎으려고 너무 오래 반복적으로 삭제하여 자극을 준 경우. 특히 선명한 shoulder margin을 얻으려는 경우 빈발한다. 치은퇴축이 있는 경우 비례하여 삭제량이 늘어나게 된다.

2) Bonding을 위해 인산으로 etching 시의 잘못

3) 임시치관 조작 관련

임시치관 제작 시 열 발생을 방치한다든지 조기 탈락하여 만성 자극이 오랜 시간 가해진다든지 하는 이유로 지대치가 시릴 수 있다.

2. 처치

① Bur는 새것을 사용하여 간헐적으로 지대치에 대어 치아 표면을 벗겨낸다는 기분으로 삭제해야 한다. 지대치 삭제 시 냉각수 공급이 안되면 타는 냄새가 심해지고 치질이 bur 주변에 허옇게 고이게 되므로 주의해야 한다. 간단히 말하면 지대치는 빠른 시간 안에 자극을 가능한 적게 주는 형태로 삭제해야 한다. 삭제 시간이 너무 길어진 느낌이 들면 바로 상아세관 봉쇄 재료를 사용하여 즉시 봉쇄한다. 재료나 방법의 차이는 크지 않은 것 같다. Bonding을 계획 중이라면 immediate dentine sealing technique을 추천한다.

② 지대치 삭제가 많은 경우 인산의 적용은 최소시간으로 하고 특히 rinsing에 많은 시간을 할애한다. 골고루 물을 뿌려 1분 이상 충분히 씻어 내야 한다. 세라믹 수복물의 내면을 불산으로 etching할 경우도 마찬가지이다. 알고는 있지만 실천이 어려운 경우이다.

③ 임시치관 제작 시에는 margin이 안 맞아 시린 경우는 드물다. 치아 중심의 보호가 더 중요하다고 생각해야 한다. 빠른 시간 안에 지대치 자극 없이 끝내고 특히 임시치관 조기 탈락 시에는 반드시 탈락 원인을 찾아 교합조정 등 적절한 처치 후에 재접착해야 탈락이 반복되지 않는다.

45 임시접착제(Temporary cement)가 반복적으로 녹는다면

임시로 접착한 치관 내면의 접착제가 녹아 치아가 썩은 것을 뒤늦게 발견하는 것은 치과의사라면 누구나 한 번쯤 겪는 실수이다.

1. 원인

1) 지대치의 형태

지대치 선택의 잘못 또는 삭제 형태의 잘못에 기인하는 경우가 많다. Short clinical crown, tapered abutment, wide diameter & no resistance form 또는 하나 이상의 복합적인 원인이 관여한다.

2) Ill-fitting crown

근본적으로 시소운동을 보이면서 접착제 용해를 유발한다.

3) 지대치의 동요

Single crown일 경우는 별문제 없으나 bridge의 retainer일 경우나 splinting할 경우 동요도가 큰 치아와 동요도가 없는 치아를 연결하면 동요도가 없는 치아에서 접착제가 녹는다.

4) 교합조정 불량

잘 맞는 수복물이라도 교합에 의해 인장력이나 전단력이 지속적으로 가해지면 접착제가 녹는다.

2. 처치

① 특히 구치부에서 임상치관의 높이를 잘 살펴서 삭제 후 치관 높이가 3mm 이하가 될 경우 실패 확률이 높으니(Goodacre CJ, et al, 2001) 치관연장술을 고려한다. 구치부는 높이도 낮은데다가 직경이 커서 측방저항력이 작다. 되도록 6~10° 이하의 평행한 삭제를 해야 하며 groove를 형성하여 저항력을 높인다. Long bridge의 retainer로 사용해야 한다면 gold 대신 base metal 같이 탄성계수(modulus of elasticity)가 큰 재료를 선택한다.

② 한쪽을 눌러 다른 쪽이 들리는지 잘 살펴서 재제작한다. 동요도가 비슷한 치아끼리만 연결한다.

④ 대구치는 측방 교합조정에 크게 민감하지 않다. 그러나 전치 및 견치, 소구치 처럼 측방운동의 가이드를 담당하는 치아는 매우 주의해야 한다. 특히 전치에서는 전방유도를 담당해야 하므로 긴 치관 길이에도 불구하고 교합조정이 불충분할 경우 접착제가 자주 녹는다.

접착제가 녹거나 살짝 변색된 경우 좀 더 강한 접착제의 유혹에 흔들리기 쉽다. 그러나 교합력을 이기는 접착제는 아직 없다고 생각한다. 임시 접착제가 녹지 않더라도 조금이라도 변색된다면 위의 이유를 파악하고 해결하려고 노력해야 한다. 대개 교합조정으로 해결이 되는데 bridge의 경우 녹은 쪽 retainer보다 다른 쪽 retainer의 교합조정을 할 때 해결되는 경우가 많다.

참고문헌

Goodacre CJ, Campagni WV, Aquilino SA. Tooth preparations for complete crowns: an art form based on scientific principles. J Prosthet Dent 2001;85:363-76.

46 씹을 때마다 치아에서 소리 나거나 삐끗하는 느낌이 난다고 할 때

1. 원인

삑삑거리는 소리는 대개 도재로 이루어진 교합면의 조정 후 생긴다. 삐끗하는 느낌은 특히 대합치가 불규칙한 배열을 보이고 있어 경사진 ridge에서 교합이 될 때 흔히 발생한다.

2. 처치

도재 polishing용 기구로 표면을 매끄럽게 조정함으로써 해결할 수 있다. 약간 빗맞으며 교합되는 느낌이 있을 경우 대개 미세한 움직임이므로 교합지를 찍어서는 발견하기 어렵다. 환자에게 느낌이 나는 부위만 집중적으로 천천히 갈아보라고 지시한 후 치아 표면에 손을 대어 진탕음(fremitus)을 느껴본다. 감각이 발생하는 곳의 사면을 집중적으로 검사하여 와를 넓힌다는 개념으로 접근하면 해결이 된다. 교합지보다 손의 느낌이 더 정확할 때가 많다.

47 총의치의 유지력이 부족한 경우

오랜 처치 과정 후 총의치를 완성하여 끼는 날, 기대가 큰 환자의 입에서 의치가 툭툭 떨어진다? 생각만 해도 아찔한 상황이지만 자주 겪을 수 있는 일이고 개인치과의원에서 치료 후 종합병원을 찾는 의치 환자의 주된 불만 사항 중 하나이다. 필자의 경우도 경험이 부족하던 인턴 시절, 첫 상악 의치 환자에서 기능 인상 후 record base상에서 rim 작업 중 유지력이 없는 것을 발견하였다. 미완성이니 그렇겠거니 하고 그냥 진행하다 결국 유지력 부족으로 낭패를 본 경험이 있다.

1. 원인

1) 상악

(1) 후방경계 설정이 부적절한 경우

상악 총의치는 유지력의 대부분을 후방구개 폐쇄(Posterior palatal seal; PPS)에서 얻으며 PPS가 바르지 않을 경우 유지력이 없어진다.

(2) 잔존 치근이 있는 피개의치의 경우 잔존치근에 먼저 닿아 연조직의 폐쇄가 방해받는 경우

총의치는 치근과 연조직이 모두 같은 정도로 인기된 석고 모형에서 완성되므로 둘 사이의 눌림 차이가 발생한다.

(3) 경구개의 형태가 평평한 경우

평평한 경구개 형태에서 유지력이 쉽게 떨어진다.

2) 하악

하악 총의치에서 seal을 얻을 수 있는 경우는 사실상 매우 드물다. 만약 seal을 꼭 얻어야 한다면 설측변연(lingual border)의 적절한 형태와 길이가 요구되며 특히 설측후방변연(lingual posterior border)의 형태와 길이가 결정적이다.

3) 공통

이장(relining) 후 유지력이 떨어진다면 curing 과정의 resin 팽창, 수축도 원인이 될 수 있지만 이장재의 가소성(plasticity)이 떨어진 상태에서 매몰, 완성이 되어서 그럴 경우가 많다. 이장재의 성질이 변하지 않는 시기인 이장 1~2일 이내에 flasking, curing 과정을 거치는 것이 좋다.

2. 처치

1) 적어도 fovea palatini까지 연장(상악)

(그림 47-1~47-3)

많은 수의 치과의사가 상악 총의치의 PPS를 연조직에서 얻어야 한다는 것을 실제 치료에 적용시키지 못하고 있다. 후방경계를 설정하는 가장 쉬운 방법은 fovea palatini까지 덮어 주는 것이라고 말하고 싶다. 물론 개인차가 있지만 이 해부학적 구조물을 기준으로 가감하면 거의 실수가 없다. 기공사는 대개 지시가 없을 경우 경구개에 후방경계를 설정하곤 하는데 치과의사가 PPS에 신경을 쓰지 않아 feedback을 받지 못하는 이유인 것 같다.

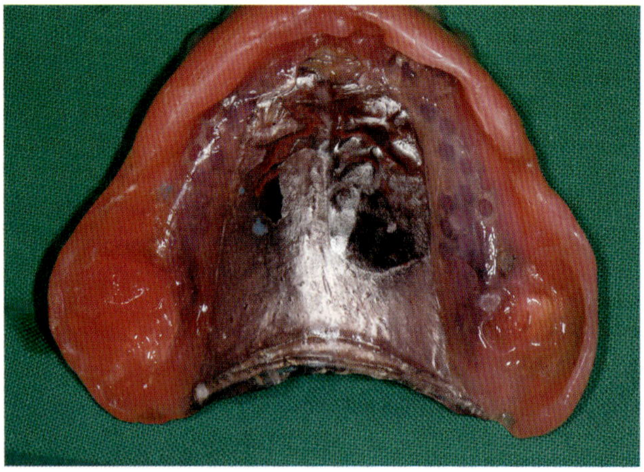

그림 47-1. 상악 총의치에서 유지력이 떨어지면 대개의 치과의사가 제일 처음 행하는 것은 재이장(relining)이다. 그러나 후방경계의 조정 없는 재이장은 의미 없다. 특히 금속상과 이장재의 접착은 거의 불가능하므로 효과를 기대하기 힘들다.

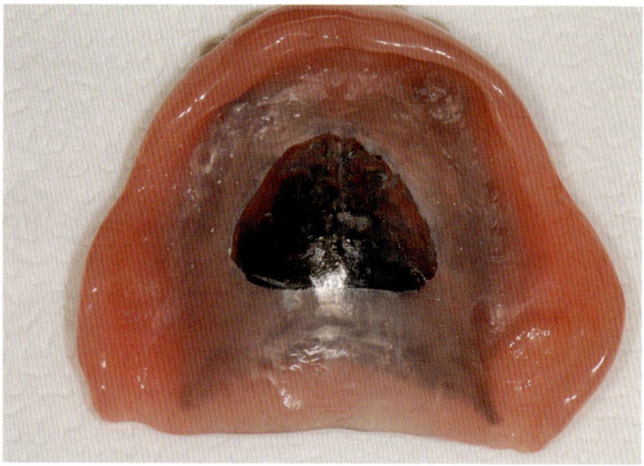

그림 47-2. 이 경우 후방경계를 늘린 후 이장을 하면 효과가 눈에 띄게 좋아진다. 상악 총의치의 유지력은 연구개에 위치한 후방경계 몇 mm 차이에 의해 결정된다.

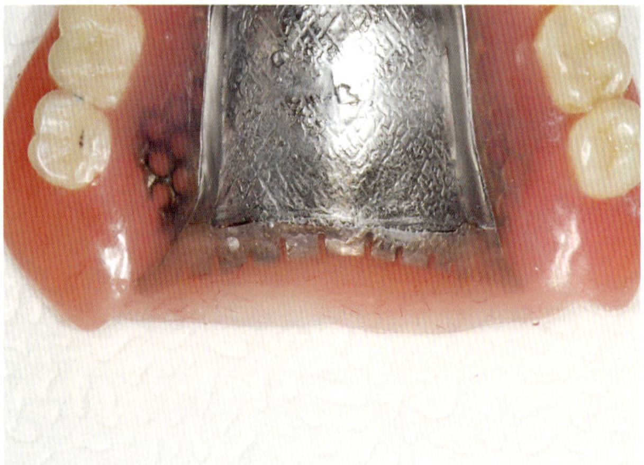

그림 47-3. 후방 연장을 위해 형성한 기계적 notch.

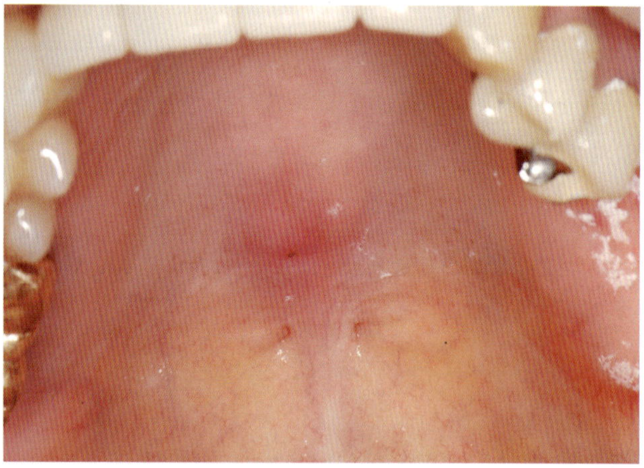

그림 47-4. 경구개 특히 torus나 medial palatine raphe에 형성한 beading은 상처를 유발할 뿐 아니라의치 적합 침하(sinking)를 방해하여 의치 유지력을 떨어뜨린다.

2) Seating을 방해하는 부위의 제거(그림 47-4~47-6)

의치가 연조직에 눌리며 안착되어야 PPS가 가능하다. 이런 안착을 방해하는 요소로는 경구개에 beading을 한 경우가 대표적이며 딱딱한 경구개, 특히 중앙의 maxilla bone의 suture 부위에 beading을 할 경우 의치 안착을 방해하면서 통증이 매우 심한 궤양을 유발하게 된다. 유지력은 물론 없다. Beading을 조심스럽게 제거하여 유지력이 생기는지 관찰한다. 물론 정확한 후방경계 설정이 우선되어야 하는 것은 두말할 나위 없다. 안착을 방해하는 또 다른 요소는 피개의치의 경우 잔존치근이다. 잔존치근에 의치 내면이 먼저 닿아 연조직 안착을 방해하고 fulcrum을 형성하여 유지력을 떨어뜨린다. 이런 현상이 발생하면 의치 내면의 잔존치근 부위를 약간 relief 해 주어 연조직이 안착될 때까지 닿는 것을 방지하면 유지력이 갑자기 늘어나는 것을 경험하게 된다.

3) 교합의 재확인

측방력에 의치가 흔들리며 seal이 깨지는 경우도 있다. 교합조정의 원리를 잘 이해해야 한다.

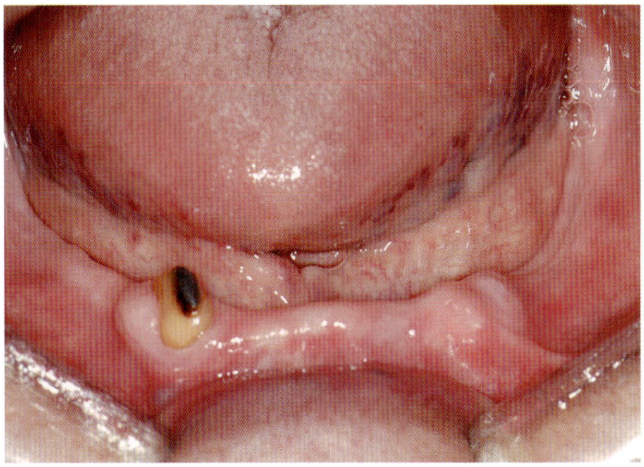

그림 47-5. 자연치 bare root coping을 이용하여 지지를 도모한 피개 총의치 증례.

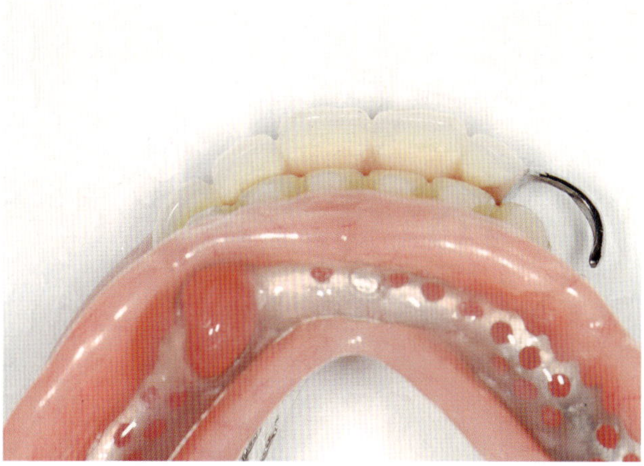

그림 47-6. 시간이 흘러 의치가 헐거워졌다고 하면 이 잔존치근에 적합되는 의치 내면을 relief하는 것을 살펴야 한다. 연조직에 대한 의치의 침하를 방해하지 않게 만들면 유지력이 회복된다.

필자가 경험한 증례들 중 유지력과 관련하여 생각나는 환자는 유지력이 없기 때문에 임플란트를 해야 한다고 권유받았다는 환자였다. 미니 임플란트를 다수 심은 환자는 상악골 특유의 형태로 인하여 서로 벌어지는(divergent) 각도로 식립된 임플란트가 측방력을 받으며 점차 실패하고 있는 과정을 겪고 있었다. 다시 한 번 강조하지만 상악 의치에서 유지력이 없다면 일단 후방이 짧은 게 아닌가 하고 우선 의심해 본다.

48 국소의치의 유지력이 부족한 경우

국소의치는 총의치와 달리 clasp에 의해 유지력이 발휘되므로 약간의 조정이 가능하다. 그러나 역시 황당하게도 유지력이 없거나 매우 약한 경우가 발생할 수 있다.

1. 원인

1) Surveying이 잘못 되었을 경우

자연치를 조정하거나 surveyed crown을 씌울 경우 적절한 surveying이 필요하지만 치아 삭제 과정이나 crown 제작과정에서 적절한 undercut을 얻지 못하고 진행되는 경우가 많다.

2) Surveying은 이상 없으나 실제 유지력이 발휘되지 않는 경우

대개의 survey line이 zero tilting에 기반한 데 기인한다. 구강 내에서는 zero tilting 방향으로 착탈이 일어나지 않는다. 예를 들면 우측으로 씹었는데 좌측이 들린다면 긴 fulcrum이 생겨 회전이 일어났다고 볼 수 있다. 적절한 rest, indirect retainer, ledge의 설계가 없으면 회전현상으로 clasp tip의 gauge가 '0'이 되는 경우가 드물지 않다.

2. 처치

Surveying 시 zero tilt 외에 다양한 각도를 살핀다. 그러나 실제로 surveyor를 다룰 기회가 있는 치과의사는 매우 드물기 때문에 눈으로 보기에 부적절한 유지력이 일어날 것으로 보이는 height of contour가 밋밋한 crown의 경우 clasp tip이 위치할 곳에 bur 등으로 홈(notch, dimple)을 형성하고 이곳에 clasp tip을 설계하도록 하여 인위적으로 유지력을 얻는 방법을 고려한다(그림 48-1, 48-2).

개인적으로 clasp는 길수록 좋다고 생각하며(탄력이 늘어나므로 더 적은 힘으로 undercut에 들어가 지대치에 위해한 힘이 덜 가해진다) 편측 의치(unilateral RPD)일 경우 회전 현상에 의한 유지력 저하를 피하기 위해 ledge를 즐겨 설계한다. RPI 같은 I bar는 유지력이 한번 상실되면 복구하기 어렵기 때문에 유지장치가 적을 경우 되도록 설계를 꺼리는 편이다.

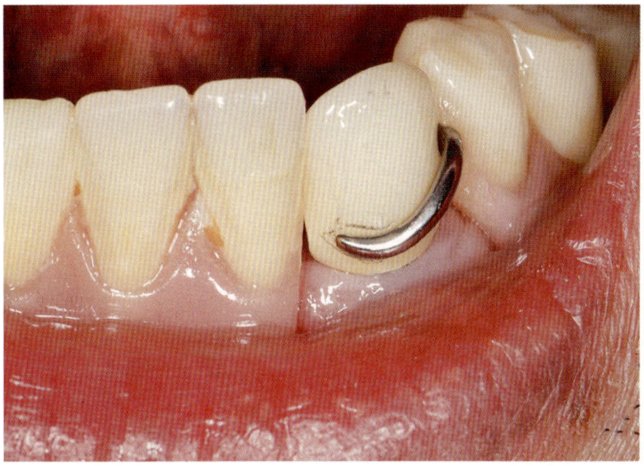

그림 48-1. 어쩔 수 없이 surveyed crown을 다시 제작하지 못하고 framework상의 clasp길이도 짧게 제작되어 있어 시간이 지나자 유지력이 떨어졌다면 dimple(notch)을 형성하여 인위적인 undercut을 만든다. Clasp tip의 위치를 지대치에 표시한다.

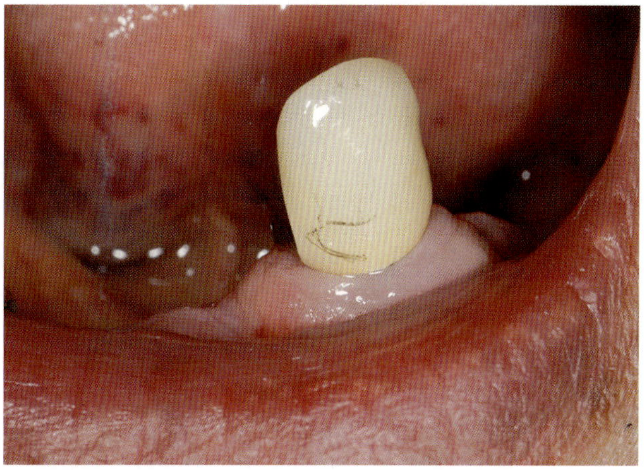

그림 48-2. Clasp tip 위치에 diamond round bur로 조심스럽게 dimple을 형성한다.

49 가철성 보철물 장착 후 치조제에 반복적인 통증이 발생하는 경우

가철성 수복물의 특성상 장착 후 연조직의 눌림, 침하 현상으로 치조골과 의치 사이에 낀 잇몸에 상처가 나는 일은 당연한 것으로 볼 수 있으며 환자 및 보호자에게 처음부터 설명하고 이해를 시켜야 할 사항이다. RPD의 경우 framework가 정밀하고 움직임이 없어야 하는 것이 당연하다. 그러나 이런 기본적인 문제가 없고 여러 번의 조정 후에도 반복적으로 잇몸에 상처가 생긴다면 전반적인 악간 관계 검사가 필요하다.

1. 원인

1) 인상채득 오류

가철성 수복물의 인상은 taking이 아닌 making이다. 특히 하악 설측 mylohyoid ridge를 bypass하는 individual tray를 만들지 못한다면 융기된 부분에 의치의 border가 걸리며 하악 설측에 반복적인 상처가 난다. 정확한 border 설정은 기본적인 사항이므로 자세히 언급하지 않겠으나 위와 반대로 과연장으로 상처가 많이 생기는 부위는 상악의 hamular notch, 하악의 retromolar pad 부위이다.

2) Knife ridge 또는 bony tubercle

상악의 정중선 봉합부와 상하악 골융기 같이 연조직이 얇고 치조골이 융기된 부위에서 많이 생긴다. 최근 발치한 부위에서는 기본적으로 생길 수밖에 없으므로 발치 시 치조골성형술은 필수이다.

3) 증가된 수직고경 (Increased vertical dimension)

악간 관계 채득 시 교합 고경이 너무 높은 경우도 과연장된 저작근이 원래 길이로 줄어들려는 힘이 계속 가해지므로 반복적인 상처가 생기게 된다.

4) 교합오류(Occlusion error), CR-CO discrepancy

환자가 class II인 경우 습관성 저작위와 중심위가 크게 차이가 나는 경우가 있다. 하악 전치만으로 오랜 시간 저작한 환자의 경우에도 하악이 전돌된 상태로 악간관계가 채득되는 일이 흔하다. 이 경우 환자는 전돌위치에서 교합이 맞는 듯이 보이나 저작 시에 편한 위치로 저작력이 전달되지 못하므로 아무리 조정해도 교합습관에 따라 상처의 위치가 돌아가면서 발생하는 괴로움을 맛보게 된다. 대개 특이한 문제가 없는 상황인데 반복적으로 상처가 난다고 호소하는 경우는 CR-CO discrepancy를 우선 생각해야 한다.

2. 처치

① 가철성 보철은 예비 인상, 기능 인상 등의 단계를 거치게 되는데 이전 단계의 오류를 그 다음 단계에서 해결하지 못하는 단점이 있다. 매 단계마다 정확한 술식을 행해야 한다.

② 교합 오류의 대부분은 악간관계 채득 시 벌어진다. 환자

가 편하게 무는 위치가 습관에 의한 위치가 아닌지 반복해서 살펴야 하고 시간 간격을 두고 침 삼킴, 술자에 의한 하악 후방 유도, 머리를 뒤로 젖힌 상태에서의 위치들 서로 비교하여 매번 반복적으로 같은 위치로 기록되는지 표시하고 살펴보아야 한다. 교합 고경의 평가 시에도 침 삼킴, 자연스러운 외모 등을 평가하여 고경이 너무 높지 않은지 살핀다.

의치 장착 후 오랜 시간 연조직 상처가 계속되는 원인은 대부분 악간관계가 잘못된 상태에서 저작하여 생기는 것이라고 보아도 무방하다.

50 가철성 보철물 장착 후 입을 못 벌리겠다, 귀가 아프다고 호소하는 경우

모두 교합고경 설정의 잘못이다. 상하악 의치 장착 후 입을 못 벌리겠다고 하고 실제로 상하악 중절치 간 거리가 짧아 숟가락도 잘못 들어갈 정도의 개구량을 보인다면 고경이 너무 높은 경우이다. 반면 귀가 아프다고 한다면 고경이 너무 낮은 경우이다(그림 50-1).

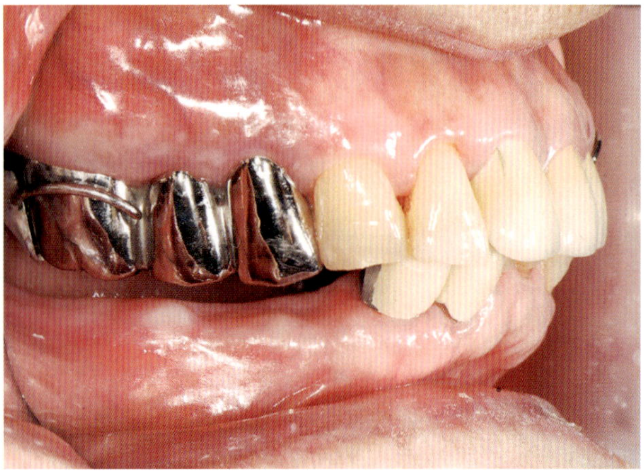

그림 50-1. 최근 개인의원에서 RPD 제작 후 갑자기 귀 부위에 통증이 생겼다고 호소하는 환자이다. 교합고경을 높이면 거짓말처럼 통증이 사라진다.

51 Chromium-Cobalt상 총의치를 장착할 때, 점막에 발적이 나타나 과민증상이 의심될 때

보철 후 부작용이 발생할 확률은 330명당 한 명이고, 이 중 27%가 치과용 주조 금속에 의한 것이라는 보고가 있다. 특히 비귀금속 합금(고정성에선 Ni-Cr, 가철성에선 Co-Cr 합금)에 의한 것이라고 알려져 있는데 Ni이 allergic reaction을 많이 유발하는 것으로 알려져 있다. 이외에도 Pd, gold, Co도 allergen으로 작용할 수 있다. 원소가 금속 부식에 의해 구강 내로 녹아 나와야 문제가 되고 산성 환경에서 더 잘 녹아나오므로 구강 내 환경도 중요하다. Ni 15%, Co 8%, Cr 8%의 순으로 allergen 확률이 높다.

환자는 구강작열감, 금속성 미각(metallic taste), electric sensation을 호소할 수 있으며 발적(redness), 종창, 통증, lichenoid reaction이 주된 반응이다. Skin test 양성이라고 해서 반드시 allergy로 확정지을 수 없으며 test 자체가 금속 민감성(sensitization)을 유발할 수 있으므로 미리 test하는 것도 추천되지 않는다. 그러나 allergy가 의심되면 skin test 확진이 필요하다.

최근 생체친화성이 높은 금속으로 알려진 titanium의 allergy가 결국 임플란트의 실패를 야기할 수 있다는 보고가 있으며 Titanium nitride-coated abutment에서 contact mucositis가 일어났다는 증례 보고도 있으므로 임플란트에서도 allergy 반응에 주의를 기울여야 한다. 결국 치과의사가 적절한 금속을 선택하는 것이 중요하다고 할 수 있겠다.

참고문헌

Javed F, Al-Hezaimi K, Almas K, Romanos GE. Is titanium sensitivity associated with allergic reactions in patients with dental implants? A systematic review. Clin Implant Dent Relat Res 2013;15:47-52.

Lim HP, Lee KM, Koh YI, Park SW. Allergic contact stomatitis caused by a titanium nitride-coated implant abutment: a clinical report. J Prosthet Dent 2012;108:209-13.

Schmalz G, Garhammer P. Biological interactions of dental cast alloys with oral tissues. Dent Mater 2002;18:396-406.

Siddiqi A, Payne AG, De Silva RK, Duncan WJ. Titanium allergy: could it affect dental implant integration? Clin Oral Implants Res 2011;22:673-80.

Wataha JC. iocompatibility of dental casting alloys: a review. J Prosthet Dent 2000;83:223-34.

52 가철성 보철물 장착 후 음식물이 안 씹힌다며 locking을 호소한다면

안 씹힌다고 호소하는 경우는 워낙 원인이 다양하며 기본적으로 교합이 불완전한 경우로 생각할 수 있지만 교합지가 긴밀하게 찍혀도 안 씹힌다고 호소하는 경우가 있다.

1. 원인

이런 환자의 대부분은 전치부에서 deep bite, 구치부에서 reverse curve of Wilson의 형태로 인공 치아가 배열된 경우이다. 환자가 측방 운동을 하여 정상적인 grinding을 해야 저작이 용이한데 이런 경우는 상악 전치부와 구치부의 협측 교두가 하악을 덮어 전, 측방운동시 의치의 불안정을 야기시킨다. 환자는 어쩔 수 없이 제한된 수직 저작 운동만 하게 되어 '갇힌 느낌'을 호소하고 실제로 저작 효율도 떨어지게 된다.

2. 처치

수직적인 저작운동 양상을 보이는 class III 환자를 제외하고는 어느 정도의 측방 운동을 허용해 주어야 저작이 편하다. 필자가 생각하는 교합 조정의 완성은 편측 총의치의 경우에도 측방운동 시 의치가 거의 흔들리지 않는 순간까지이다. 대개 치아 배열 시 기공소에서 기능교두끼리만 닿게 하고 상악 협측교두를 내리거나 하악 설측 교두를 올려 배열하는 데서 발생하는 습관적인 reverse curve of Wilson을 막아야 한다(그림 52-1).

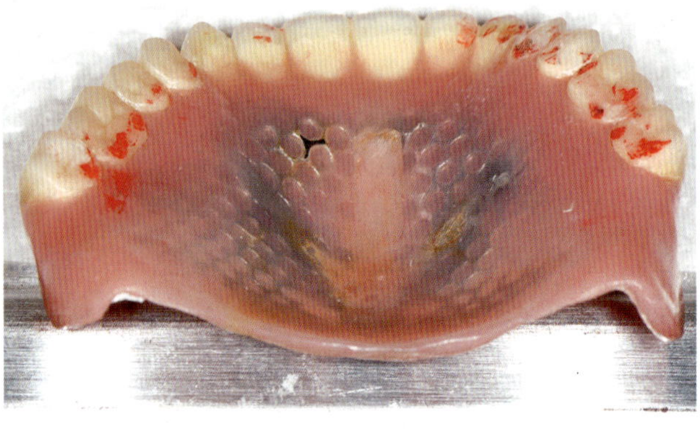

그림 52-1. 전형적인 reverse curve of Wilson 교합 형태의 총의치. 이 경우는 다행히 균형을 이루고 있지만 이 같은 교합양식을 가진 대다수의 총의치는 측방운동 시 탈락하려는 힘이 작용하므로 환자는 옆으로 갈려는 생각을 못하게 되고, 하악 운동 범위가 제한되어 교합불량과 더불어 갇힌 느낌을 호소하게 된다.

53 가철성 보철물 장착 후 발음 장애가 발생한 경우

임플란트 전치 수복 시 밝힌 원인과 유사하다. 혀 공간을 확보해 주어야 하며 치조제의 형태와 전치 위치가 발음을 좌우한다.

1. 원인

1) 구치부 중립대 확보 실패

치조제가 흡수되었다 할지라도 중립대의 위치는 확보해 주어야 하는데 치조골이 흡수된 상태에서 치아를 치조제의 중앙에 배열하는 데서 오는 오류이다.

2) 전치부 상악 rim 상태의 판단 어려움

(그림 53-1~53-6)

근본적으로 발음의 대부분은 상악 전치 부근에 닿는 혀 위치에 의해 생기게 된다. 그러나 치아 배열은 rim이 결정된 후 이루어지는데 rim은 상악 전치 길이와 상순의 지지도를 평가하는 데는 유용하지만 구개측 형태까지 세밀히 평가하기는 어려운 구조이다. Rim이 구개측으로 위치하고 길이가 길어지는 경우 중절치 상순 노출량은 적절하지만 구개측 공간이나 각도는 너무 깊어져 혀의 발음에 방해를 주는 경우가 있다. 그러나 대부분 이런 오류를 알아채기 힘들다.

2. 처치

① 임플란트의 치아배열에서도 밝혔지만 상악 구치부의 적절한 위치를 찾는 구조는 마땅한 게 없다. 자세히 살펴보면 치은선에서 구치의 설측 위치 흔적을 찾을 수 있지만 오류가 벌어진 후에 깨닫는 방법일 경우가 많다. 하악 구치의 Pound's line을 기준으로 하여 하악 rim을 조절하고 여기에 상악을 배열해야 한다.

② 전치부는 rim의 길이와 순측이 튀어 나온 정도 외에도 구개측의 깊이와 각도를 어림하여 너무 급격한 경사를 보이는 경우 전치 rim의 상대적 위치가 잘못된 경우이므로 조정을 다시 해야 한다. 즉, 구개부 공간이 부족한 것이므로 rim을 순측으로 더 내어야 하고 상대적으로 상순이 밀리며 전치 노출이 더 많아지므로 노출이 과다할 경우 rim의 길이는 조금 줄여 노출량을 보상해야 한다. 이 모든 사항의 점검은 인공치 배열 후 wax denture상에서 마지막으로 평가해 볼 수 있다.

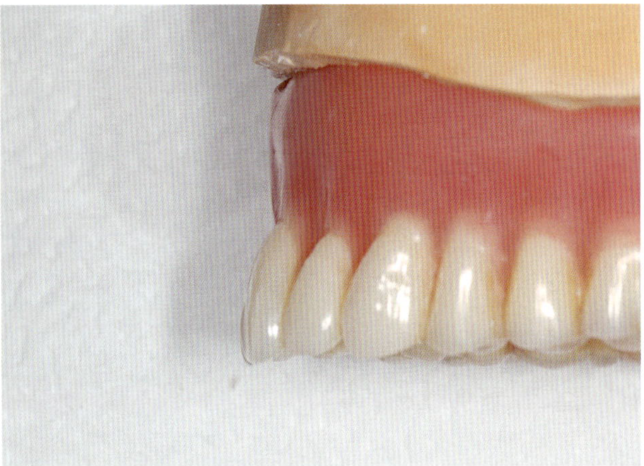

그림 53-1. 상악 총의치 완성 후 발음 장애를 호소하였다.

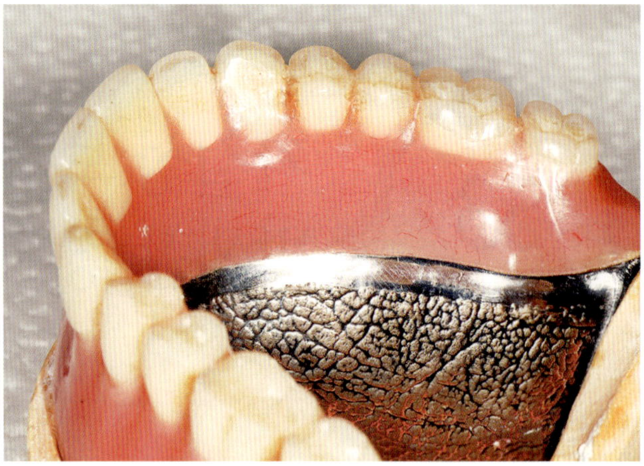

그림 53-2. 구개측에서 보면 구개가 깊고 전치는 굉장히 steep한 각도를 보이며 배열되어 있다. 납의치 시적 시에도 이런 구조까지 발견하기는 어렵다.

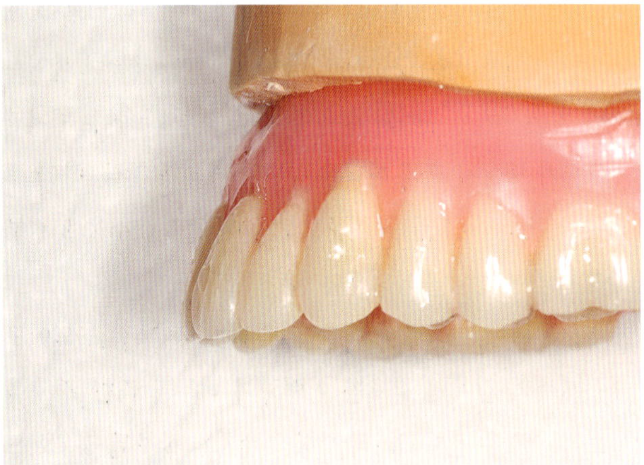

그림 53-3. 새로 배열한 치아. 처음 완성된 의치와 차이를 보인다.

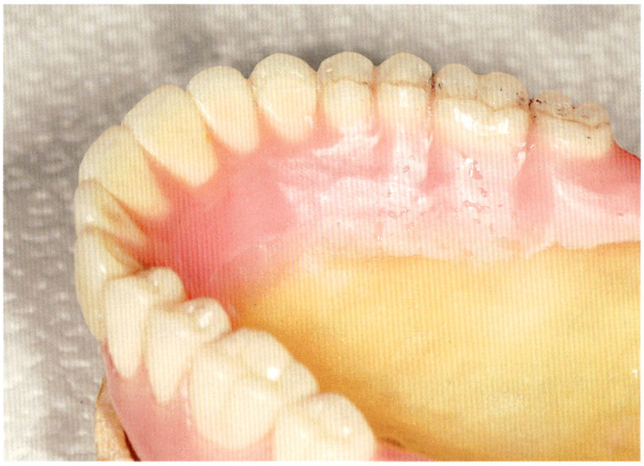

그림 53-4. 새로 배열한 치아의 구개부 각도. 처음 완성된 의치와 차이를 보인다.

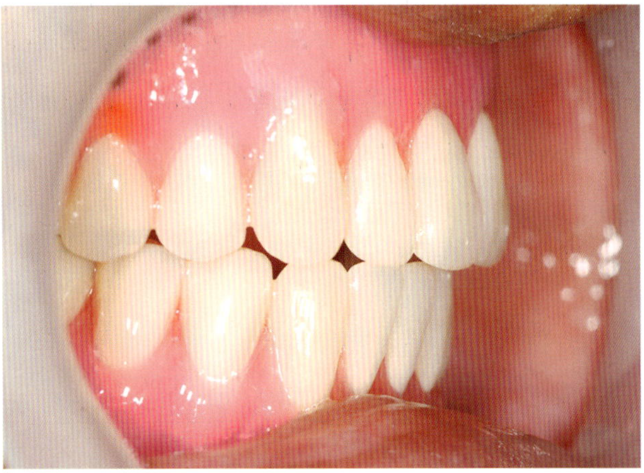

그림 53-5. 하악 전치에서도 잔존치조제 상에 치아를 배열하기 쉽고 이로 인해 혀 공간이 방해받는 경우가 많다.

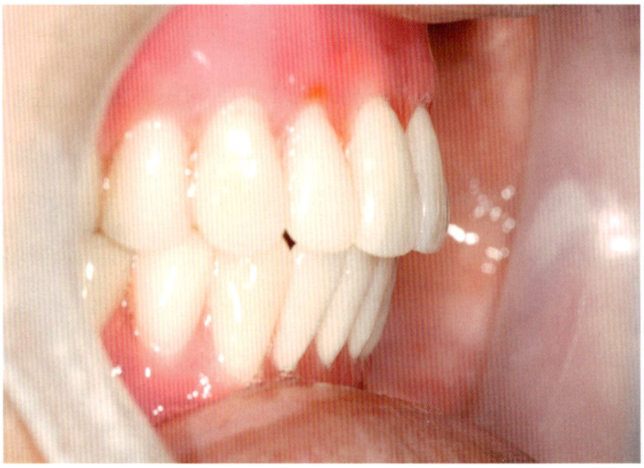

그림 53-6. 그러나 하악 전치부의 치조제 흡수 방향을 생각할 때 치아의 위치는 대개 더 순측에 위치해야 한다. 혀를 위한 공간을 확보하게 된다.

54 가철성 보철물 장착 후 인공치가 파절되거나 탈락된 환자가 중요한 사회 활동으로 인해 당일 수리가 필요한 경우

임플란트 피개의치의 경우 도치 탈락은 매우 흔한 합병증이다. 교합력이 증가하기 때문이다. 의치 재료는 임플란트 보철에 저항할 수 있는 강도가 안 된다는 것을 여러 번 느끼고 있다. 가철성 의치에서도 간혹 인공치 탈락을 볼 수 있다.

1. 원인

1) 기공 오류

인공치는 강화 컴포지트(reinforced composite)로 이루어져 있다. 인공치는 wax rim에 배열된 후 wax를 씻어 내는 과정을 거치기 때문에, wax를 씻어 내는 과정에서 base와 연결되는 인공치부분에 얇은 막이 남아 있기 쉽다. 간혹 대합치 공간이 부족한 곳에 인공치를 억지로 배열하다 치아가 얇아져 강도가 떨어지는 경우도 있다.

2) 교합조정 오류

전치의 반복탈락은 대개 교합조정 오류 때문이다. 너무 수직피개가 깊게 배열되면 전방운동 시 수평력을 크게 받으므로 탈락하기 쉽다.

2. 처치

① 얇은 wax 막이 base와 인공치의 화학적 결합을 방해할 수 있으므로 세심한 수세가 필요하고 보조적으로 인공치 하부에 둥근 구멍을 뚫어 기계적인 유지력을 얻는다. 가능한 치아는 원형 그대로의 디멘젼을 유지하여 자체 강도가 떨어지는 일이 없도록 한다.

② 가철성 보철의 전방유도를 담당하는 힘은 한계가 있다고 보아야 한다. 가능한 전치 유도각을 작게 배열하는 것이 좋다.

탈락된 치아의 경우 즉시 수리가 가능하다. 기본적으로 치아의 결합부위를 bur 등으로 거칠게 한 후 유지 구멍을 뚫고 자가 중합 pink resin으로 base에 연결하고 경화시킨다. 수분 내에 수리는 마무리된다. 이를 위해 전치부 도치들은 여분으로 몇 set 구비하고 있는 것이 좋다.

55 국소의치 지대치의 이상으로 지대치 사용에 문제가 생길 경우

지대치에 문제가 생길 경우 치료 후 surveyed crown과 RPD를 재제작하는 경우가 일반적이나 어쩔 수 없는 경우 RPD를 그대로 사용할 수 있도록 편법을 쓰게 된다.

1. 원인

1) Cement wash-out

1개 이상의 retainer를 사용한 경우 cement wash-out이 잘 일어난다. Surveyed crown은 건전하지만 지대치 우식으로 치질 손상이 심한 경우가 많다.

2) 2차 우식

치경부에 식편 저류가 일어나 썩거나 교모에 의해 crown이 천공되어 우식이 일어나는 경우가 흔하다. Surveyed crown을 뜯어내서 치료해야 하는 경우가 많다.

3) 치수염

2. 처치

Surveyed crown을 RPD에 맞춰 다시 제작하는 경우와 surveyed crown과 RPD는 문제가 없어 surveyed crown을 다시 사용하도록 crown에 맞춰 post/core를 제작하는 경우가 있다. 모두 retrofit technique이 기본이다.

1) Surveyed crown을 RPD에 맞춰 다시 제작하는 경우(그림 55-1~55-4)

통법에 의해 지대치 인상을 채득한다. 모형에서 die trimming 후 패턴레진으로 bonnet을 만든다. 패턴 레진 bonnet을 지대치에 적합시킨 후 RPD 안착에 방해가 없도록 framework와의 공간이 충분한지 살핀다. 적당량의 패턴레진을 bonnet에 얹은 후 RPD를 적합시켜 rest, indirect retainer, clasp를 인기해 낸다. 완전히 경화되기 전 패턴레진이 RPD와 분리되는지 확인해야 한다. 경화 후 wax up 보강 작업을 통해 crown을 마무리한다.

Bonnet의 지대치 적합 상태에서 RPD 안착 후 pick up 인상을 떠서 모형에서 wax up으로 제작하는 방법도 있다. 요즘에는 CAD-CAM을 응용하여 surveyed crown을 뜯

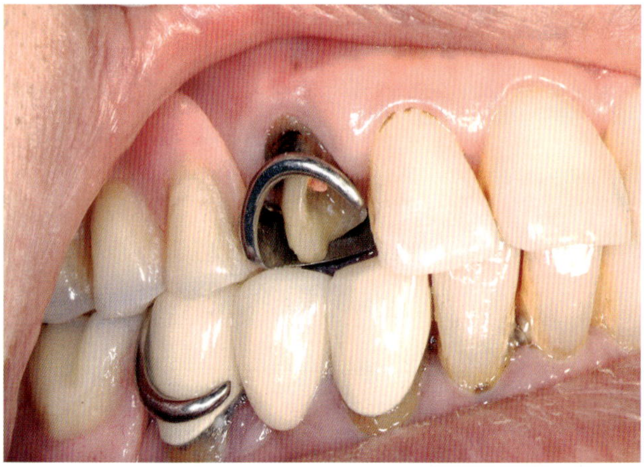

그림 55-1. 견치의 치근단 병소 발생으로 surveyed crown을 제거하고 근관치료를 마친 상태.

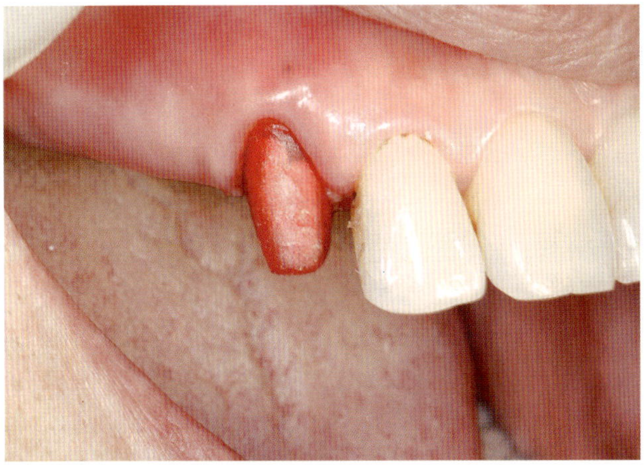

그림 55-2. Post/core 형성 및 지대치 삭제를 마치고 인상을 채득한다. 모형에서 제작한 패턴레진 bonnet을 지대치에 장착한다.

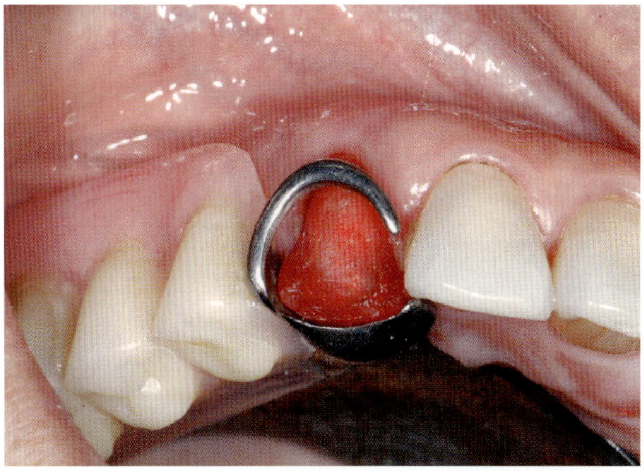

그림 55-3. 이 상태에서 old RPD를 구강에 넣고 안착에 방해되지 않도록 bonnet을 조정한다. 그 후 확보된 공간에 RPD framework의 rest에 맞게 설측에 패턴레진을 첨가하며 bonnet에 rest seat을 형성한다.

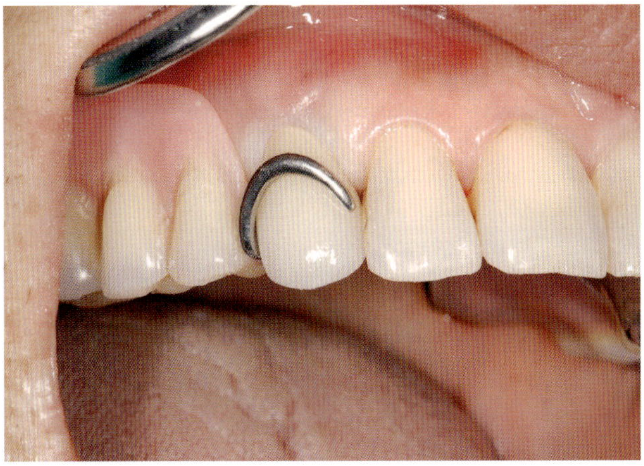

그림 55-4. Pick-up 인상으로 RPD clasp 부위를 모형으로 옮긴 후 bonnet을 casting하고, clasp에 맞춰 surveyed crown의 순측 veneering을 완성한다. 완성된 retrofit crown의 접착 모습.

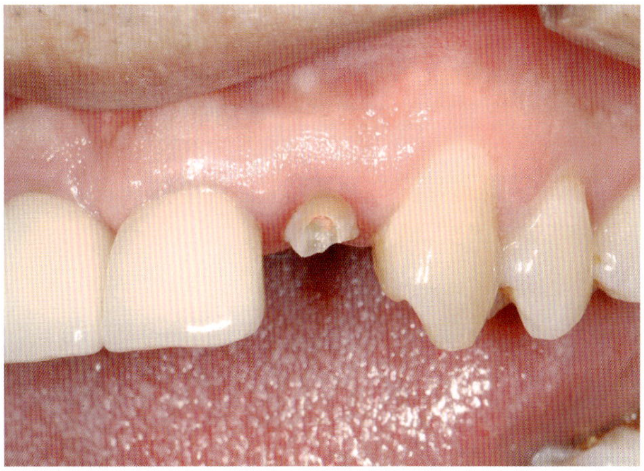

그림 55-5. 레진 core와 얇은 치질로 지대치의 파절이 일어났다.

어내기 전 scan하고 뜯어낸 후의 지대치 scan과 중첩하여 crown을 제작하는 방법을 쓰기도 한다.

2) Post/core를 surveyed crown에 맞춰 다시 제작하는 경우(그림 55-5~55-8)

충분한 ferrule의 확보가 중요하다. Ferrule이 확보되면 post/core 자체의 수명이 늘어나는 것과 동시에 교합변화가 거의 없게 crown을 제 위치에 안착시키는 데 도움이 된다.

일반적인 canal preparation 과정을 거치고 간접법 제작용 플라스틱 포스트패턴을 canal에 끼우고 crown이 치근에 안착되는 것을 방해하지 않을 정도로 치관부 길이를 잘라낸다. 패턴레진으로 포스트패턴을 이장한 후 canal에 안착시키고 치관부에도 소량을 쌓아 경화시킨다. 포스트를 빼내 탈착이 가능한 것을 확인한 후 재위치시킨다. Crown 내면에 분리재(vaseline)를 바르고 패턴레진을 적정량 넣은 후 포스트 위에 crown을 안착시켜 경화시킨다. 경화하는 동안 환자에게 입을 다물도록 하여 교합변화가 일어나지 않도록 주의 한다. Crown은 분리재에 의해 포스트코어 패턴에서 분리된다. 완성된 포스트코어 패턴은 주조하여 치근에 접착한다. 내면 조정 과정을 거쳐 crown을 접착하여 마무리한다.

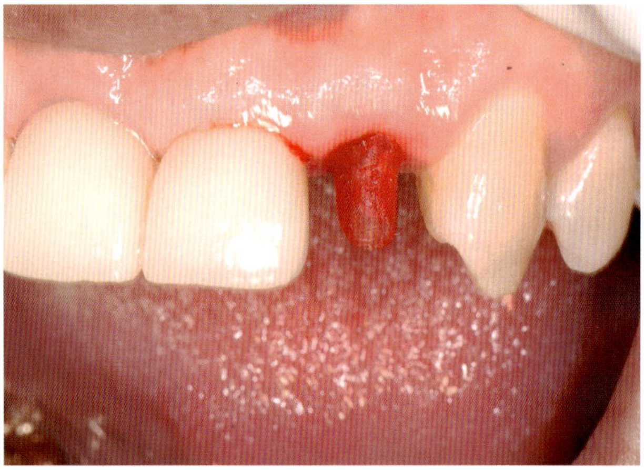

그림 55-6. Post/core를 위한 canal을 형성하고 plastic post에 패턴레진을 이장한다. 이 상태에서 탈락된 crown이 재위치될 수 있게 최소한의 core만 쌓는다. 분리된 zirconia crown 내면에 분리재를 바르고 pattern resin을 내면에 채워 교합에 맞춰 crown을 치근에 재위치 시키고 패턴레진 post/core가 crown과 치근 내에서 경화되기를 기다린다. 경화된 pattern resin은 주조할 수 있는 post/core 형태로 치근에서 분리된다.

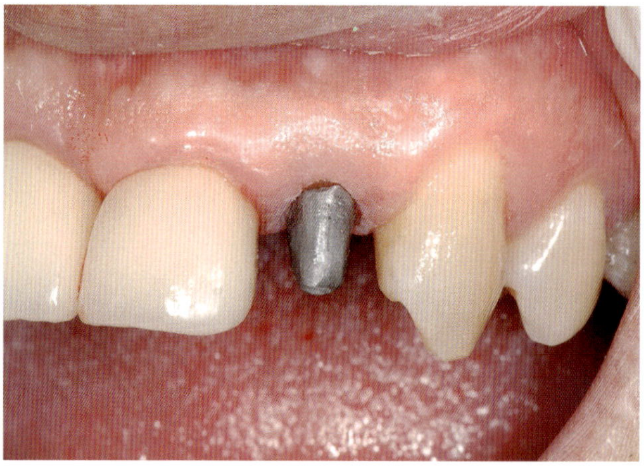

그림 55-7. 주조된 post/core를 접착한 모습.

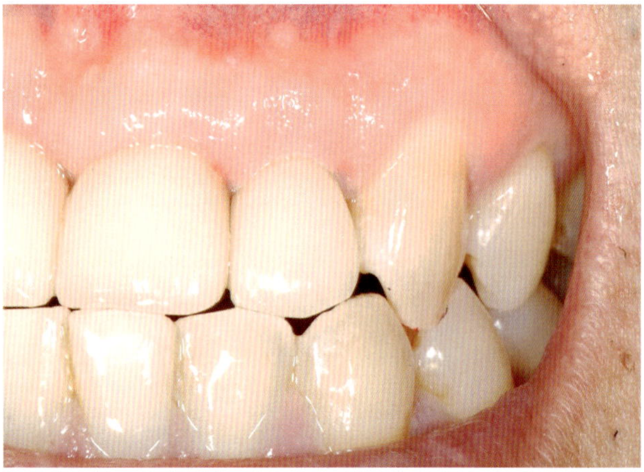

그림 55-8. 탈락한 crown 내면의 fit을 조정하여 교합과 변연이 들뜨지 않게 주의하여 crown을 접착한다.

56 포스트에 문제가 생긴 지대치

포스트가 탈락하거나 부러진 경우에도 아주 드물지만 지대치를 살리는 것이 가능할 수도 있다.

1. 원인

① 교합 집중
② Ferrule의 부족
③ 2차 우식
④ 포스트 디멘젼 오류와 적합도 불량

2. 처치

① 탈락의 경우 2차 우식이 없고 치근 균열이 없다면 재접착이 가능하다. 치근 내면을 file로 긁어 깨끗한 표면이 드러나게 한 후 프라이밍 과정을 거쳐 레진 접착한다.

② 포스트가 파절되어 제거해야 한다면 제일 먼저 판단할 것은 파절된 입구 근처를 파내어 유지력을 얻을 부분을 확보할 수 있고 그렇게 할 경우 잔존치질이 충분한지이다. 재치료가 가능하다고 판단될 경우 입구를 가는 bur로 파내어 파지부가 확보되면 초음파 tip으로 진동을 주어 시멘트를 느슨하게 한 후 포스트 제거용 kit을 활용하든지 gripper 등의 기구로 부러진 포스트를 빼내면 된다(그림 56-1, 56-2). 실패 확률이 크므로 환자에게 미리 고지해야 하며 포스트 전체를 갈아 내는 것은 처음부터 고려하지 않는 것이 좋다.

교합집중이 큰 상악 전치부와 상하악 소구치부는 주기적인 교합조정이 필요하고 그보다 먼저 ferrule이 확보된 엄격한 지대치 선정 기준을 따라야 한다.

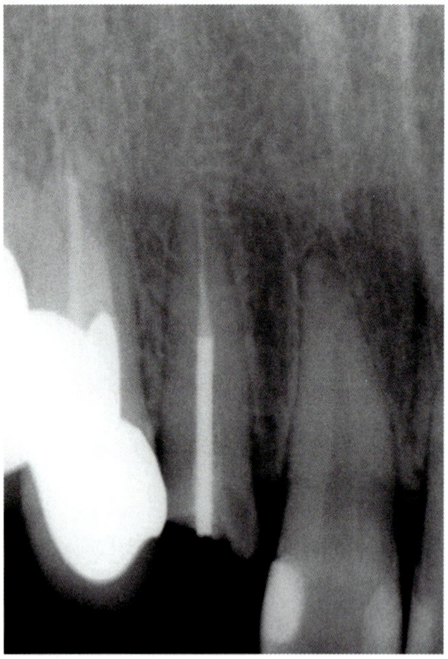

그림 56-1. 상악 측절치의 direct post가 파절되었다. 길이가 길지만 치은 연상으로 접근이 비교적 쉽고 방사선사진상에서 치관부에 약간의 cement space를 확인할 수 있어 제거 가능성이 높다.

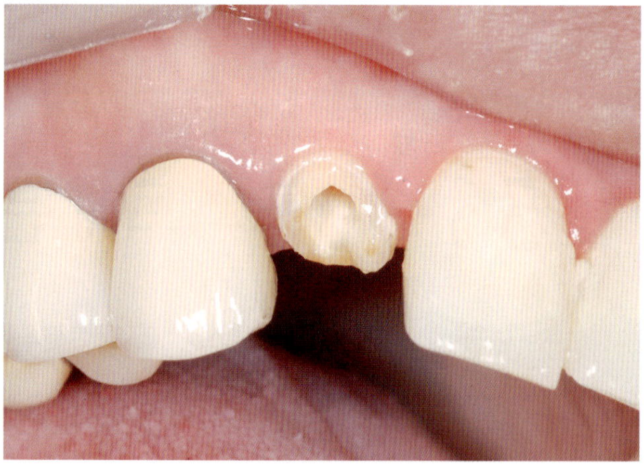

그림 56-2. 가는 diamond bur로 입구를 넓혀 부러진 post의 파지부를 확보하고 scaler tip으로 진동을 가한 다음 post를 조심스럽게 돌려 제거에 성공하였다.

57 Maryland bridge에서 반복적으로 양쪽 또는 한쪽 retainer가 떨어지는 경우

1. 원인

1) Retainer 설계 오류(그림 57-1, 57-2)

지대치 삭제를 할 때 proximal groove의 역할이 절대적이다. Path에 맞게 2개 이상의 긴 groove 형성이 어려울 경우 Maryland bridge 설계를 포기해야 한다.

2) 지대치 동요도(그림 57-3~57-5)

서로 다른 동요도를 가지는 지대치를 retainer로 선정하면 동요도가 상대적으로 더 작은 치아-retainer 계면에서 접착제가 떨어진다. 또 강화의 목적으로 지대치 수를 늘릴수록 retainer가 탈락할 확률도 커진다.

3) 산부식과 bonding이 안 되는 재료 (그림 57-6, 57-7)

금과 일부 세라믹(지르코니아, 인세람)에서는 bonding 과정이 불가능하다. 구성 성분상 산부식이 안 되는 재료이기 때문이다. 강도가 상대적으로 약한 것도 Maryland bridge에 적합하지 못한 이유가 된다.

2. 처치

① 1회 탈락 Maryland bridge의 경우 지대치 동요도, 설계의 잘못이 없다면 표면처리 후 재접착한 후 교합조정한다. 그러나 재탈락할 확률은 상대적으로 높아진다.

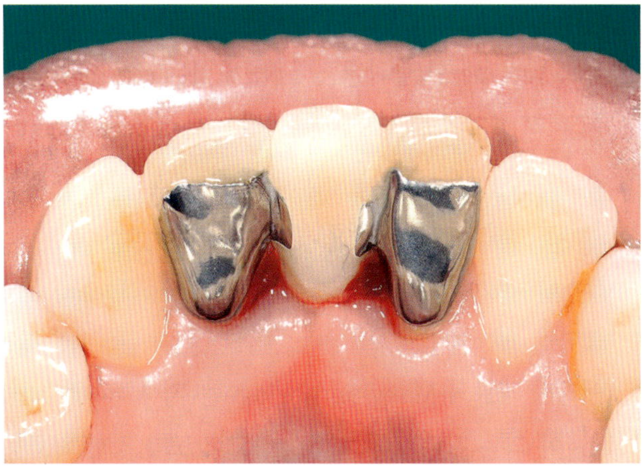

그림 57-1. #32 retainer가 탈락된 3-unit Maryland bridge.

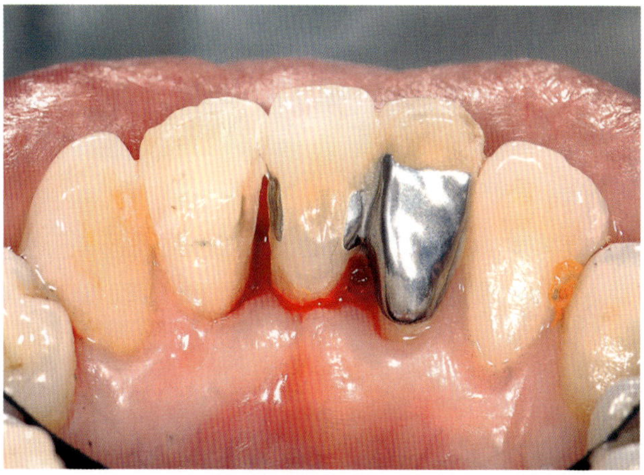

그림 57-2. 제거 후 살펴보면 지대치에 proximal groove가 형성되어 있지 않다. Maryland bridge에서 proximal groove의 역할은 절대적이다.

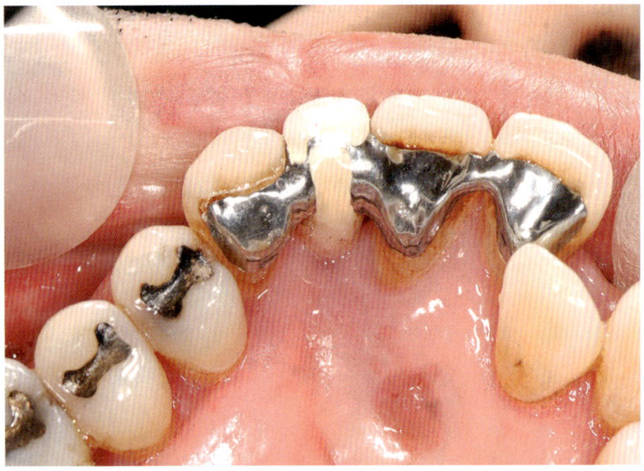

그림 57-3. 견치와 중절치를 모두 지대치로 사용한 4-unit Maryland bridge. 교합력 방향 차이로 #13의 retainer 탈락이 관찰된다.

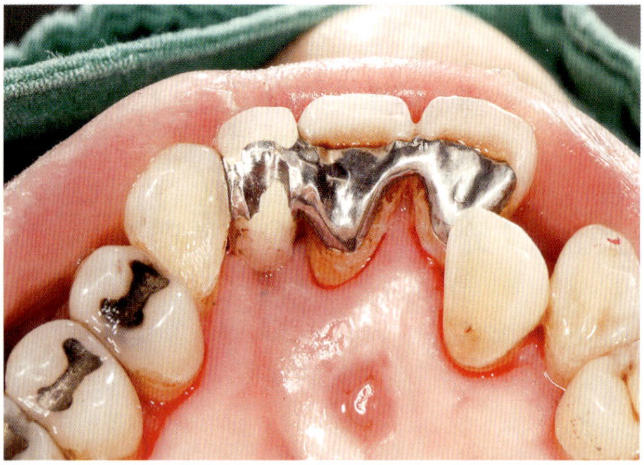

그림 57-4. 법랑질을 보존하는 Maryland bridge 특성상 견치의 2차 우식이 없는 점이 다행스럽다. 역시 지대치에 proximal groove가 형성되어 있지 않다.

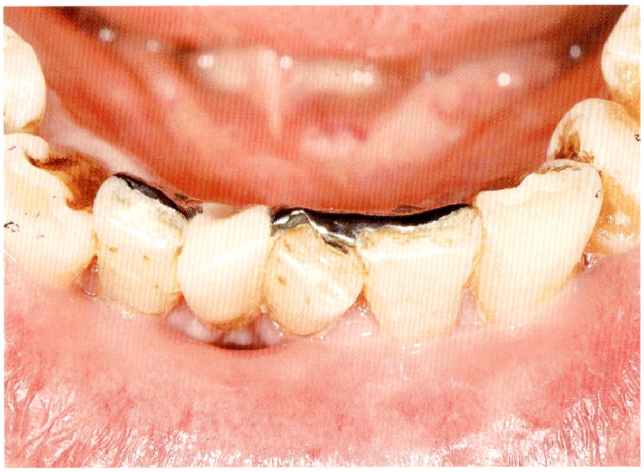

그림 57-5. 지대치 동요도가 다른 치아들을 보강효과를 기대하고 묶어봐야 소용 없다. 수명 연장 측면에서 보면 unit 수가 늘어나는 것이 결코 미덕이 되지 않는다.

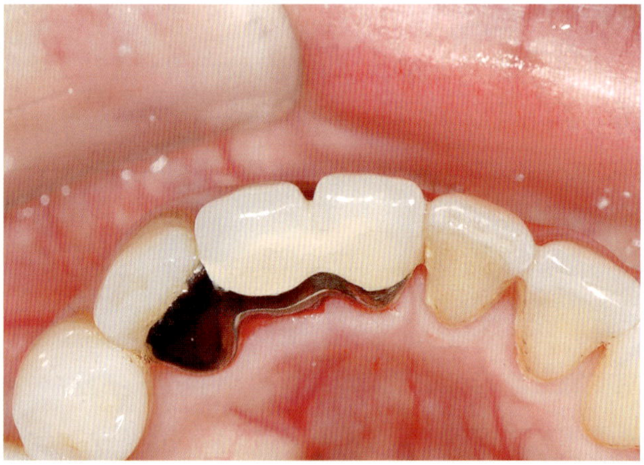

그림 57-6. 금으로 retainer를 제작한 hybrid type의 3-unit bridge. Retainer가 탈락된 상태. 어떤 의도인지는 모르겠으나 이런 식의 디자인은 근거가 없다.

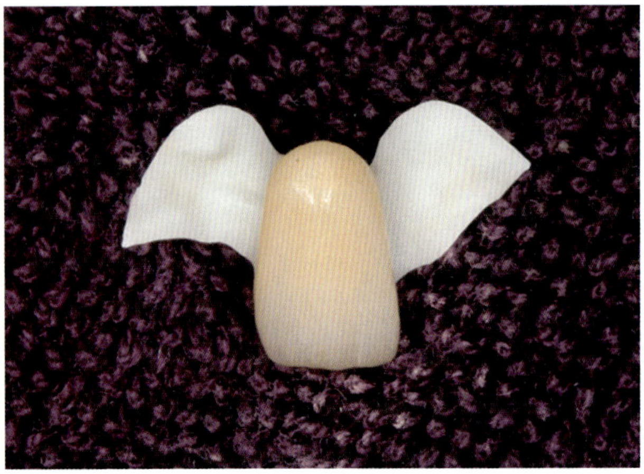

그림 57-7. 3-unit zirconia Maryland bridge. Zirconia 재료의 특성상 산부식이 안 되고 CAD-CAM제작 특성상 선명한 groove도 제작될 수 없어 조기 탈락된 상태이다(Courtesy of Dr. 한영, 청아치과병원).

② 한쪽 retainer만 탈락된 경우 붙어 있는 retainer를 떼어 내려 하지 말고 탈락된 부위의 retainer connector를 갈아 내어 2-unit Maryland bridge로 전환한다.

③ 동요도가 다른 지대치의 경우 처음부터 2-unit Maryland bridge로 설계한다. 성공률은 매우 높다고 알려져 있다.

④ 세라믹 재료의 Maryland bridge는 지대치와 bonding이 되는 재료는 강도가 약하고 강도가 강한 재료는 bonding에 불리하므로 섣불리 시행하지 않는 게 좋다.

참고문헌

Botelho MG, Leung KC, Ng H, Chan K. Retrospective clinical evaluation of two-unit cantilevered resin-bonded fixed partial dentures. J Am Dent Assoc 2006;137:783-8.

이양진, 조리라, 박찬진. 2-unit cantilever 레진접착성 가공의치(resin-bonded fixed partial denture) 임상의 한계. 대한치과보철학회지 2003;41:81-8.

제 2 부

다양한 합병증 임상증례

1 심한 이갈이로 인한 임플란트 주변 골소실 진행

2010년 5월 3일 29세 여자 환자의 하악 좌측 제1대구치 부위에 골이식을 동반한 임플란트(ASTRA 4D/9L) 식립술이 시행되었다. 주변 결손부에는 동종골 ICB를 이식한 후 collagen membrane(OSSIX plus)을 피개하고 창상을 봉합하였다(증 1-1, 1-2). 술후 창상치유는 양호하였으며 2010년 8월 24일 이차수술을 시행하고 2010년 10월 22일 상부 보철물이 장착되었다(증 1-3, 1-4). 환자는 야간 이갈이가 심한 상태였기 때문에 Omnivac으로 night guard를 제작하여 장착해 주고 6개월 간격으로 유지관리를 시행하였다. 2012년 10월 4일 내원 시 night guard에 구멍이 난 상태였으며 레진으로 장치를 보강해 주었다. 2013년 3월 4일 내원 시 임플란트 주변 골소실이 진행되는 양상을 보였고 night guard는 파절된 상태였다(증 1-5~1-8). 인상을 채득하여 두꺼운 레진으로 night guard를 다시 제작하였으며 2013년 3월 11일 임플란트 주위 소파술을 시행하고 chlorhexidine으로 세정한 후 minocline ointment를 주입하고 새로 제작한 night guard를 장착해 주었다(증 1-9).

Comment

야간 이갈이는 치아, 임플란트 및 턱관절에 손상을 줄 수 있는 구강 악습관의 일종이다. 원인이 확실하지 않지만 심리적 요인이 많이 관여하는 것으로 생각된다. 이 환자는 장치가 파손될 정도의 심한 이갈이가 존재하였으며 처음부터 레진으로 두꺼운 장치를 만들어 주는 것이 옳았다고 생각된다. 임플란트주위염의 주 원인은 이갈이로 인한 과부하로 생각되며 지속적인 유지관리 및 관찰이 필요하고 이갈이가 잘 조절되지 않을 경우 교근과 측두근 부위에 botulinum toxin 주사를 고려하고 있다.

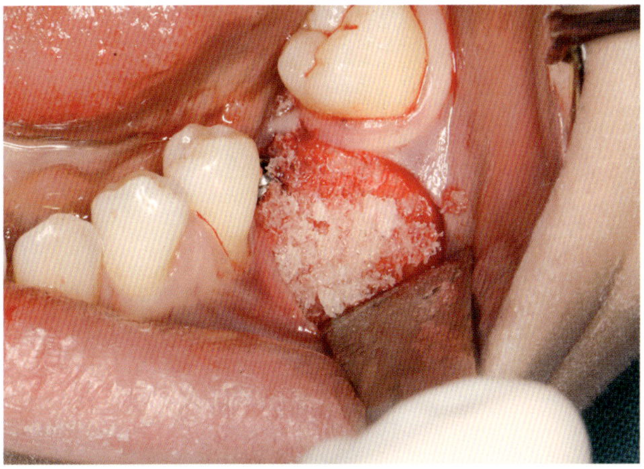

증 1-1. 임플란트 식립 후 주변 결손부에 ICB를 이식한 모습.

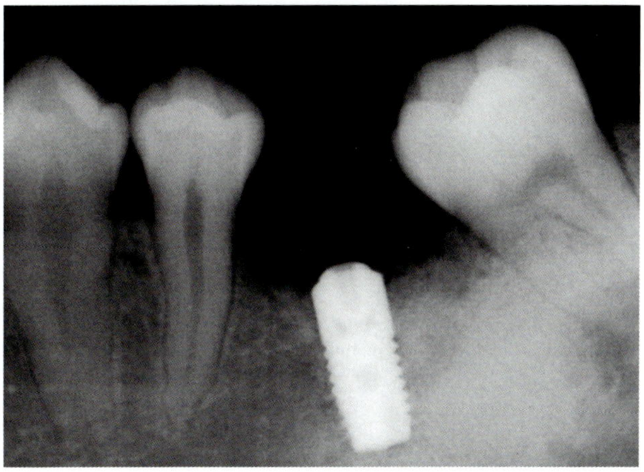

증 1-2. 임플란트 식립 10일 후 치근단 방사선사진.

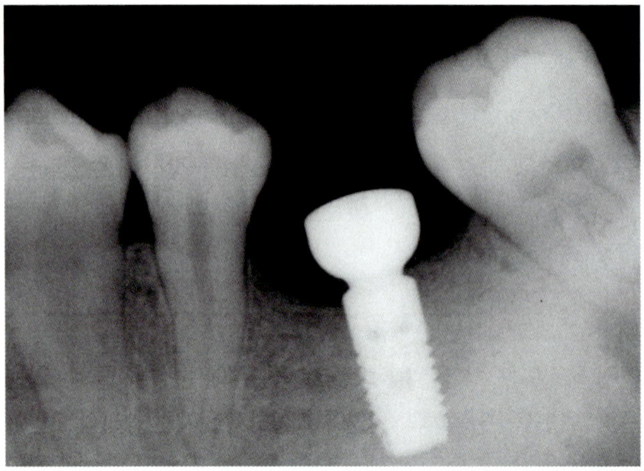

증 1-3. 임플란트 이차수술 후 치근단 방사선사진.

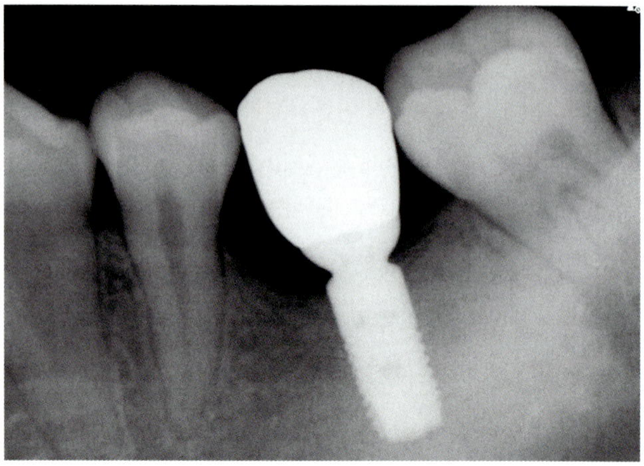

증 1-4. 최종 보철물 장착 6개월 후 치근단 방사선사진. 임플란트 주변 변연골이 안정적으로 유지되고 있다.

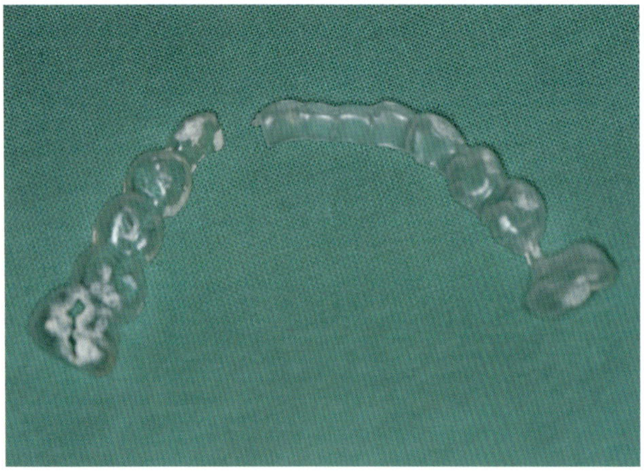

증 1-5. Omnivac night guard가 파절된 모습.

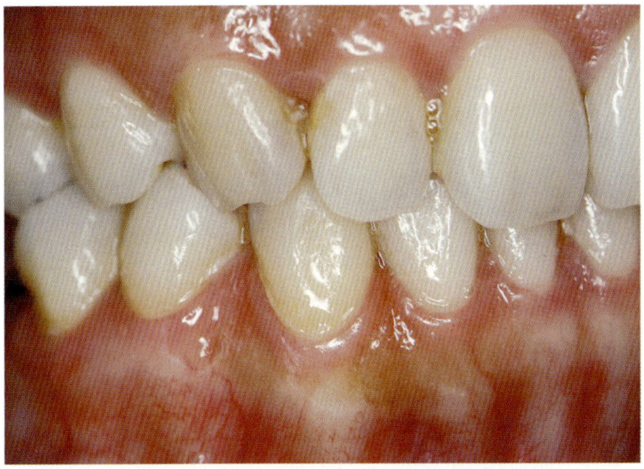

증 1-6. 상악 우측 견치의 심한 교모 소견이 관찰된다.

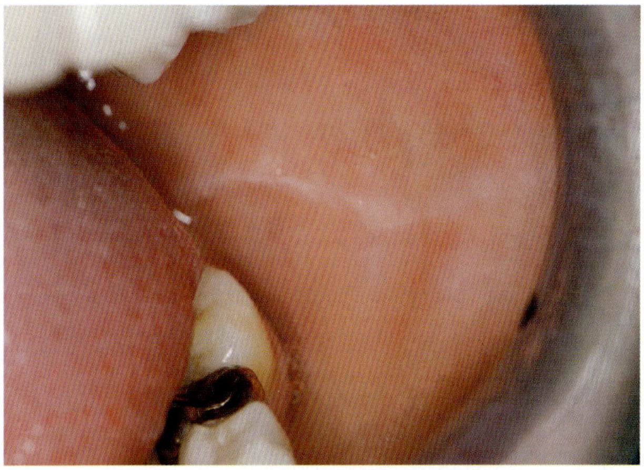

증 1-7. 좌측 협점막에 백선이 관찰된다.

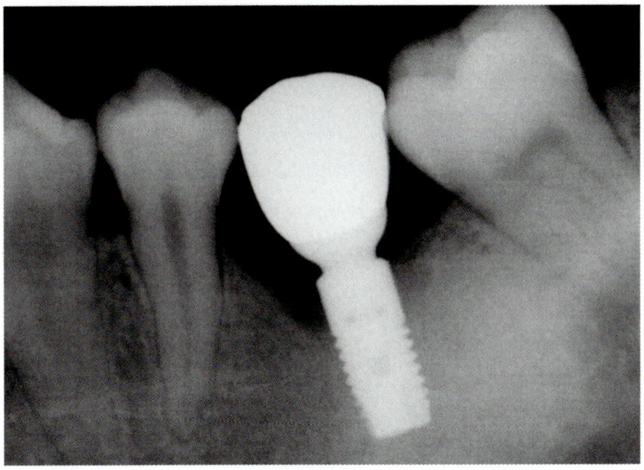

증 1-8. 치근단 방사선사진에서 임플란트 주변 변연골 흡수가 진행된 소견이 관찰된다.

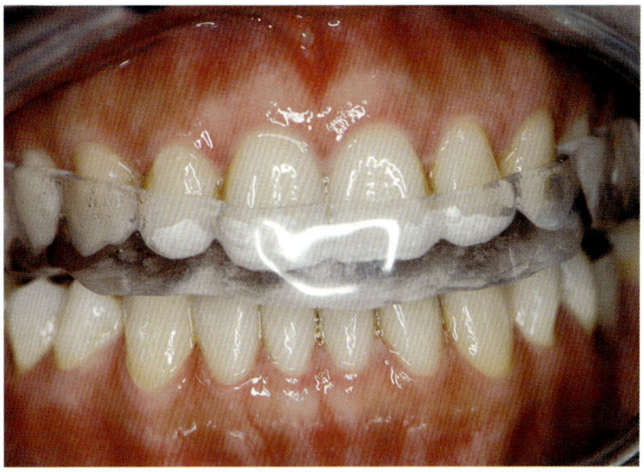

증 1-9. 레진으로 제작한 두꺼운 night guard를 장착한 모습.

2 골이식 치유 부전으로 인한 임플란트 위치 변화

2012년 6월 14일 64세 남자 환자가 보철물의 위치 변화를 주소로 내원하였다. 7년 전 타병원에서 하악 좌측 낭종성 병소로 인해 치아들을 발치하였고 골이식 후 임플란트 치료를 받았다. 초진 시 #35, 37 부위에 임플란트가 식립되어 있으며 상부 보철물이 협측으로 기울어져 있고 #34, 35 사이 공간이 넓게 존재하였다. CT 사진에서는 낭종성 결손부로 추정되는 부위에 골이식이 시행된 흔적이 있었고 내부 골형성은 미흡한 양상을 보였다(증 2-1~2-5). 2012년 8월 14일 상부 보철물 철거를 시도하던 중 #35 임플란트는 골유착이 파괴되어 고정체와 함께 제거되었다. 절개하여 피판을 거상한 결과 이전 골이식재로 추정되는 괴사된 조직들이 다량 존재하였으며 모두 제거하였다. 큰 결손부가 형성되어 동종골(ExFuse + PediStick)과 이종골(EndoBone)을 혼합하여 이식하고 흡수성 콜라겐막(BioArm)을 피개한 후 창상을 봉합하였다(증 2-6~2-10). 골이식 5개월 후 CT를 촬영한 결과 변연부에서는 골형성이 진행되고 있지만 중앙에서는 아직 덜 형성된 것으로 관찰되었다(증 2-11). 골이식재의 치유가 미흡한 것으로 판단하고 치유기간을 더 연장

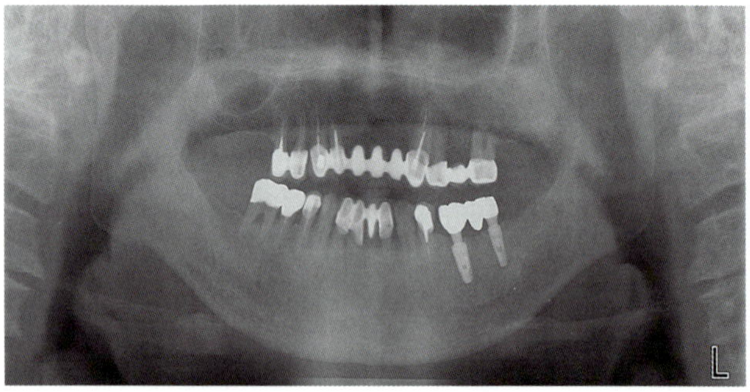

증 2-2. 초진 시 파노라마 방사선사진.

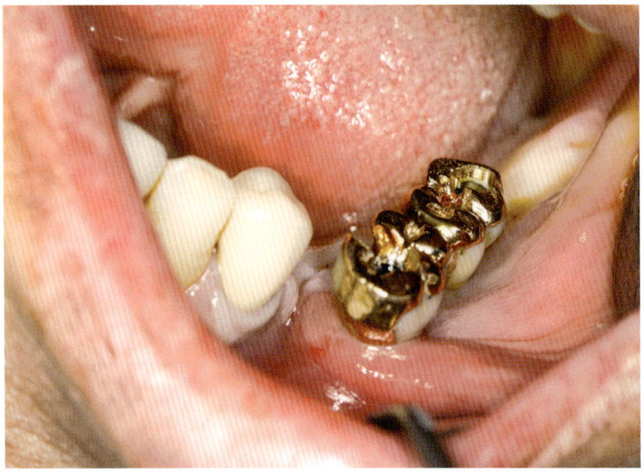

증 2-1. 상부 보철물이 협측으로 회전 이동하면서 #34~35 사이에 큰 공간이 형성된 것을 볼 수 있다.

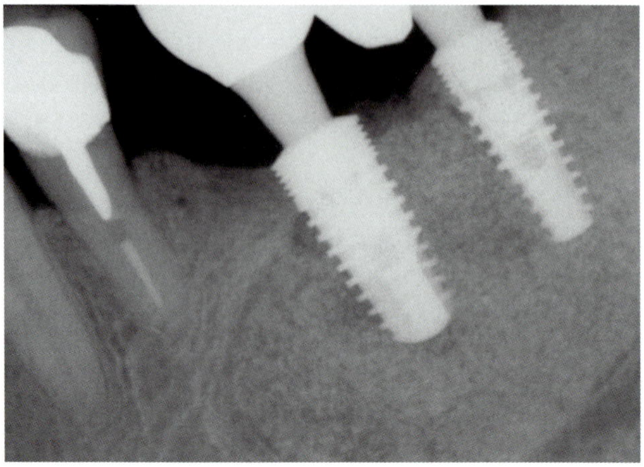

증 2-3. 초진 시 치근단 방사선사진. #35, 37 임플란트 주위에 골이식이 시행되었고 임플란트는 안정적인 듯이 보인다.

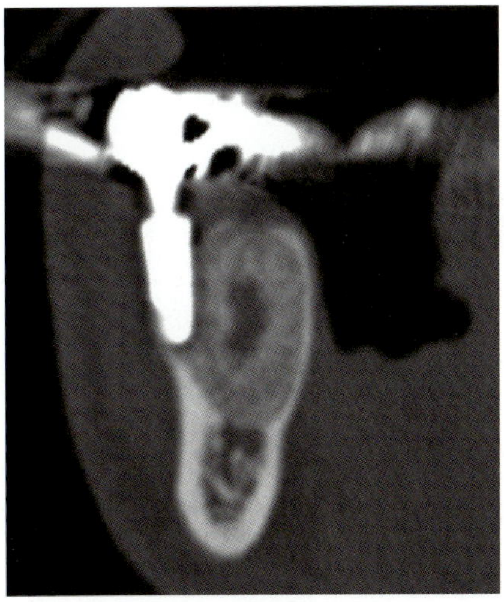

증 2-4. 초진 시 CT 사진. #35 임플란트가 협측으로 변위된 것을 볼 수 있다.

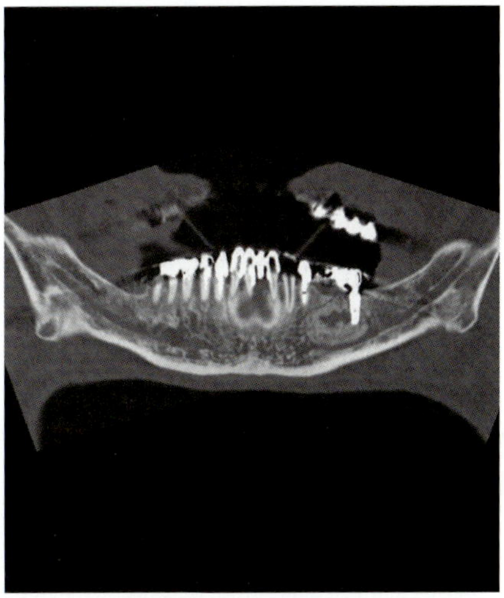

증 2-5. 초진 시 CT 사진. 골이식재 중앙 부위에 방사선 투과상이 존재하고 있다.

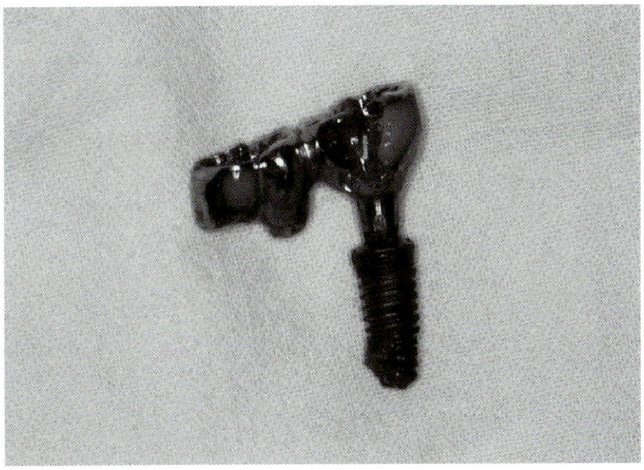

증 2-6. 상부 보철물을 제거한 모습. #35 임플란트 고정체가 함께 제거되었다.

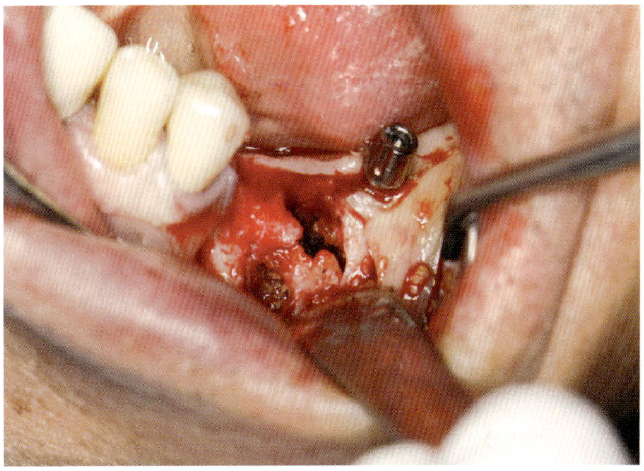

증 2-7. 피판을 거상한 모습. 이전 골이식재들이 괴사된 상태로 존재하고 있었다.

하였다. 2013년 7월 11일 #35 부위에 임플란트(Osstem TS III SA 4.5D/10L)를 일회법으로 식립하였으며 오스텔멘토로 측정한 초기 안정도는 80 ISQ를 보였고 골이식 부위의 골질은 D2 정도로 매우 단단하였다(증 2-12, 2-13). 2013년 11월 12일 기존에 식립되었던 #37 임플란트와 연결하는 3-unit bridge를 장착해 주었고 현재까지 정상적인 기능을 유지하고 있다(증 2-14~2-17).

Comment

임플란트 보철물이 비정상적으로 위치가 변한 증례이다. 이전 골이식재의 치유가 불량하였으며 결국 #35 임플란트 골유착이 실패하였고 #37 임플란트를 기준으로 상부 보철물이 협측으로 회전 이동하였던 것으로 생각된다. 골결손부가 큰 경우에는 자가골이식이 우선적으로 고려되어야 한다. 다른 골대체재료만을 단독으로 이식한 경우에는 충분한 치유기간을 부여해야 한다. 필자는 실패 임플란트와 괴사된 골조직들을 제거한 후 발생한 큰 결손부에 동종골과 이종골을 이식하였다. 역시 치유기간이 상당히 지연되었으며 11개월의 치유기간을 부여한 후 임플란트를 성공적으로 식립할 수 있었다.

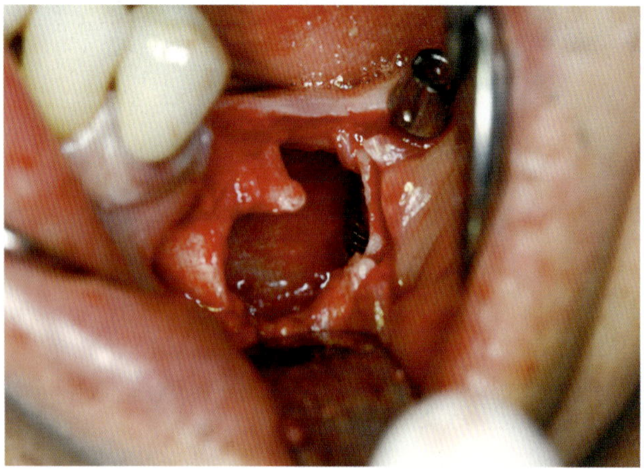

증 2-8. 괴사된 골조직을 제거한 모습.

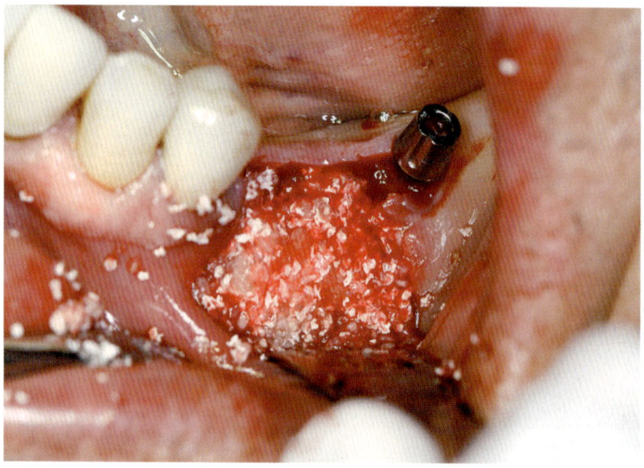

증 2-9. 동종골과 이종골을 혼합하여 이식한 모습.

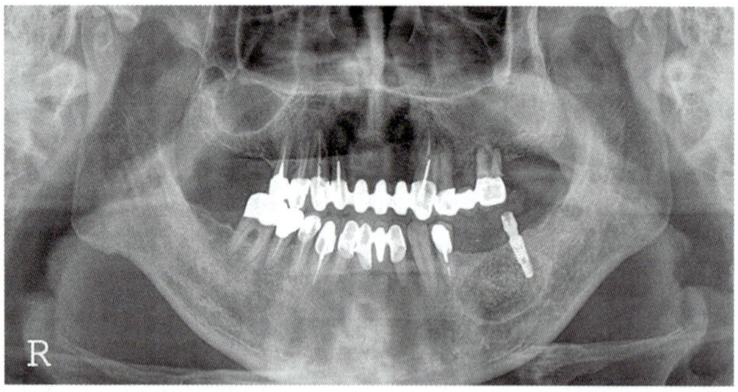

증 2-10. 술후 파노라마 방사선사진.

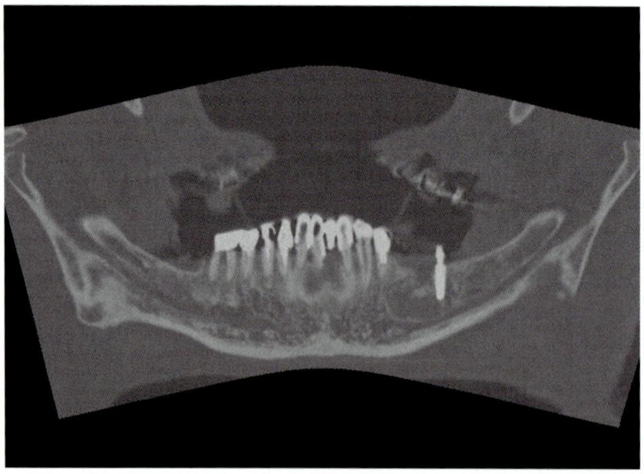

증 2-11. 골이식 5개월 후 CT 사진. 골형성이 아직 미흡한 상태이다.

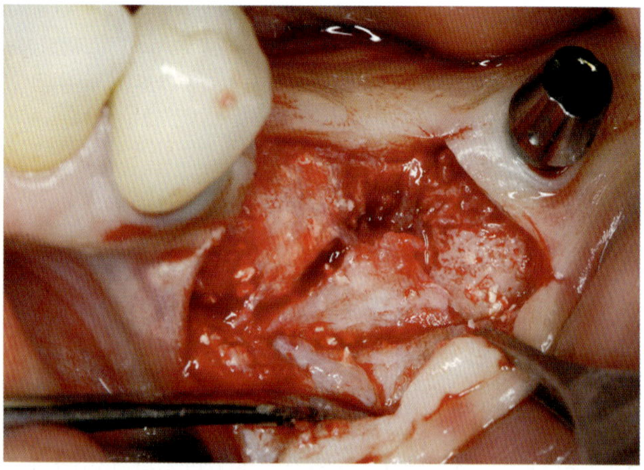

증 2-12. 임플란트 식립을 위해 피판을 거상한 모습. 골형성 상태가 매우 우수하였다.

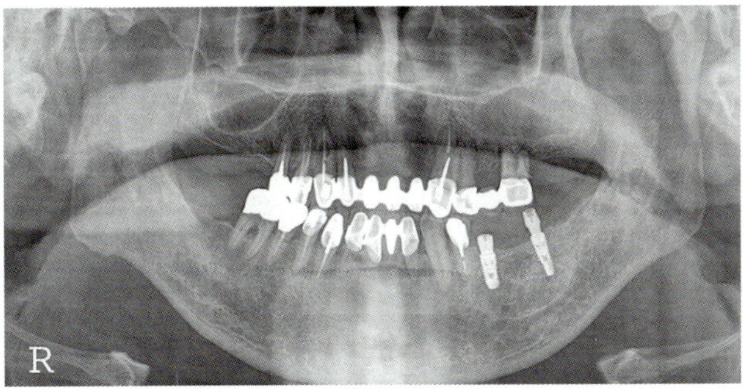

증 2-13. 임플란트 식립 후 파노라마 방사선사진.

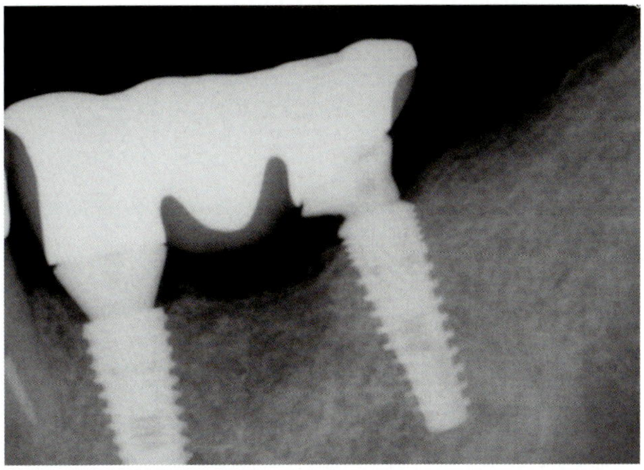

증 2-14. 임플란트 보철물 장착 4개월 후 치근단 방사선사진. 임플란트 사이의 골밀도가 저하된 듯한 양상을 볼 때 아직 이식된 골이식재가 덜 성숙된 것으로 추정된다.

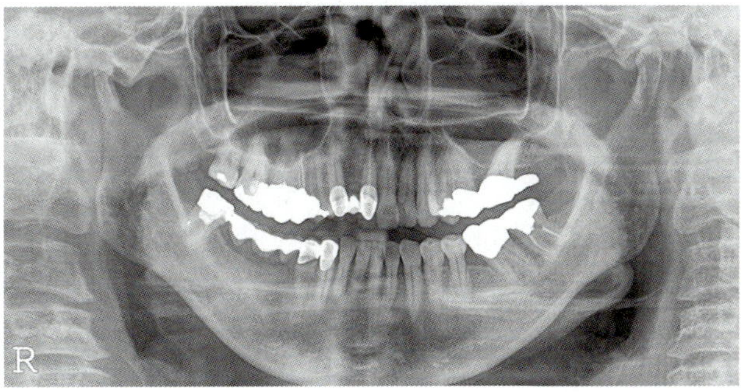

증 2-15. 초진 시 파노라마 방사선사진. #44, 48 발치 후 임플란트 식립을 계획하였으며 하치조관의 경계가 불명확한 것을 볼 수 있다.

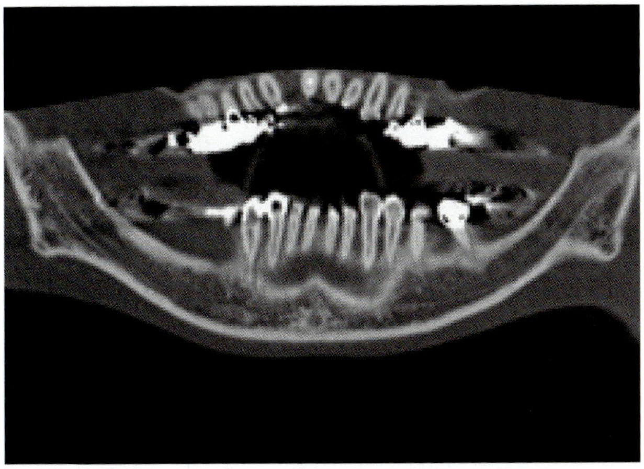

증 2-16. 술전 CT 사진. #46, 47 부위에는 짧은 길이 임플란트 식립을 계획하였다.

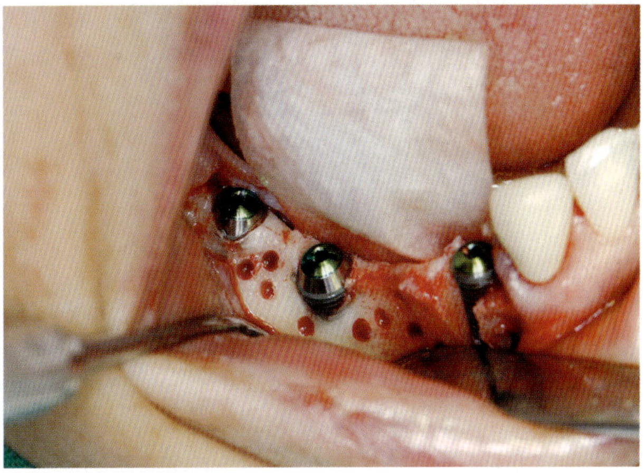

증 2-17. 임플란트를 식립한 모습. #44, 46 임플란트 협측 골열개가 관찰된다.

3 상악동골이식 4개월 후 식립한 임플란트가 이차수술 시 미세 유동성을 보여 치유기간을 연장하여 완료한 증례

2012년 5월 22일 50세 여자 환자에서 우측 상악동골이식술과 치조능증대술이 시행되었다. 상악동 골이식재는 이종골 BioOss를 사용하였고 치조능증대술은 이종골 Por-Oss가 사용되었다(증 3-1~3-4). 정상적인 치유가 이루어졌으며 4개월 후인 2012년 9월 25일 #15, 16 부위에 2개의 임플란트(Osstem TS III SA, #15:4D/10L, #16:5D/10L)가 식립되었다. 임플란트 식립 후 #15 주위에 3~4mm의 골열개가 발생하여 상악결절골과 이종골 InduCera를 이식하고 흡수성 콜라겐막(BioArm)을 피개한 후 창상을 일차 봉합하였다. 오스텔멘토로 측정한 임플란트 초기 안정도는 #15: 66, #17: 70 ISQ였다(증 3-5~3-7). 2013년 1월 8일 이차수술을 통해 임플란트를 노출시키고 이차 안정도를 측정하였는데 #16 임플란트는 70 ISQ를 보였으나 #15 임플란트는 46 ISQ를 보이면서 미세 유동성이 관찰되었다(증 3-8). 보철치료는 일단 연기하였으며 주기적으로 ISQ 값을 측정하면서 경과를 지켜보기로 하였다. 2013년 2월 28일 #15: 48, #16: 75 ISQ, 2013년 4월 18일 #15: 49, #16: 74 ISQ를 보였으며 타진 시 과민 반응과 미세 유동성은 많이 감소되었다(증 3-9). 2013년 5월 24일 인상을 채득하여 임시 보철물을 제작한 후 #15, 16을 스프린팅하여 장착해 주었고 저작 시 각별히 주의하도록 하였다. 2013년 8월 23일 #15: 57, #16: 76 ISQ 값을 보였으며 저작 시 통증과 임플란트 유동성은 없었다(증 3-10). 2013년 9월 10일 최종 보철물로 교체해 주었으며 2013년 10월 14일 관찰 시 정상적인 기능을 유지하고 있었다(증 3-11).

Comment

본 증례는 상악 우측 구치부 골량이 매우 부족한 상태였는데 자가골이 아닌 골대체재료(이종골)만을 이용하여 상악동과 치조능 골이식술이 시행되었다. 골이식재가 안정되는데 상당한 시간이 소요되는 것이 당연하였으며 식립된 임플란트가 이차 안정도를 얻는 데 많은 시간이 소요되었다. 골결손량이 많은 부위에서는 자가골이식이 우선적으로 선택되어야 하며 그렇지 못한 경우에는 치유기간을 충분히 연장하는 것이 바람직함을 보여 준 증례로 생각된다.

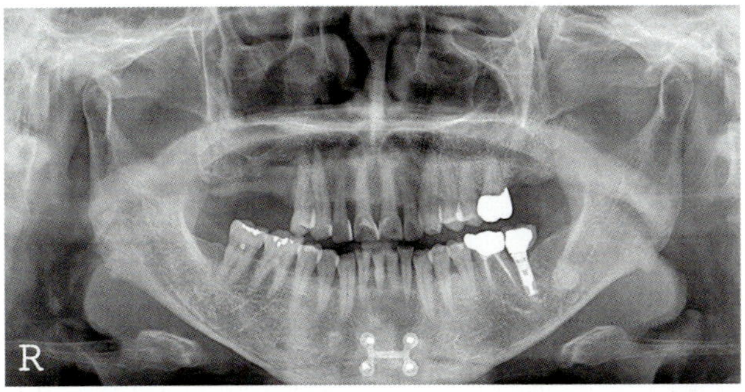

증 3-1. 초진 시 파노라마 방사선사진.

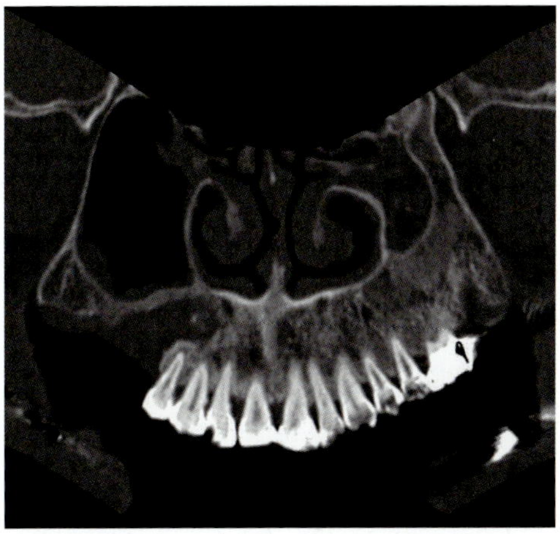

증 3-2. 초진 CT 사진. 상악 우측 구치부 잔존골량이 많이 부족한 것을 볼 수 있다.

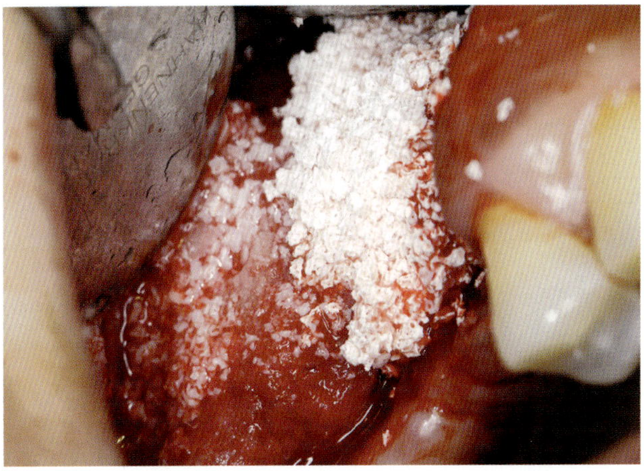

증 3-3. 상악동골이식과 치조능증대술이 동시에 시행된 모습.

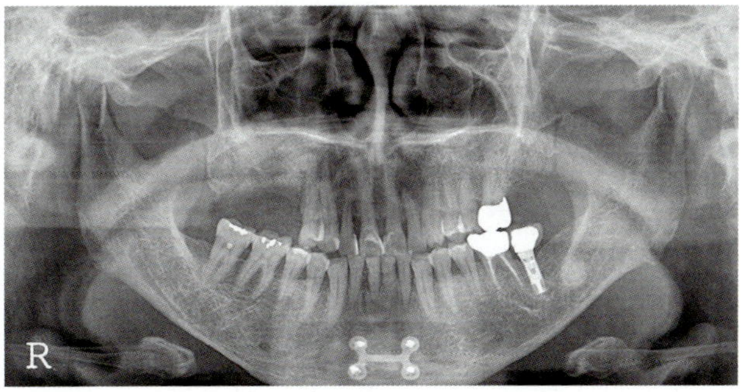

증 3-4. 골이식 후 파노라마 방사선사진.

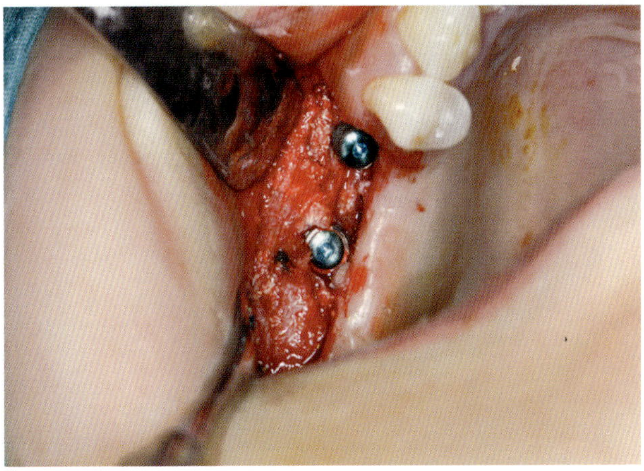

증 3-5. 임플란트가 식립된 모습. #15 협측 골열개가 관찰된다.

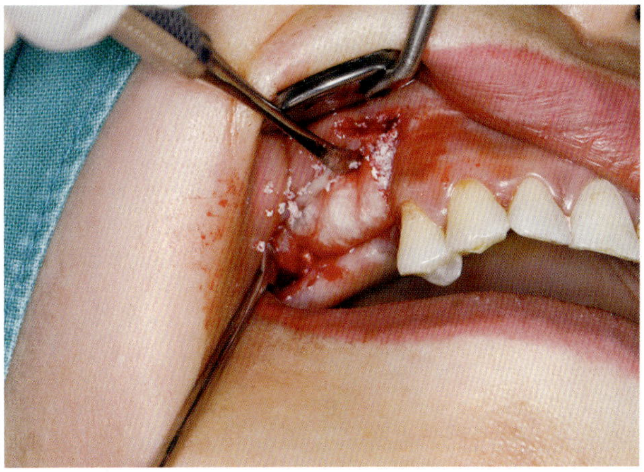

증 3-6. 골유도재생술을 시행한 모습.

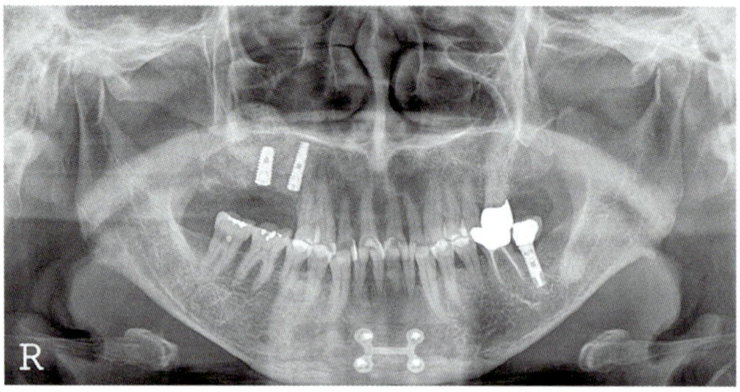

증 3-7. 임플란트 식립 후 파노라마 방사선사진.

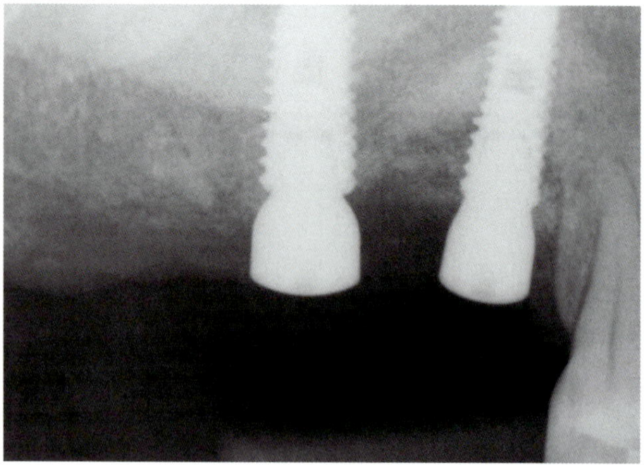

증 3-8. 임플란트 이차수술 후 치근단 방사선사진.

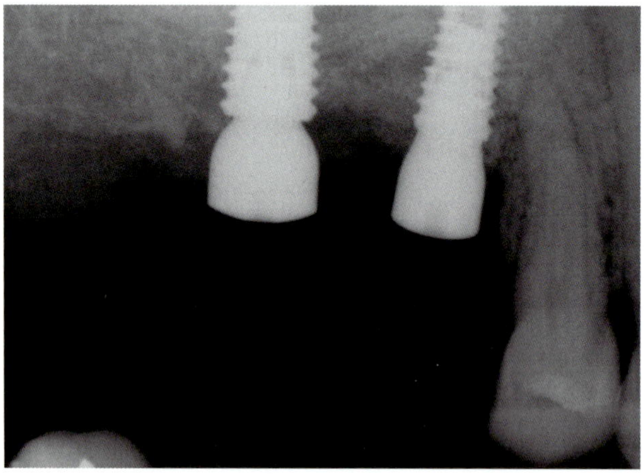

증 3-9. 임플란트 식립 7개월 후 촬영한 치근단 방사선사진.

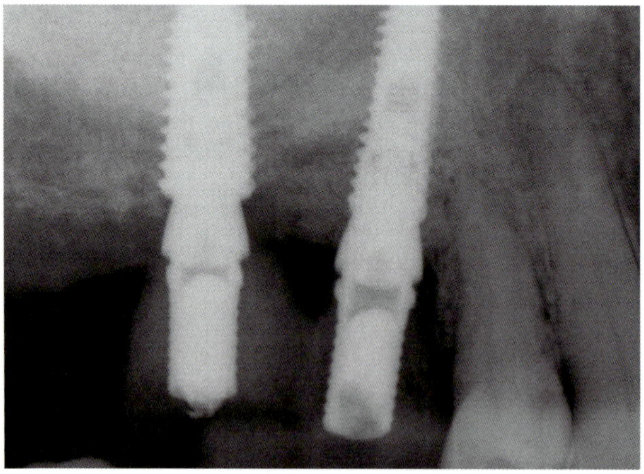

증 3-10. 임시 보철물이 안정적으로 유지되고 있다.

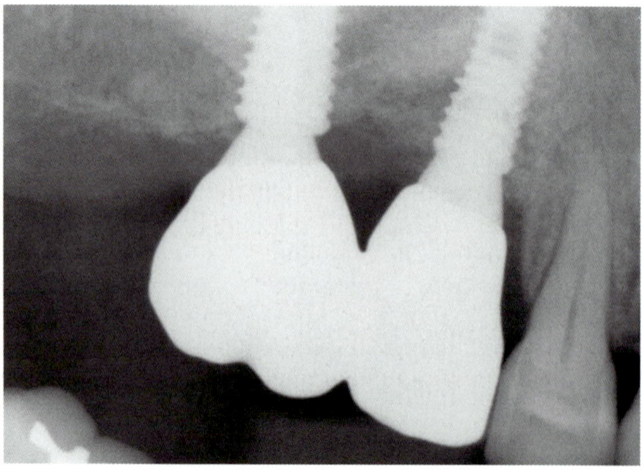

증 3-11. 최종 보철물 장착 후 치근단 방사선사진.

4 골유도재생술 후 흡수성 차단막을 피개하고 의도적으로 노출시킨 증례

2009년 10월 26일 56세 여자 환자에서 #15 발치 후 즉시 임플란트 식립술이 시행되었다(증 4-1, 4-2). 피판을 거상하지 않은 상태에서 조심스럽게 치아를 발치하고 소파술을 시행한 후 임플란트(CMI IS, 4D/13L)를 식립하였다. 주변 결손부에 이종골(Biocera)을 이식한 후 흡수성 콜라겐막(Ossix plus)을 이중으로 피개한 후 창상을 봉합하였다 이때 의도적으로 차단막이 노출되도록 하였다. 구강 위생관리를 철저히 하도록 지시한 후 1주 후 봉합사를 제거하였다(증 4-3). 수술 5주 후 창상은 상피조직으로 잘 치유된 양상을 보였다(증 4-4, 4-5). 2010년 3월 2일 이차수술을 시행하였으며 2010년 4월 16일 상부 보철물이 장착되었다 정기 유지관리를 시행하면서 촬영한 치근단 방사선사진에서 변연골 상태가 매우 안정적으로 유지되고 있다(증 4-6, 4-7).

Comment

Socket seal surgery는 발치 시 피판을 박리하지 않고 임플란트 식립 및 골이식을 시행한 후 자가 연조직 또는 차단막으로 상부를 피개함으로써 연조직의 형태 및 양을 보존하는 술식이다. 주로 상악 전치부 및 소구치부와 같이 심미성이 요구되는 부위에 적용될 수 있다. 치조능 보존술을 시행할 때 흡수성 차단막을 피개하고 일차 봉합한 경우와 의도적으로 노출시킨 경우를 비교하였는데 피판 박리를 통한 일차 봉합 시보다 피판을 박리하지 않은 의도적인 차단막 노출 시 술후 불편감이나 부종은 오히려 덜 했고, 각화치은의 보전에서 더 우수한 결과를 보이고 골흡수에서는 별다른 차이를 보이지 않았다는 결과를 보고하였다(Engler-Hamm D, et al, 2011). 하지만 노출될 경우 흡수성막의 조기 용해가 발생하기 때문에 일차봉합이 필요하다고 주장하는 학자들도 있다(Gottlow J, 1994). 본 증례에서는 흡수기간이 긴 cross-linked collagen membrane을 사용하여 이중으로 창상을 봉합하였으며 양호한 치유 결과를 얻었다.

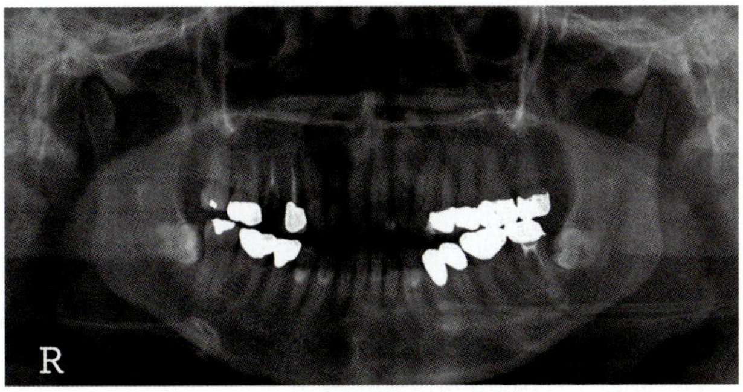

증 4-1. 술전 파노라마 방사선사진.

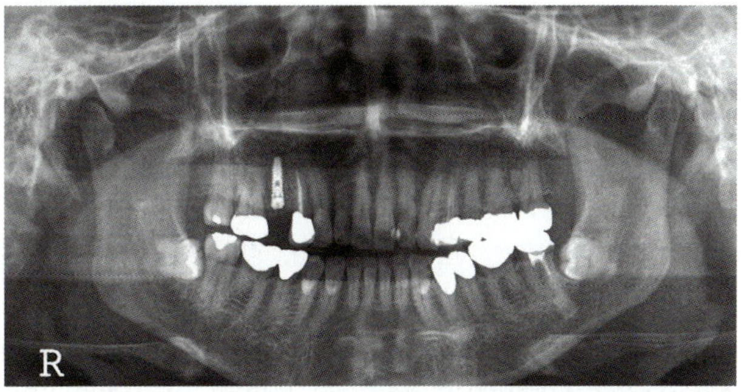

증 4-2. 임플란트 식립 후 파노라마 방사선사진.

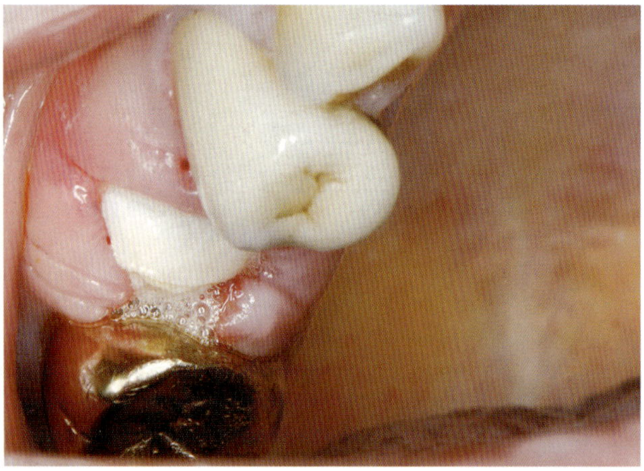

증 4-3. 수술 1주 후 구강사진. 흡수성 콜라겐막이 노출된 상태로 유지되고 있다.

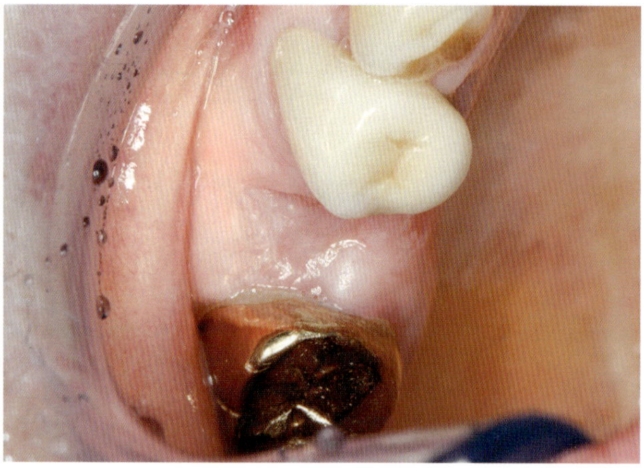

증 4-4. 수술 5주 후 구강사진. 임플란트 식립 부위는 상피조직으로 완전히 치유된 상태이다.

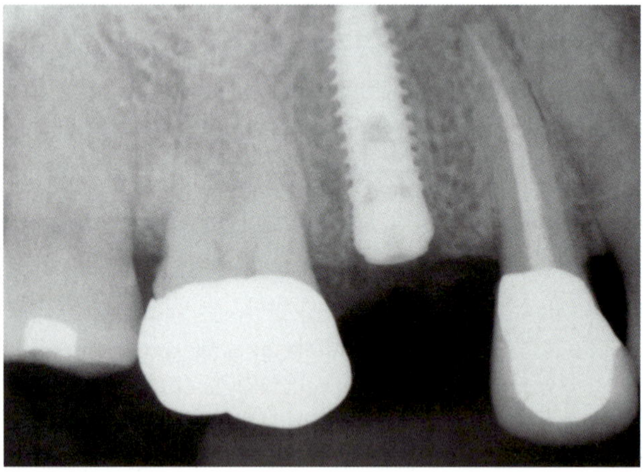

증 4-5. 임플란트 식립 5주 후 치근단 방사선사진. 치조정골 흡수 없이 안정적인 상태를 보이고 있다.

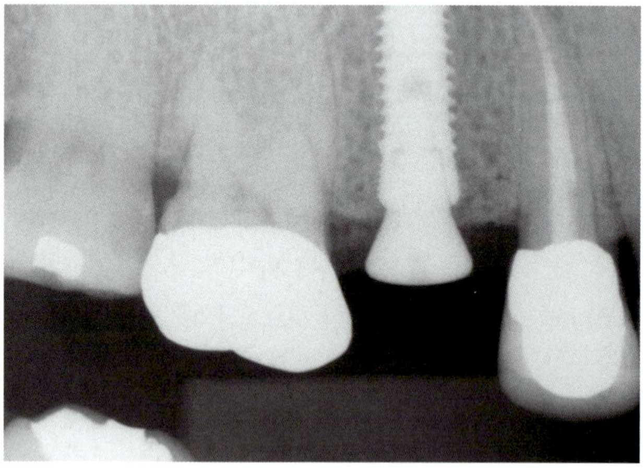

증 4-6. 이차수술 후 치근단 방사선사진.

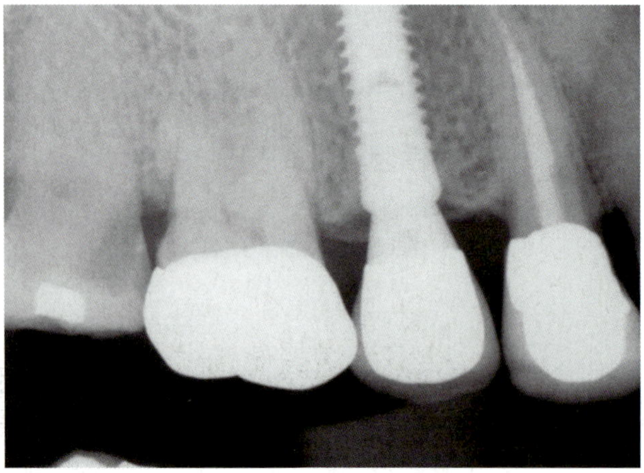

증 4-7. 상부 보철물 장착 47개월 후 치근단 방사선사진.

참고문헌

Engler-Hamm D, Cheung WS, Yen A, et al. Ridge Preservation Using a Composite Bone Graft and a Bioabsorbable Membrane With and Without Primary Wound Closure: A Comparative Clinical Trial. J Periodontol 2011;82:377-87.

Gottlow J. Guided tissue regeneration using resorbable and non-resorbable devices: initial healing and long term results. J Periodontol 1994;64:1157-65.

5 인접치 치근에 근접한 임플란트 실패

2013년 10월 31일 67세 여자 환자의 #31, 41을 발치한 후 즉시 임플란트 식립(Osstem MS 2.5D/13L)이 시행되었다. 주변 결손부에 합성골(Genoss Osteon II)을 이식한 후 창상을 봉합하였다(증 5-1~5-4). 임플란트 초기 고정이 우수하여 2013년 11월 5일 임시 보철물이 장착되었다. #31-41 근원심 공간이 넓어서 3-unit bridge 형태의 보철물이 제작되었다(증 5-5, 5-6). 2013년 12월 2일 상악 전치부와 접촉될 때 임플란트 통증이 심하고 매우 불편하다고 하여 보철과에서 교합조정을 시행하였다. 2014년 2월 4일 내원 시 #41 임플란트의 유동성과 #42 타진 시 통증과 약간의 유동성이 관찰되었고 방사선사진에서 #41 임플란트와 #42 자연치 근단부에 방사선 투과상이 증가된 양상을 보였다(증 5-7). 2014년 2월 10일 #41 임플란트를 제거한 후 소파술을 시행하여 염증성 병소를 완전히 제거하고 골이식(ICB)을 시행하였다(증 5-8). #42에 대한 근관치료가 시행되었으며 2014년 6월 10일 임플란트가 다시 식립되었다. 4개월 후 최종 보철물이 장착되었다(증 5-9, 5-10).

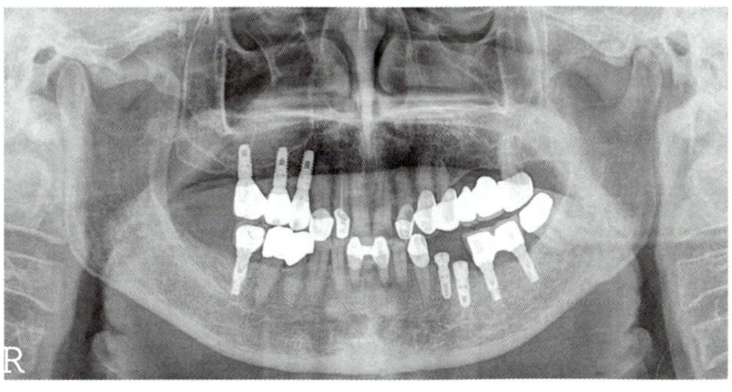

증 5-1. 술전 파노라마 방사선사진.

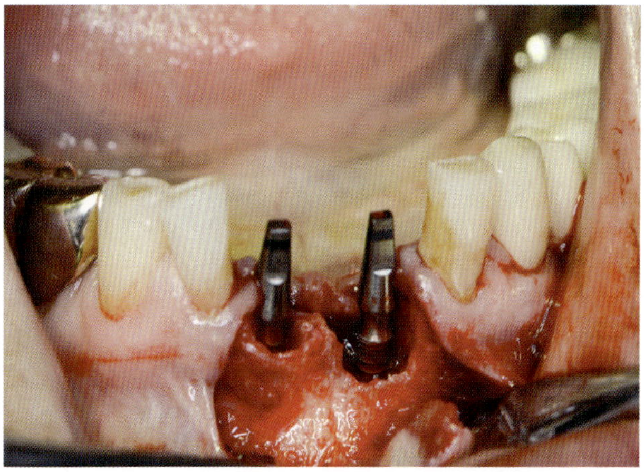

증 5-2. #31, 41을 발치한 후 즉시 임플란트를 식립한 모습.

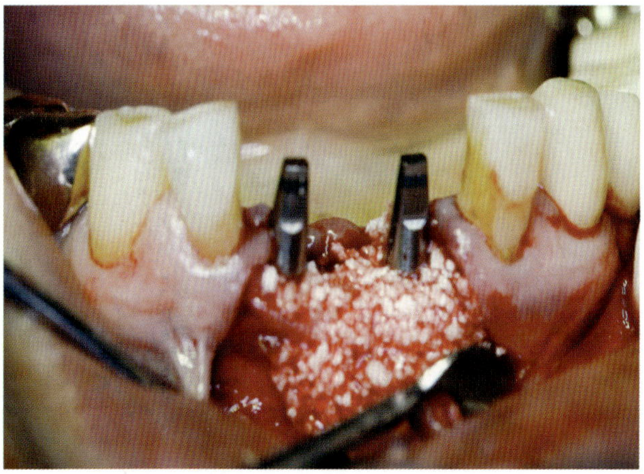

증 5-3. 주변 결손부에 골이식을 시행한 모습.

Comment

#41 부위에 식립된 임플란트가 #42 자연치 치근에 매우 근접한 상태였으며 시간이 경과하면서 #42 치수병변을 유발하였고 염증성 병소가 임플란트 주위로 파급되면서 골유착이 실패하였던 증례로 판단된다.

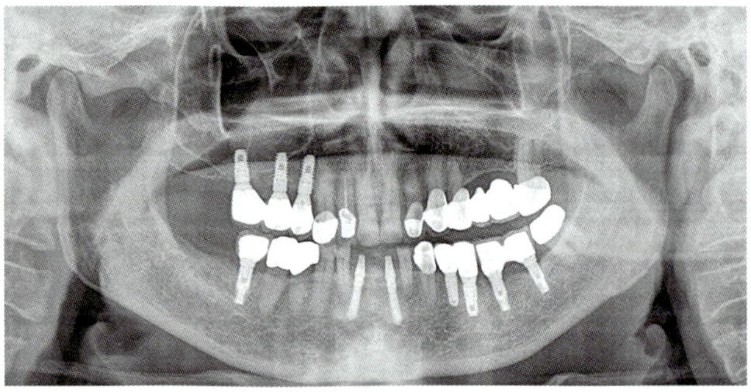

증 5-4. 임플란트 식립 후 파노라마 방사선사진. #41 임플란트가 #42 자연치 치근에 근접해 있는 것을 볼 수 있다.

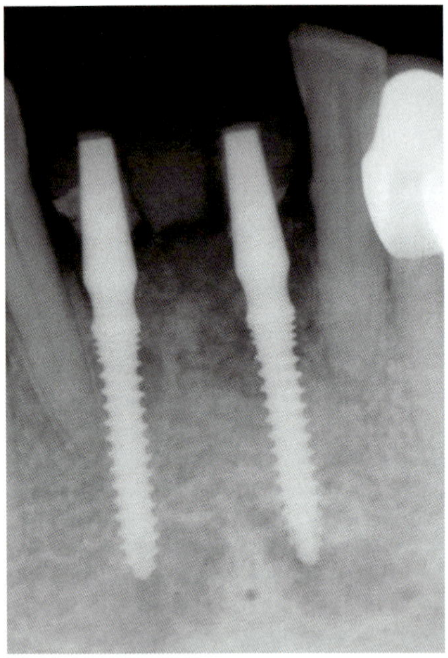

증 5-5. 임플란트 식립 1주 후 치근단 방사선사진.

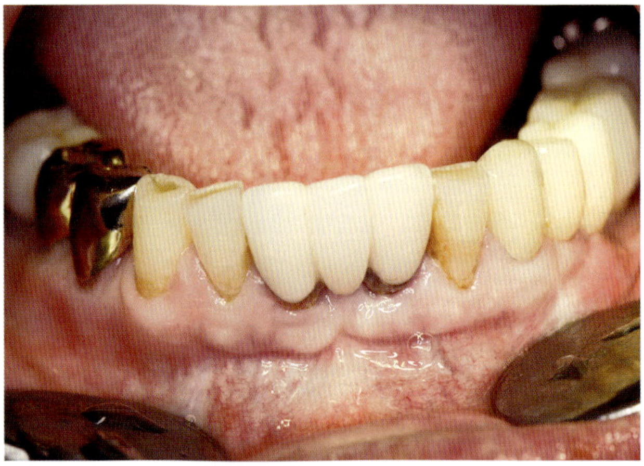

증 5-6. 임시 보철물이 장착된 모습.

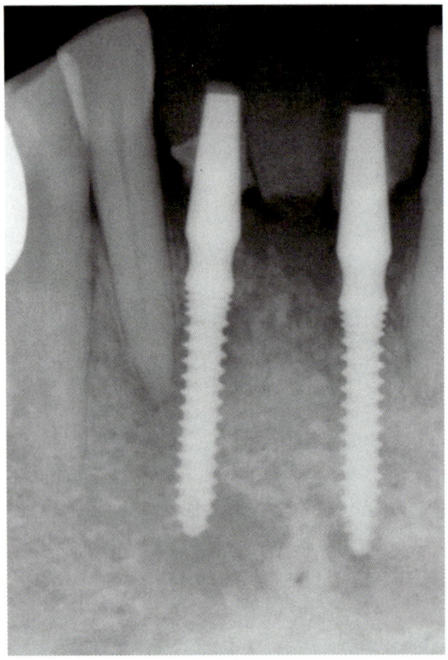

증 5-7. 치근단 방사선사진에서 #41 임플란트와 #42 치근단 주변에 방사선 투과상이 증가한 것을 볼 수 있다.

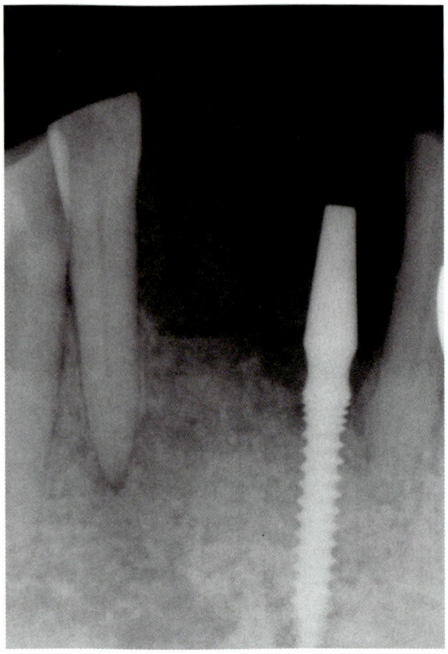

증 5-8. #41 임플란트를 제거한 후 골이식이 시행되었다.

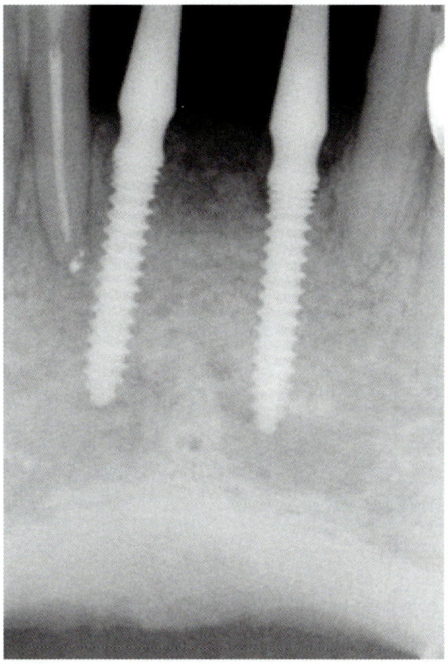

증 5-9. #42 근관치료 후 #41 부위에 임플란트(Osstem MS, 2.5D/13L)가 다시 식립되었다.

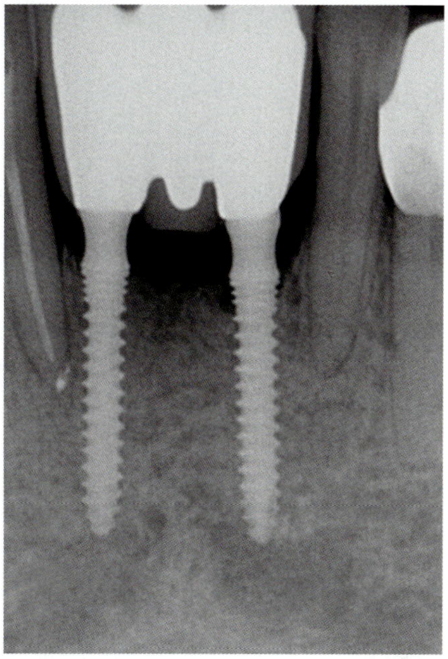

증 5-10. 최종 보철물 장착 후 치근단 방사선사진. 염증성 병변이 완치된 것을 볼 수 있다.

6 임플란트 식립 후 통증

임플란트 식립 후 특별한 문제점이 없음에도 불구하고 환자가 지속적인 통증을 호소하는 경우가 자주 발생한다. 감염, 골유착 실패 등의 징후가 전혀 없으며 주변 연조직의 상태도 양호하다. 이런 경우에는 환자 및 치과의사 모두 심적 고통이 심해지며 상호 간에 불신감이 증대될 수도 있다. 정확한 원인을 알 수 없지만 추정 가능한 소인들을 환자에게 설명하려고 노력하면서 임플란트 시술 자체는 전혀 문제가 없다는 점을 강조해야 할 것이다.

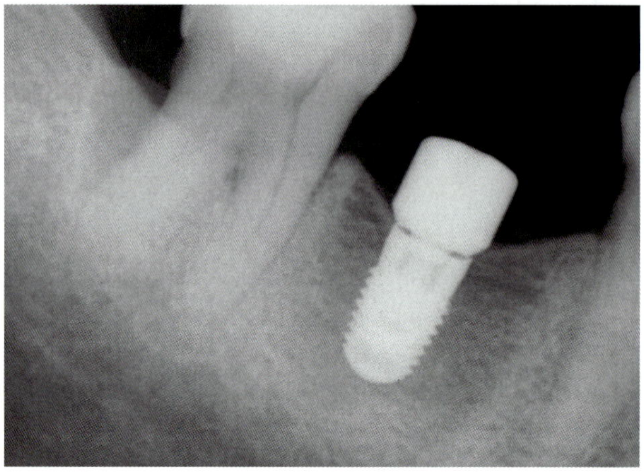

증 6-1. 임플란트 식립 1주 후 치근단 방사선사진. 1회법으로 아주 간단하게 식립되었다.

증례 1.

61세 남자 환자가 #46 소실 부위 임플란트 치료를 목적으로 내원하였다. 전신건강은 양호하였으며 잔존 치조골량도 적절하였다. 2012년 9월 3일 국소마취하에서 1회법으로 임플란트(Zimmer 4.7D/8L)를 식립하였으며 골이식 등 부가적인 술식은 전혀 없었으며 임플란트 초기 고정은 매우 우수하였다(Osstell Mentor 84 ISQ)(증 6-1). 2주 후 내원 시 치유 지대주 주변의 점막이 물렁거리고 누르면 아프다고 하였고 chlorhexidine gargling을 하면 나아진다고 하였다. 2012년 11월 1일 보철물 제작을 위해 인상을 채득하였고 오스텔멘토로 측정한 이차 고정값은 81 ISQ를 보였다. 2012년 11월 29일 최종 보철물이 장착되었다(증 6-2). 2013년 1월 28일 임플란트 통증을 호소하면서 내원하였다(증 6-3). 음식을 씹을 때 아프고 가만히 있을 때도 심하게 아픈 경우가 있으며 #46~47 사이에 음식물이 많이 낀다고 하였다. 임플란트 주변 치태조절을 시행하고 워터픽과 치간칫솔 사용법을 설명하였다. 2013년 5월 9일 저작 시 통증을 주소로 다시 내원하였으며 상부 보철물을 철거하고 오스텔멘토로 임플란트 안정성을 측정하였으며 84 ISQ를 보였다. 타진 시 경쾌한 소리가 나면서 과민반응은 없었다. 인접한 #47 치주성 통증 등이 의심되어 상부 보철물을 철거한 상태로 경과를 관찰하였다. 2주 후에 내원하였을 때 환자는 #46 협측 전정부를 누르면 아프며 #46 임플란트가 문제인 것이 확실하다고 주장하였다. 임플란트 근단병변 감별을 위해 치근단 방사선 촬영을 시행하였지만 특이 이상 소견은 관찰되지 않았다. 보존과에 의뢰하여 #47에 대한 정밀검사를 시행하였는데 원심부 치질 일부가 파절되었고 crack line이 관찰되어 1개월 경과를 관찰한 후 통증이 지속되면 근관치료를 시행하기로 계획하였다. 2013년 6월 27일 내원 시 #47 통증은 없으며 전혀 불편하지 않다고 하였다. 2013년 7월 5일 #46 상부 보철물을 다시 장착해 주었으며 2013년 7월 15일 내원 시 부드러운 음식은 씹을 수 있지만 양배추와 같은 채소 등을 전혀 못

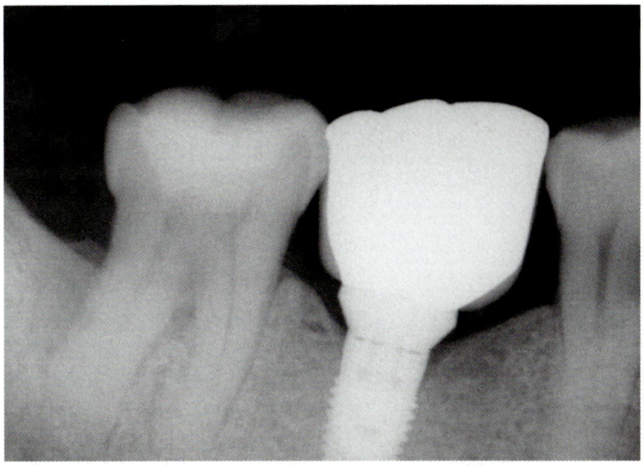

증 6-2. 상부 보철물 장착 후 치근단 방사선사진.

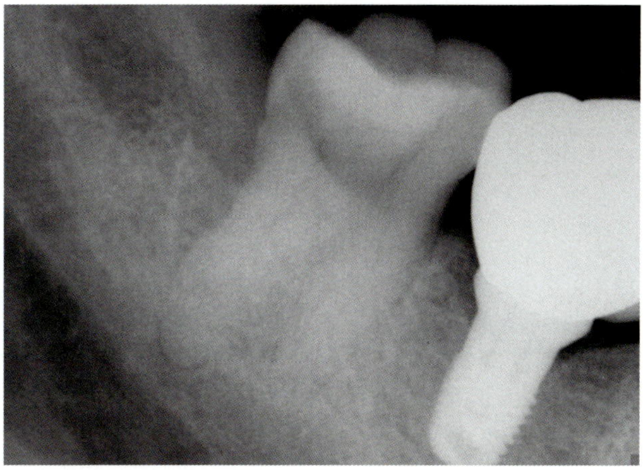

증 6-3. 상부 보철물 장착 2개월 후 치근단 방사선사진.

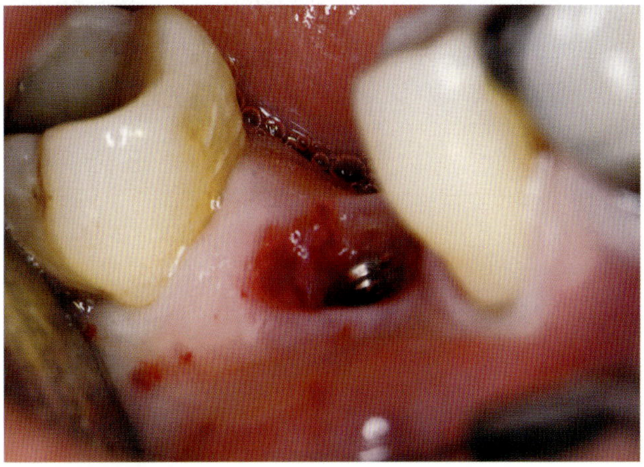

증 6-4. 임플란트 보철물을 철거한 모습. 치은 염증과 협측 각화치은 부족으로 인한 통증을 의심하고 치은이식술을 시행하였다.

씹고, 오히려 딱딱한 음식은 씹을 수 있다고 하였다. 시간이 경과하면서 통증이 많이 감소되었으나 2013년 9월 6일 협측 잇몸 종창과 통증이 발생하여 다시 내원하였고 협측 치은에서 농이 배출되었다. 협측의 비가동성 각화점막 부족이 원인일 수도 있다고 생각하여 2013년 10월 10일 상부 보철물을 철거하고 협측 비가동성 각화점막 증대를 위한 수술을 시행하였다(증 6-4). 1주 후 봉합사를 제거하였으며 2013년 11월 28일 상부 보철물을 다시 제작하기 위해 인상을 채득하였으며 동년 12월 27일 상부 보철물을 장착하였다. 그러나 보철물이 연결된 후에 앞 치아들이 밀리고 보철물이 높으며 저작 시 통증, 가만히 있어도 아프고 잇몸이 시린 증상이 이전과 동일해졌다고 하였다. 다시 보철물을 철거하여 일부 조정한 후에 증상이 많이 호전되었다고 하여 임시 접착한 상태에서 경과를 관찰하고 있다.

Comment

비특이성 신경통, 감염, 음식물 침착, 인접치 균열증, 보철물 교합 이상 등에 의한 통증을 추정할 수 있다. 그러나 상부 보철물이 장착되었을 경우에만 통증이 발생하는 양상 등을 고려할 때 새로운 보철물로 인해 형성된 교합과 관련된 통증일 가능성이 크다고 판단된다.

증례 2. #16 임플란트 식립 후 #16~17 부위의 지속적인 통증

51세 여자 환자가 #16 소실 부위에 대한 보철치료를 목적으로 내원하였다. 3-unit bridge와 단일 임플란트 치료의 장단점을 설명한 결과 임플란트 치료를 시행하기로 결정하였다(증 6-5). 2011년 12월 20일 피판을 거상하지 않은 상태에서 드릴링을 시행한 후 아주 간단하게 임플란트(Zimmer 6D/8L)를 식립하였다. 오스텔멘토로 측정한 초기 고정값은 70 ISQ를 보였다(증 6-6). 2012년 4월 16일 #16 임플란트 상부 보철물과 #15 크라운 보철물이 장착되었다. 환자는 보철물 장착 1주 후부터 상악 우측 구치부의 욱신거리는 통증을 호소하여 교합조정을 시행한 후 경과를 관찰하였다. 이후에도 지속적으로 통증이 지속되면서 보철물 주

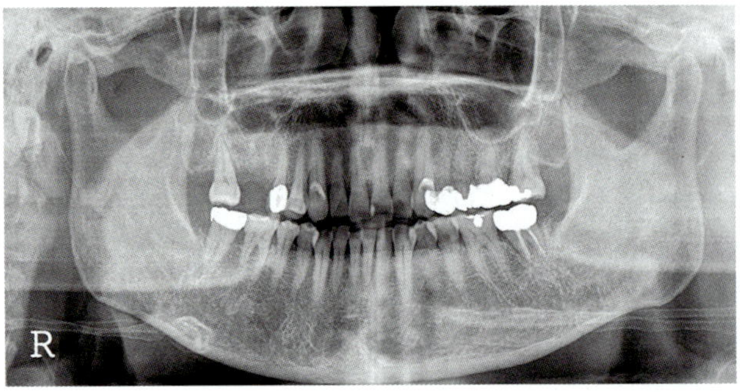

증 6-5. 초진 시 파노라마 방사선사진. #15 보철물이 장착되어 있고 #17은 치주인대가 약간 두꺼워진 듯한 소견을 보인다.

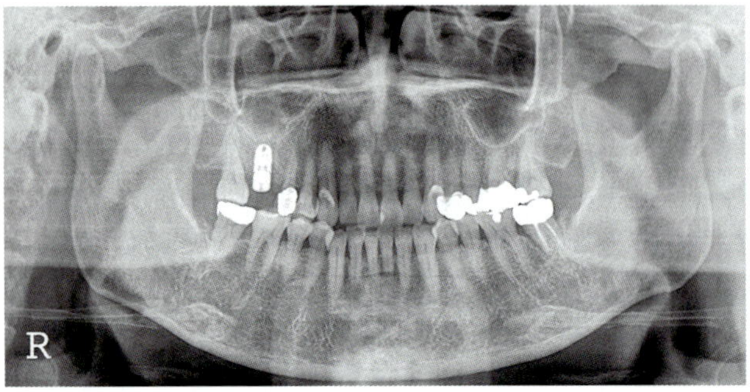

증 6-6. 임플란트 식립 후 파노라마 방사선사진.

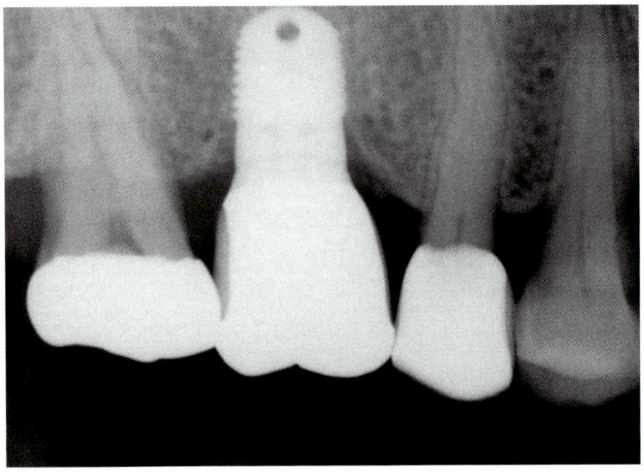

증 6-7. 상부 보철물 장착 16개월 후 치근단 방사선사진.

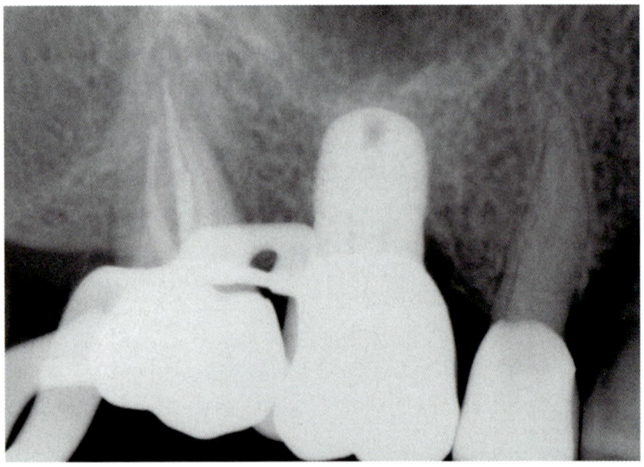

증 6-8. #17에 대한 근관치료 후 방사선사진.

변에 음식물이 많이 낀다고 호소하였다. 2012년 10월 25일 #15~17 부위의 치근 활택술을 시행하였으며 2012년 12월 7일 #17 저작 시 통증을 호소하였고 원심측에 6mm 치주낭 깊이가 측정되었다. #17 crack이 의심되었으나 특별한 치료는 시행하지 않았다. 동일한 증상이 지속되어 2013년 3월 4일 #17 지대치를 삭제한 후 인상을 채득하고 2013년 4월 2일 보철물을 장착하였다. 2013년 8월 22일 내원하였을 때 #17 치관 수복에도 불구하고 저작 시 통증이 지속되며 우측으로 음식을 거의 씹지 못한다고 하였다(증 6-7). 결국 #17에 대한 근관치료를 시행하였지만 증상은 해소되지 않아 의도적 치아재식술을 계획하였다(증 6-8). 2014년 3월 5일 의도적재식술을 시행하였으며 당시 구개측 치근 crack이 관찰되었다. 재식술 7개월 후 통증은 소멸되었다(증 6-9, 6-10).

Comment

임플란트 치료 후 통증이 발생하면 환자와 치과의사들은 대부분 임플란트에 문제가 있는 것으로 생각할 수 있다. 그러나 인접한 치아들의 치주염, crack 등이 통증의 주원인일 수도 있기 때문에 세심하게 진찰을 시행한 후 추정되는 통증의 원인과 인접치 치료의 필요성에 대해서 환자가 납득할 수 있도록 설명하는 것이 중요하다.

증례 3. 지속적인 통증으로 #27 임플란트를 제거한 증례

2013년 12월 9일 59세 남자 환자가 #27 임플란트 주변의 묵직한 통증을 주소로 내원하였다. 1년 6개월 전 #27 진행성 우식증으로 인해 근관치료 후 보철물을 장착하였으나 통증이 지속되었다. 이후 #27을 발치하였고 2012년 12월경 임

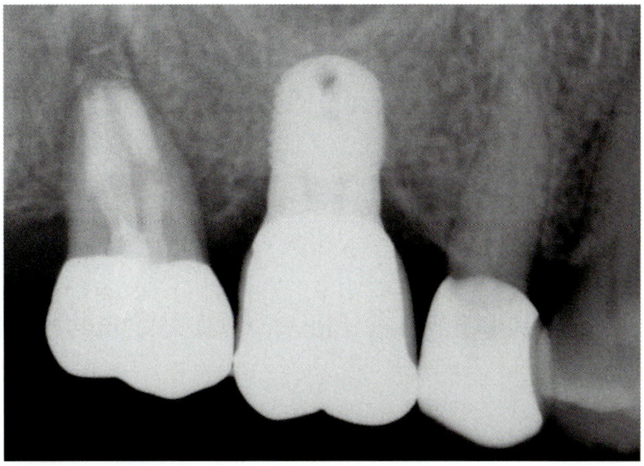

증 6-9. 의도적재식술 후 치근단 방사선사진. 수술 당시 구개치근의 crack이 확인되었다.

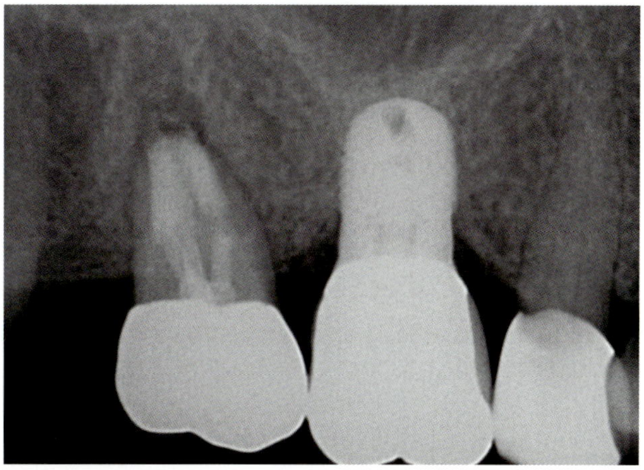

증 6-10. 의도적재식술 7개월 후 치근단 방사선사진. 통증은 완전히 소멸되었다.

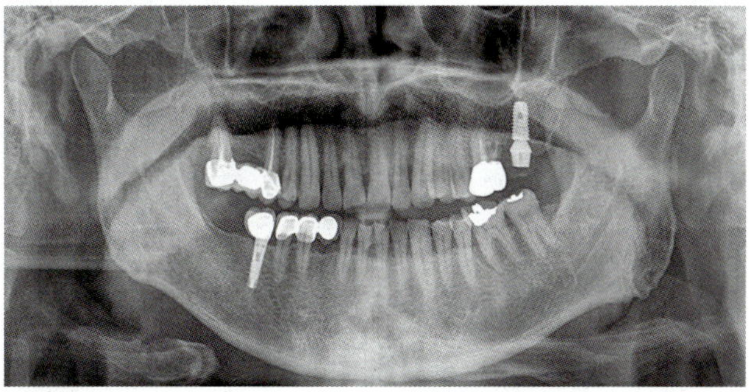

증 6-11. 초진 시 파노라마 방사선사진. #27 임플란트는 상악동을 전혀 침범하지 않았다.

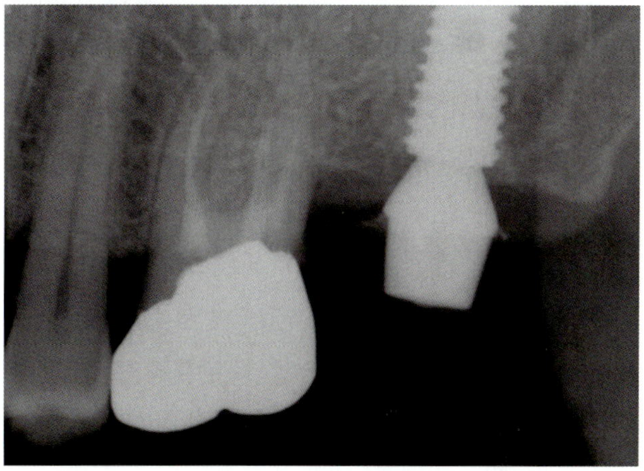

증 6-12. 초진 시 치근단 방사선사진. 임플란트 주변의 변연골 소실은 전혀 없는 상태이다.

플란트를 식립하였다. 잔존골량이 충분하기 때문에 상악동 골이식술, 골유도재생술 등과 같은 골이식은 전혀 시행되지 않았다. 이후 2차수술을 시행하고 상부 보철물을 연결하였으나 딱딱한 음식을 씹으면 불편하고 눌리는 느낌이 지속되었다. 상부 보철물을 철거하고 치유 지대주를 연결, 임시 보철물 장착 등 여러가지 치료를 시행하였음에도 불구하고 묵직한 통증이 지속되었고 진통제는 전혀 듣지 않았다고 하였다. 본원에 내원하였을 때에도 통증이 지속되었으며 날씨가 안 좋을 때 증상이 더 심해지는 양상을 보였다. 임상 및 방사선검사에서 상악동염이나 임플란트주위염, 티타늄 알러지 등의 소견은 전혀 관찰되지 않았다(증 6-11, 6-12). 비특이성 치통으로 잠정 진단하고 tegretol 200mg 1T, bid for 2 weeks(하루 두 번 2주간) 처방하고 경과를 관찰하였다. 2주 후 내원하였을 때 투약에 전혀 반응을 보이지 않았으며 환자 및 의뢰한 치과 원장 모두 임플란트 제거를 희망하였다. 결국 국소마취하에 #27 임플란트를 제거하였으며 3주 후 내원하였을 때 통증은 완전히 소멸된 상태였다.

Comment

임플란트 식립 후 원인 불명의 통증이 지속될 경우 비특이성 안면통, 삼차신경통, 티타늄 알러지 등을 의심할 수 있다. 이 환자는 투약에도 전혀 반응을 보이지 않았고 임플란트가 접촉된 주변 치은 조직의 발적과 같은 알러지 소견도 전혀 관찰되지 않았다. 그러나 임플란트를 제거한 후 통증은 소멸되었다. 치과의사와 의료분쟁이 있어 보상을 노린 엄살 등을 의심하였지만 치과의사와 환자의 관계는 매우 좋은 상태였다. 필자는 결국 심리적 통증을 생각하고 있지만 솔직히 말해서 잘 모르겠다.

7 원인 불명의 지속적인 통증으로 임플란트를 제거한 증례

71세 여자 환자에서 2007년 10월 1일 #26 부위 무피판 접근법으로 임플란트가 식립되었다(Oneplant 4.3D/13L). 2007년 11월 8일 #47 부위에 무피판 접근법으로 임플란트가 식립되었다(Oneplant 5.3D/13L)(증 7-1, 7-2). 2008년 2월 22일 #47 임플란트 상부 보철물이 장착되었으나 2008년 3월 17일 우측 악하부 및 측두부 통증과 감기 증상을 호소하면서 내원하였다(증 7-3). 임플란트는 정상적인 소견을 보였으며 특별한 문제가 없었으나 환자가 심한 통증을 호소하여 신경병변성 통증을 의심하고 tegretol 10mg bid를 1주간 처방하였다. 통증은 지속되었으며 우측 어깨가 아프고 #47 임플란트 뿌리 부분이 아픈 것 같다고 하였다. 상부 보철물을 철거하고 치유 지대주로 연결한 후 경과를 관찰하였다. 2008년 4월 14일 내원 시 보철물 철거 후 많이 편해진 느낌이지만 우측 어깨와 목 통증은 지속된다고 하였다. 페리오테스트로 안정도를 측정한 결과 -1.5PTV를 보였고 타진 시 경쾌한 소리가 났으며 과민 반응은 없었다. 심리적 통증 또는 비특이성 안면통증을 의심하고 Trileptal 300mg bid를 5일간 처방하면서 경과를 관찰하였다. 2008년 4월 24일 통증은 많이 감소되었으며 2008년 6월 17일 #26, 47 임플란트 부위에 임시 보철물을 연결해 주었다. 경과관찰 중 #26 임플란트는 전혀 문제가 없었으나 #47 임플란트에 대한 통증은 다시 재발되었다. 2009년 2월 16일 상부 보철물을 제거하고 치유 지대주로 교체해 주었다. 치근단 방사선사진에서 #47 임플란트 주변에 약 0.5mm 정도의 골흡수 소견이 관찰되었으나 임플란트 유동성이나 염증 소견은 없었다(증 7-4). 2010년 11월 18일 #47 임플란트 통증을 호소하면서 다시 내원하였고 제거를 요구하였다. 통증은 이전과 같이 심하진 않지만 부담스럽고 불편한 느낌이 지속된다고 하였다. 2012년 9월 6일 #47 임플란트 주위에 대한 소파술을 시행하고 cephalosporin, meloxicam을 5일간 처방하였다. 이후에도 지속적인 불편감을 호소하여 환자측과 최종 상의한 후 현저한 문제점이 없음에도 불구하고 환자의 요청에 의해 제거한다는 동의서를 작성한 후 2012년 10월 22일 trephine bur를 이용하여 임플란트를 제거하였다(증 7-5~7-7). 2013년 4월 18일 내원하였을 때 #47 임플란트 제거 부위 불편감은 완전히 소멸되었으며 환자는 매

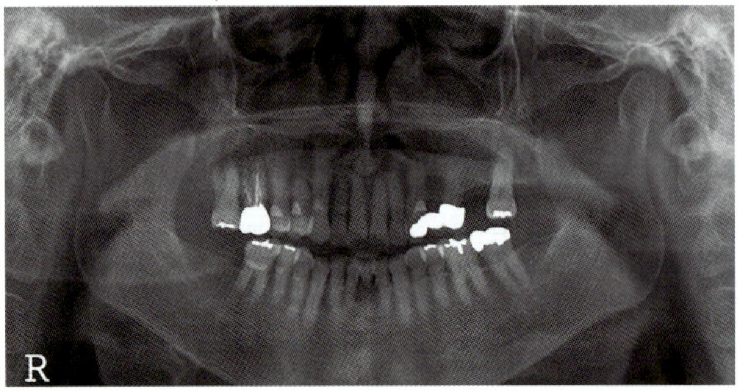

증 7-1. 초진 시 파노라마 방사선사진. #26, 47 부위 임플란트 치료를 계획하였다.

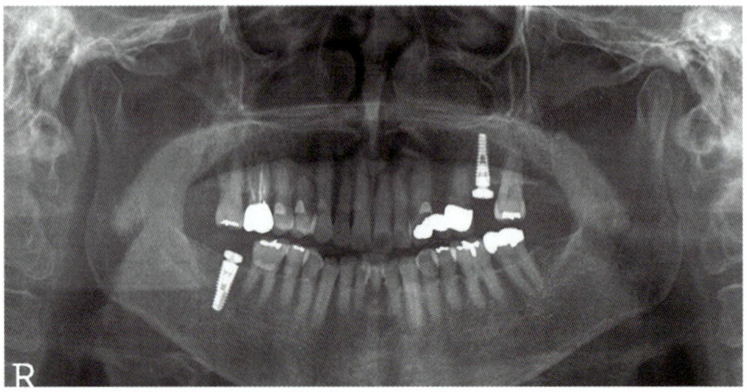

증 7-2. #26, 47 임플란트 식립 후 파노라마 방사선사진.

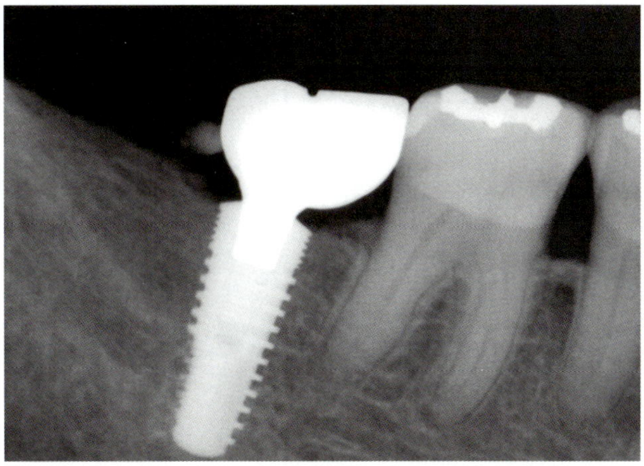

증 7-3. #47 상부 보철물 장착 후 치근단 방사선사진.

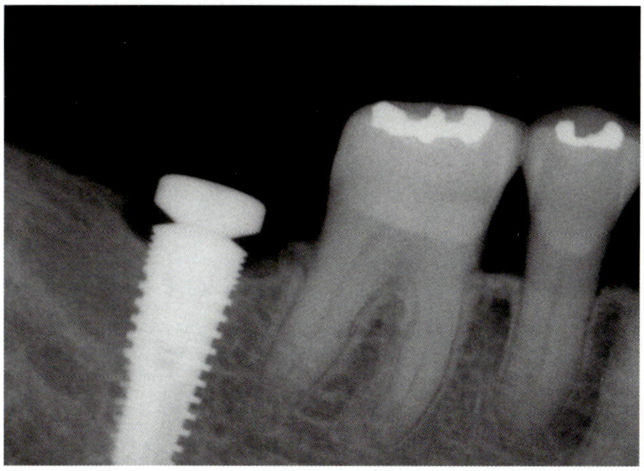

증 7-4. 치근단 방사선사진에서 #47 임플란트 주변의 변연골 흡수가 관찰되었다.

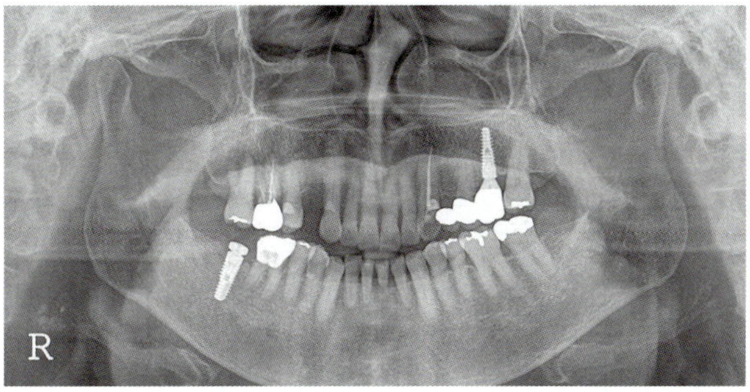

증 7-5. #47 임플란트 제거 직전의 파노라마 방사서 사진.

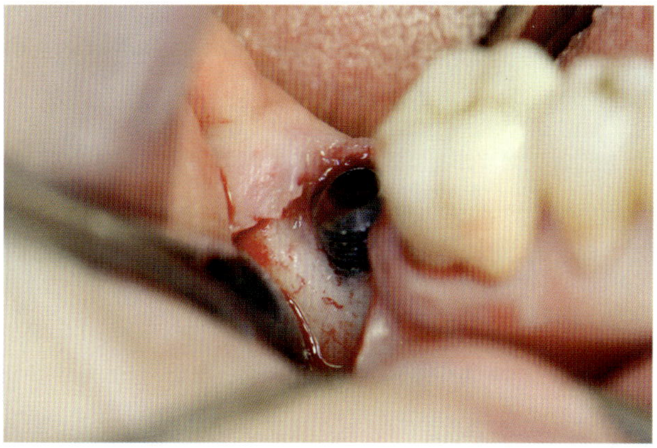

증 7-6. 임플란트를 제거하기 위해 피판을 거상한 모습. 임플란트 상단의 골흡수 소견이 관찰되었으나 임플란트 유동성이나 감염 증상은 전혀 없었다.

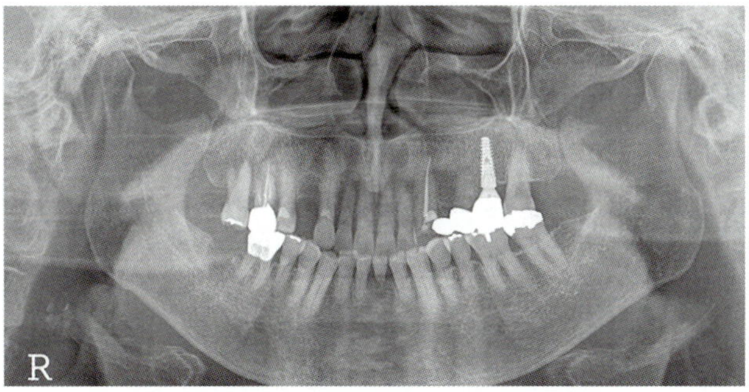

증 7-7. 임플란트 제거 후 파노라마 방사선사진.

우 만족하였다. 환자는 5~6개월 전 심근경색증으로 인해 순환기 내과에서 심장 스텐트 삽입 수술을 받고 현재까지 지속적으로 심장 관련 약물을 복용하고 있다.

Comment

간혹 임상에서 이와 같은 증례들을 접하게 된다. 임상 및 방사선학적으로 임플란트에 전혀 문제가 없음에도 불구하고 환자는 지속적인 통증과 불편감을 호소하는 경우가 있으며 치과의사를 매우 당황하게 만들 수 있다. 이 환자의 경우 임플란트주위염이나 감염 등의 증상은 전혀 없었다. 현재까지 필자는 원인을 알 수 없으며 다음과 같은 진단을 추정하고 있을 따름이다.

① 심리적 통증(psychogenic pain)
② 비특이성 치통(atypical facial pain, phantom pain)
③ 하악에 13mm 길이의 긴 임플란트를 식립하는 과정에서 임플란트 첨부에 열손상이 발생하였을 가능성
④ Taper형 임플란트가 식립되면서 치조정 부위에 과도한 압박이 가해지면서 통증을 유발했을 가능성
⑤ 근육성 턱관절장애
⑥ 티타늄 알러지
⑦ 심장병(심근경색증)의 referred pain

8 정기적인 유지관리를 통해 임플란트 주위 골소실 진행을 늦추고 있는 증례

2011년 4월 14일 65세 여자 환자의 하악 우측 제2소구치와 제1대구치 부위에 임플란트(Zimmer #45:3.7D/10L, #46:4.7D/10L)가 일회법으로 식립되었다. 임플란트 주변에는 드릴링 도중에 수집된 자가골분말과 이종골(Biocera)을 이용한 골유도재생술이 시행되었다. 10일 후 발사하였으며 창상치유는 양호하였다(증 8-1~8-3). 2011년 7월 8일 최종 보철물이 장착되었으며 보철물 연결 후 촬영한 치근단 방사선사진에서 #46 임플란트의 근심측 골소실이 심하고 방사선 투과상이 증가된 소견이 관찰되었다(증 8-4). 2011년 11월 15일 임플란트 주위 소파술과 레이저 조사, chlorhexidine 세정 및 minocline ointment 주입이 시행되었다(증 8-5). 이후 3개월 간격으로 유지관리를 시행하였으며 2012년 9월 17일 내원하였을 때 임플란트 나사산이 노출되었고 음식물이 많이 침착되는 불편감을 호소하였지만 골소실은 더 이상 진행되지 않고 안정된 소견을 보였다(증 8-6). 이후 6개월 간격으로 유지관리를 시행하였으며 2014년 2월 10일 내원 시 촬영한 치근단 방사선사진에서도 골소실은 진행되지 않고 안정된 양상을 보였다(증 8-7, 8-8).

Comment

본 증례는 임플란트를 골유도재생술이 시행되었음에도 불구하고 임플란트가 일회법으로 식립되었다. 창상치유 기간 중에 골이식 부위가 안정되지 못하였으며 보철물 연결 시기에 이미 상당량의 골소실이 진행된 상태였다. 그러나 철저한 유지관리를 통해 골소실의 진행이 억제된 것을 볼 때 정기 유지관리의 중요성을 다시 깨닫는 증례로 판단된다.

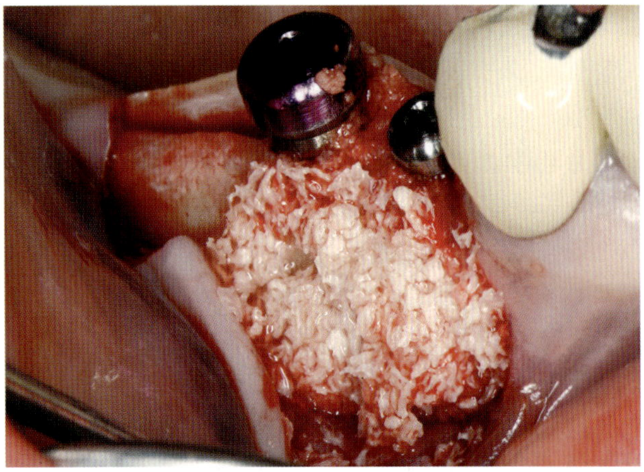

증 8-1. 임플란트를 일회법으로 식립한 후 골이식이 시행된 모습.

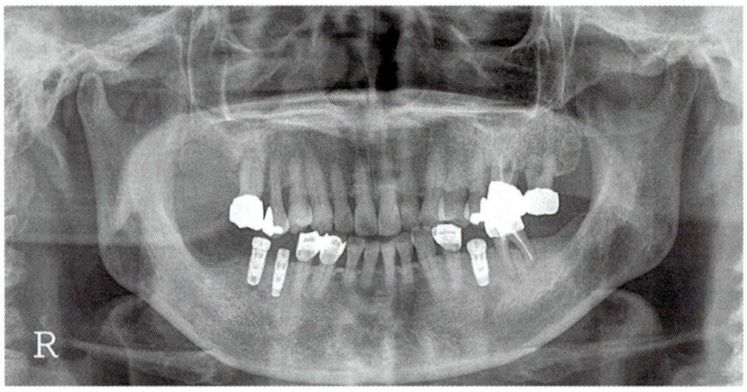

증 8-2. 임플란트 식립 후 파노라마 방사선사진.

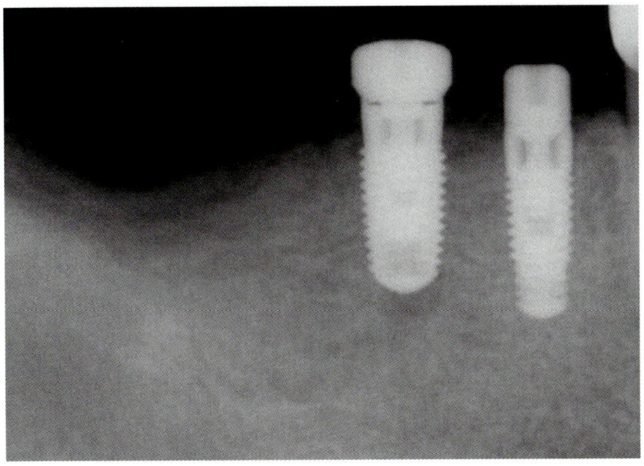

증 8-3. 임플란트 식립 10일 후 치근단 방사선사진.

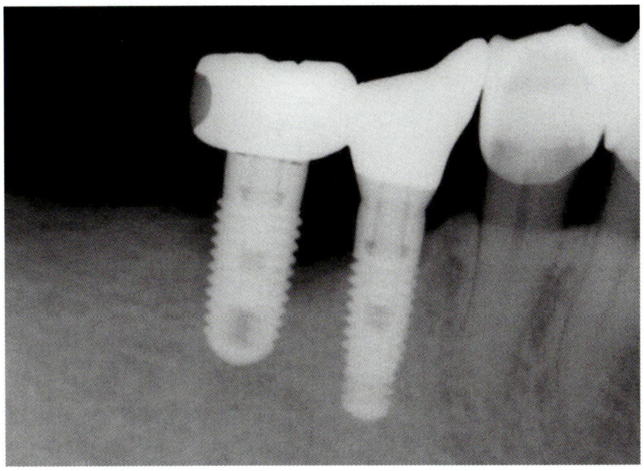

증 8-4. 보철물 장착 후 치근단 방사선사진. #46 임플란트 근심측 골소실이 진행된 양상이 관찰된다.

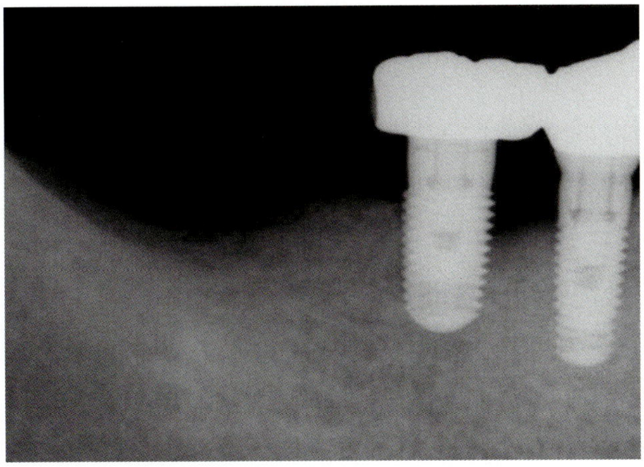

증 8-5. 임플란트 주위 소파술 후 촬영한 치근단 방사선사진.

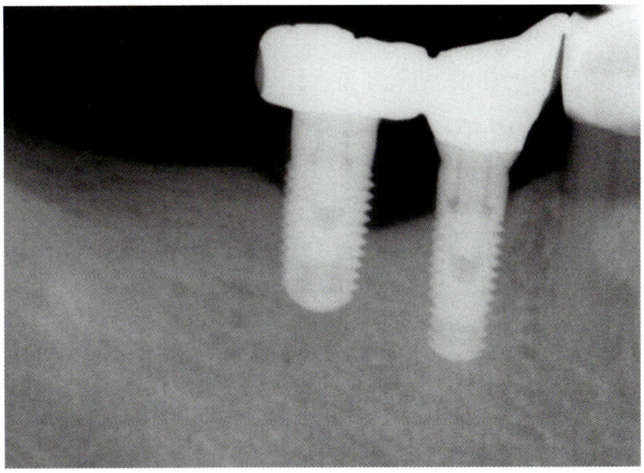

증 8-6. 임플란트 보철 기능 14개월 후 치근단 방사선사진. 임플란트 주위 골소실이 진행되지 않고 안정된 상태를 보이고 있다.

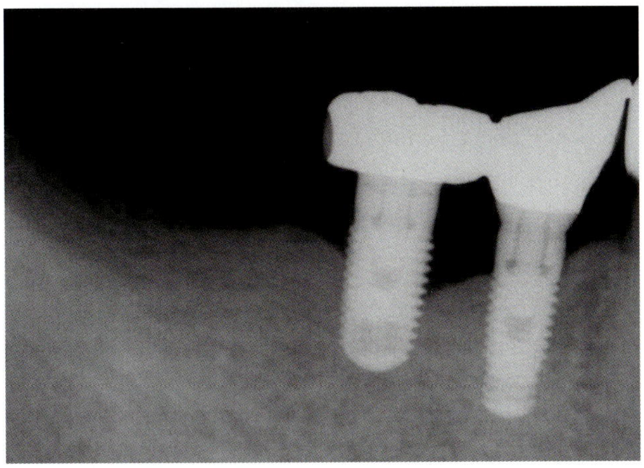

증 8-7. 임플란트 보철 기능 31개월 후 치근단 방사선사진.

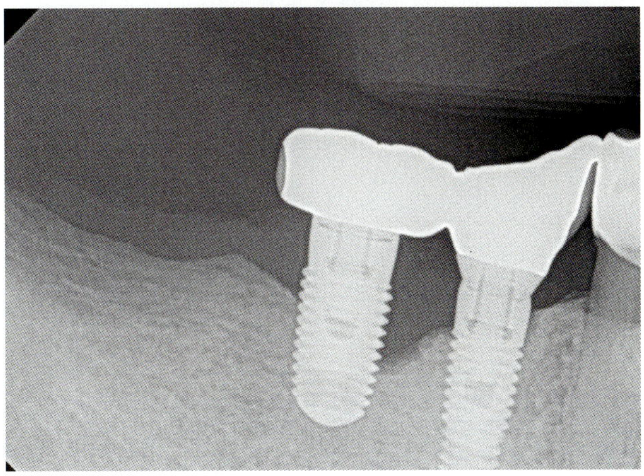

증 8-8. 임플란트 보철 기능 40개월 후 치근단 방사선사진.

9 임플란트주위염의 외과적 치료: 골이식술

증례 1(증 9-1~9-7)

66세 남자 환자로 1997년에 임플란트(machined surface, Brånemark)를 식립하여 상부보철치료가 완료되었으나 하악 우측 제1소구치와 제1대구치 부위에 임플란트주위염으로 개원치과에서 진단받고 본원에 2004년 3월에 내원하였다. 초진 시 치은 종창, 깊은 치주낭이 존재하였고 방사선사진에서 제2 소구치 및 제1 대구치 부위 임플란트 주변에 골파괴 소견이 관찰되었다. 상부 보철물을 철거한 후 국소마취하에서 피판을 거상하여 임플란트 표면을 모두 노출시켰다. 염증성 조직을 철저히 제거한 후 3분간 tetracycline 용액을 임플란트 표면에 적용하였다. 생리식염수로 창상을 세척한 후 Biocera®를 이식하고 흡수성 차단막(BioMesh®)을 피개한 후 봉합하였다. 술후 chlorhexidin 가글링 용액과 1주일간 항생제(Augmentin®)를 처방하였다. 3개월 간격으로 내원시켜 치태조절을 시행하였으며 35개월 후 경과관찰 시점에 특이 임상증상 없이 안정적인 상태를 유지하고 있었다.

증례 2(증 9-8~9-14)

72세의 여자 환자로 하악의 좌측 구치 부위의 임플란트(ITI, SLA surface) 주위염으로 내원하였으며 임플란트 주위에 골이 거의 남아 있지 않았으나 인접 임플란트들과 연결되어 있어 동요도가 없었고 환자가 최대한 보존하길 희망하여 예후 불량에 대해 설명한 후 2005년 3월 수술을 진행하였다. 상부 보철물을 철거하지 않은 상태에서 협측 점막골막피판을 전층으로 거상하여 임플란트 표면을 노출시켰

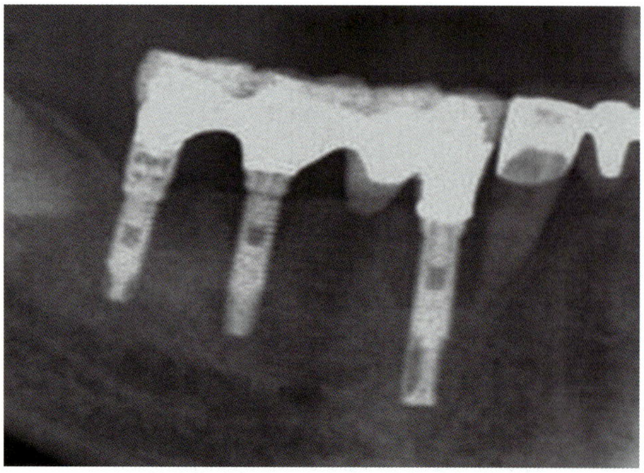

증 9-1. 술전 방사선사진. 하악 우측 임플란트 주변에 saucerization 양상의 골소실이 관찰된다.

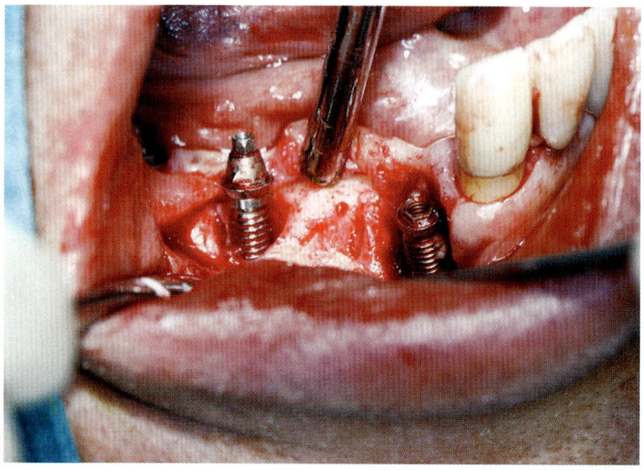

증 9-2. 피판을 거상하여 임플란트 주변 염증조직을 모두 제거한 모습. 임플란트 주변에 환상의 골결손이 관찰된다. Machined surface 임플란트이기 때문에 implantoplasty는 시행하지 않았다.

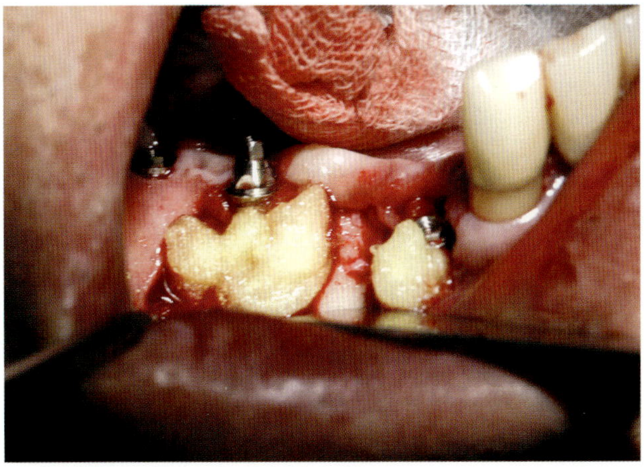

증 9-3. Tetracycline 용액을 적신 거즈로 임플란트 표면의 탈독소 처리를 시행하는 모습.

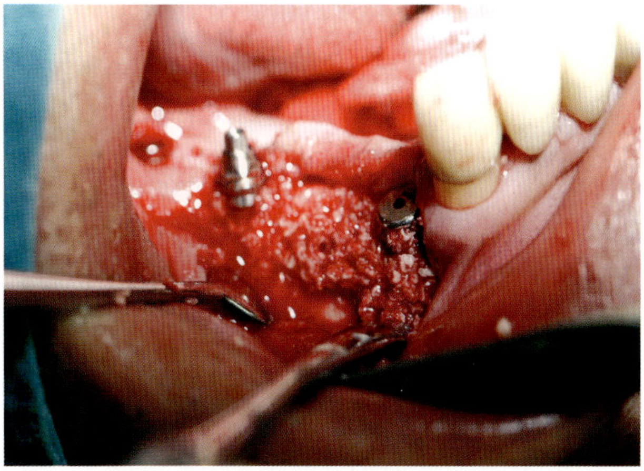

증 9-4. 이종골이식재(Biocera)를 충전한 모습.

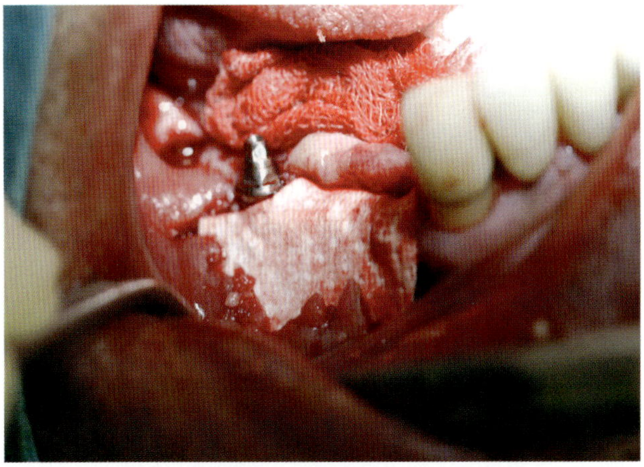

증 9-5. 흡수성 차단막(Biomesh)을 피개한 모습.

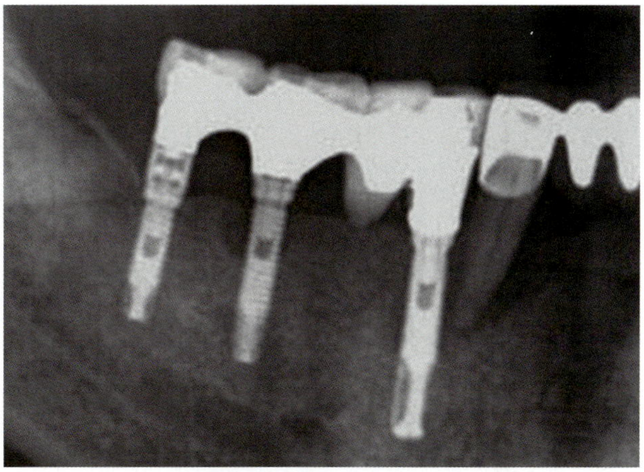

증 9-6. 수술 30개월 후 방사선사진. 하악 우측 견치 근심면으로 치주질환이 진행되어 발치를 결정하였다.

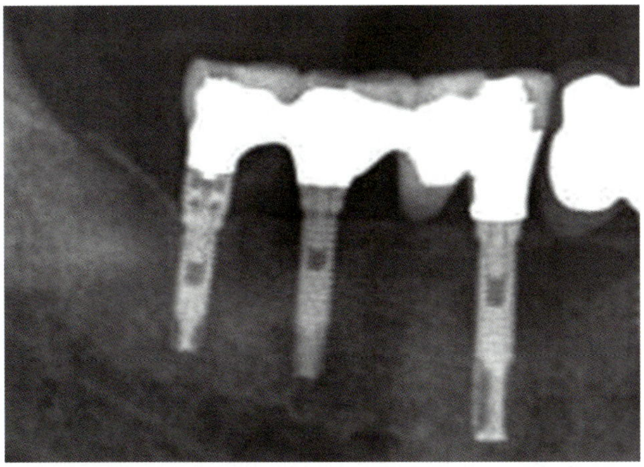

증 9-7. 수술 35개월 후 방사선사진. 임플란트 주변 골결손부의 치유가 양호하며 하악의 견치 부위는 전방의 임플란트와 연결되어 pontic 형태를 보이고 있다.

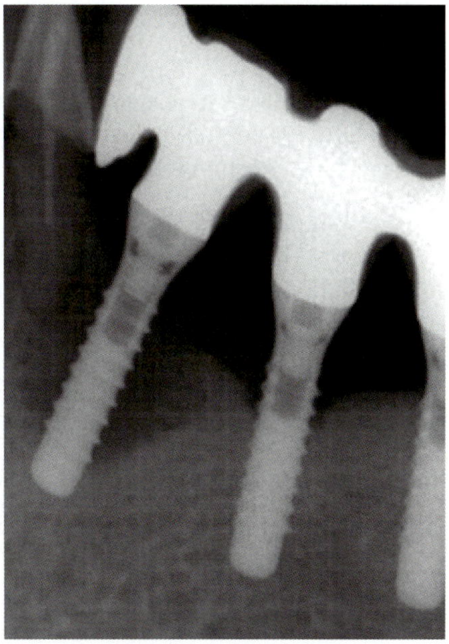

증 9-8. 72세 여자 환자의 술전 방사선사진. 임플란트 주변 골결손이 첨부까지 진행된 소견이 관찰된다.

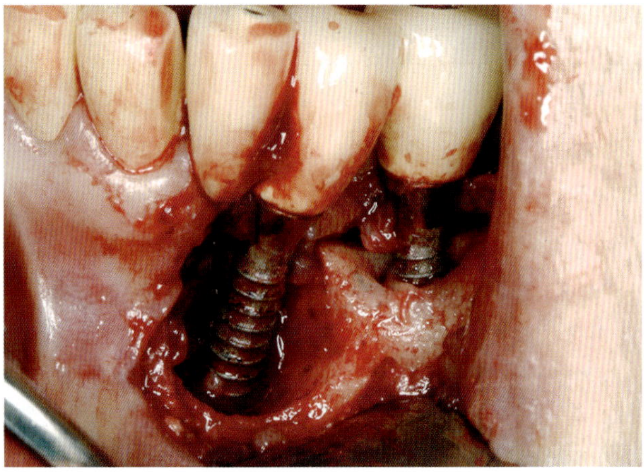

증 9-9. 피판을 거상하여 소파술을 시행하고 임플란트 표면을 노출시킨 모습.

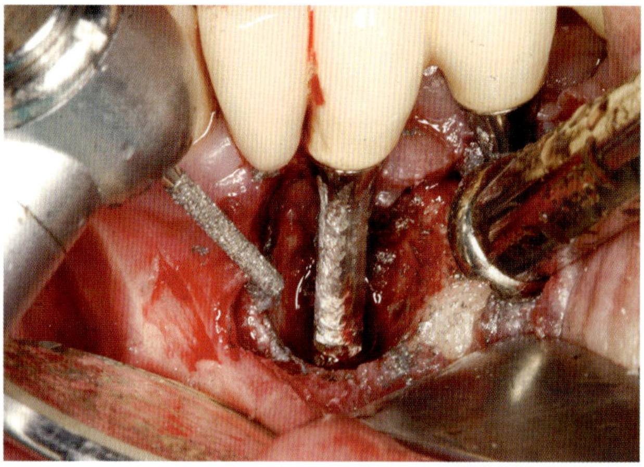

증 9-10. Diamond bur로 implantoplasty를 시행한 모습.

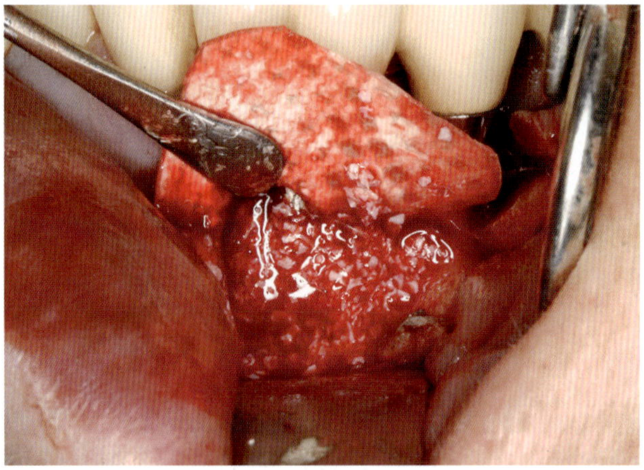

증 9-11. 임플란트 주변 골결부에 BioOss를 이식한 모습.

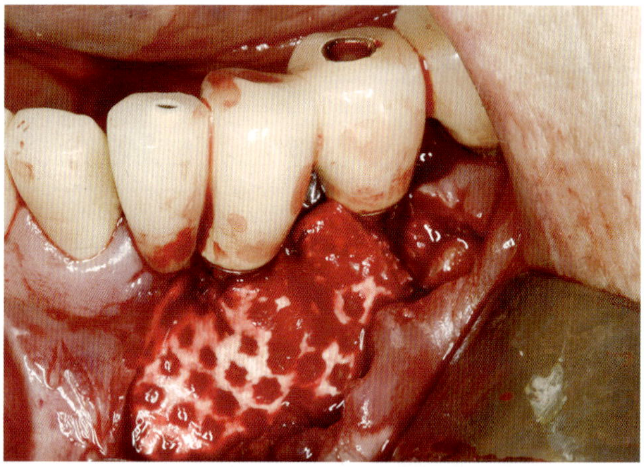

증 9-12. 흡수성 차단막(Biomesh)을 피개한 모습.

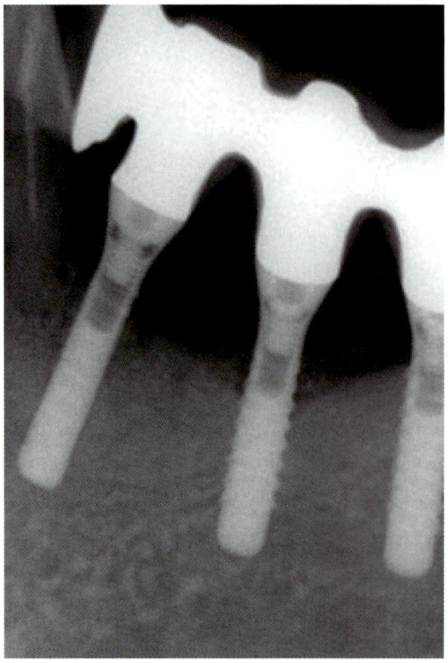

증 9-13. 수술 5개월 후 방사선사진. 임플란트 주변 방사선투과성 병소가 사라진 것을 볼 수 있다.

A 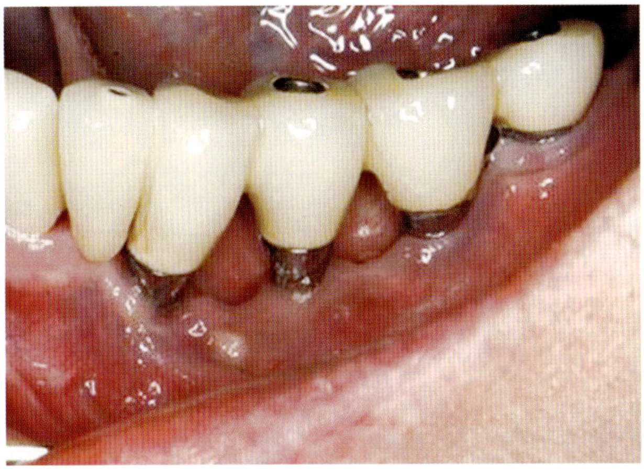 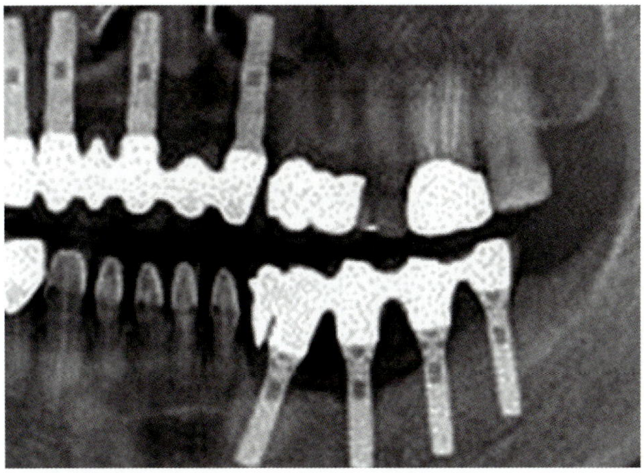 B

증 9-14. 수술 70개월 후 구강 및 방사선사진. 임플란트 주변 골결손부의 양호한 치유 소견이 관찰된다.

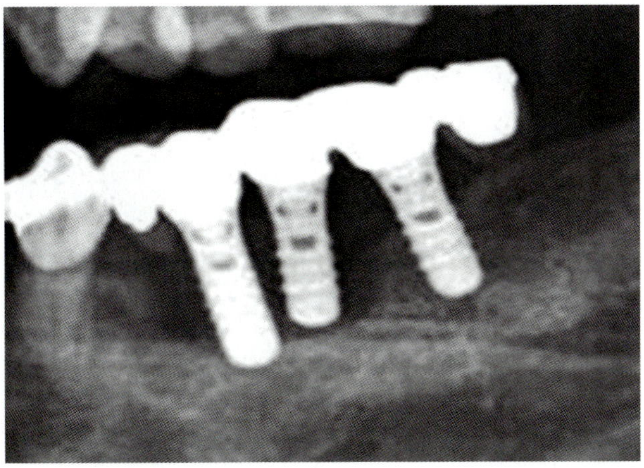

증 9-15. 59세 여자 환자의 초진 시 방사선사진. 임플란트 첨부 근처까지 골파괴가 진행된 것을 볼 수 있다.

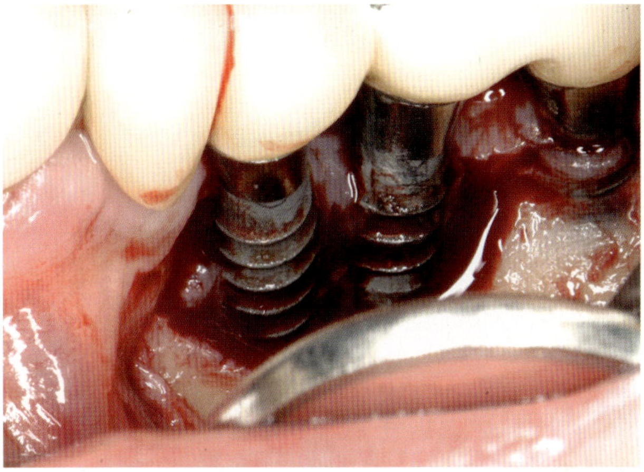

증 9-16. 피판을 거상하여 소파술을 시행하고 임플란트를 노출시킨 모습.

다. 염증성 조직을 철저히 제거한 후 implantoplasty를 시행하고 tetracycline 용액으로 탈독소 처리를 시행하였다. BioOss®와 BioMesh®를 이용한 골유도 재생술을 시행하고 창상을 봉합하였다. 술후 chlorohexidin을 이용한 구강가글링과 1주일간 항생제(Augmentin®)를 처방하였다. 수술 2주 후 차단막이 일부 노출되었으나 노출 부위를 제거하고 1주일 간격으로 창상 소독 및 경과를 관찰하였으며 양호한 치유를 보였다. 3개월 간격으로 치태조절 및 유지관리를 시행하였으며 술후 5개월까지는 방사선사진에서 골이식 부위와 잔존골과의 경계가 잘 보이나 70개월에는 거의 구분이 가지 않았으며 현재까지 큰 문제점 없이 유지되고 있다.

증례 3(증 9-15~9-20)

59세 여자 환자로 임플란트(ITI, SLA surface) 주위의 심한 구취 및 잇몸의 종창과 함께 통증을 호소하여 내원하였으며 임플란트 주위골이 많이 소실된 상태였다. 상부 보철물을 철거하지 않은 상태에서 협측 점막피판을 거상하고 소파술과 implantoplasty를 시행하였다. Tetracycline 용액으로 탈독소처리를 시행한 후 BioOss®와 BioMesh®를 이용한 골유도 재생술을 시행하고 창상을 봉합하였다. 술후에는 chlorhexidin을 이용한 구강세척과 항생제(Augmentin®)를 처방하였다. 양호한 창상치유를 보였으며 3개월 간격으로 치태조절 및 유지관리를 시행하였다. 수술 당

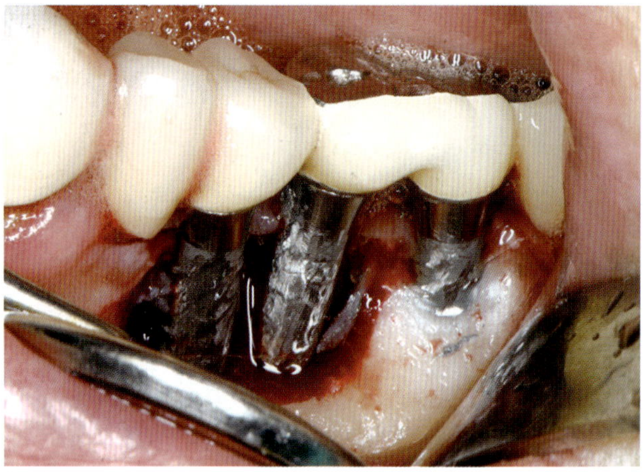

증 9-17. Implantoplasty를 시행한 모습.

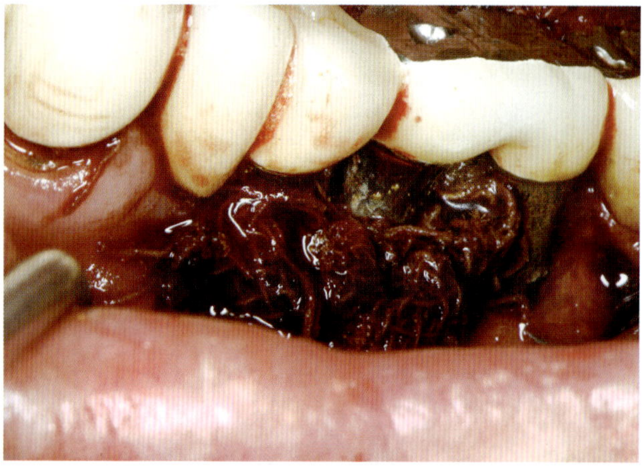

증 9-18. Tetracycline 용액을 적신 거즈를 임플란트 표면에 적용한 모습.

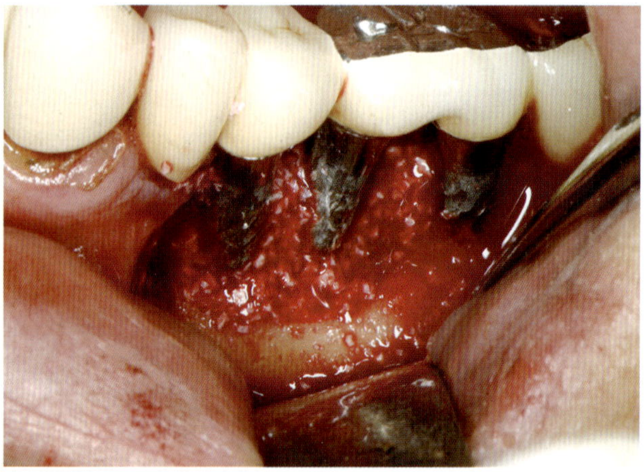

증 9-19. BioOss를 이식한 모습.

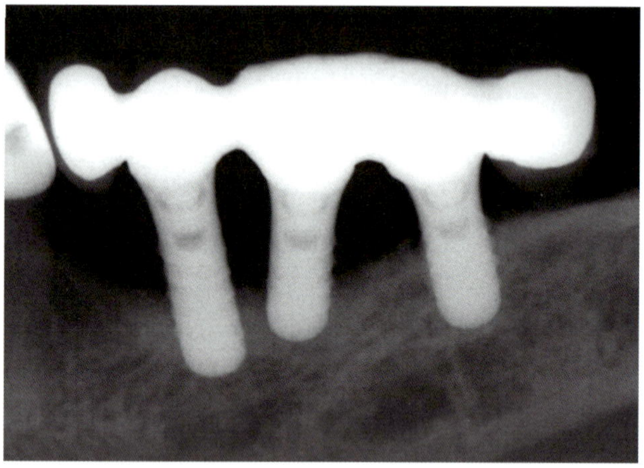

증 9-20. 수술 32개월 후 방사선사진. 임플란트 주변 결손부에 골이식재가 잘 유지되고 있는 것을 관찰할 수 있다.

시 하악 제1, 2 소구치 부위 임플란트 주위에 골이 거의 없었고 수평적 및 수직적 골결손이 컸으나 술후 32개월 방사선사진에서 임플란트 주변 골결손부에 골이식재가 잘 유지되고 있는 것이 관찰되었다. 최종 경과관찰 시점까지 환자의 자각증상이나 불편감은 없었다.

Comment

상기 증례들은 이창수 등(2008)에 의해 대한치과이식임플란트학회지에 발표되었다. 임플란트주위염은 주기적인 경과관찰 및 유지관리를 통해 예방하는 것이 최우선이며 비가역적으로 진행되기 전에 초기에 발견하기 위한 다양한 노력이 이루어져야 한다.

외과적인 시술을 하기에 앞서 우선시되어야 할 부분은 급성 감염이 해결되어야 하며 환자의 올바른 구강위생관리가 시행되어야 한다는 것이다. 치료의 근본적인 목표는 염증 부위의 제거와 질병의 진행 방지, 그리고 건강한 임플란트 주위 조직으로 기능하는 것이다(Heitz-Mayfield LJA & Lang NP, 2004). 임플란트 표면 처리를 위한 화학적 방법으로 주로 쓰이고 있는 것이 tetracycline이나 citric acid이며 다른 방법과 혼용하여 보조적 방법으로 많이 사용되고 있다(Claffey N, et al, 2008). 본 증례들에서는 모두 tetracycline 250mg을 normal saline 5cc로 희석한 용액을 사용하여 탈독소처리를 시행하였다. 임플란트 표면을 평탄하게 다듬는 술식이 의미가 없다는 주장도 있었지만 Romeo 등(2005)은 국소적인 항생제 적용과 함께 치근단 판막 변위술과 상부 노출된 나사선을 diamond bur로 부드럽게 다듬는 implantoplasty를 시행하여 3년간 관찰한 결과 주목할만한 긍정적인 결과를 얻었으며 임플란트 주변 감염과 임플란트주위염의 진행을 방지하는데 효과적인 치료법이라고 언급하였다. 본 증례들에서는 거친표면 임플란트가 식립되었던 2 증례에서 implantoplasty가 시행되었고 machined surface 임플란트가 식립된 다른 한 증례에서는 시행되지 않았다.

본 증례들에서는 골소실이 심하게 진행된 경우에도 탈독소처리 후 골이식을 시행하여 만족할 만한 결과를 얻었다. 그러나 일부 학자들은 임플란트의 3분의 2 이상의 골소실이 있어났다면 임플란트를 제거하는 것이 바람직하다고 주장한다(Jovanovic SA, 1994). 임플란트주위염의 치료 시 자가골이식을 시행한 후 재골유착 가능성에 관한 동물 실험 연구들이 일부 발표되기는 하였지만 아직 사람에서는 표준화된 근거 있는 연구 자료가 없는 실정이다. 인공 골대체재료를 사용할 경우 재골유착을 기대할 수는 없지만 골결손부를 충전함으로써 사강(dead space)을 감소시킴으로써 임플란트 주위낭을 최소화할 수 있는 장점이 있다(Marin RM, et al, 2000). 본 증례들에서 경과관찰 기간 중에 촬영한 치근단 방사선사진에서 임플란트 주변 골결손부의 수복 소견이 나타났고 임상적으로 염증의 진행이 억제되면서 안정적으로 유지되는 것이 확인되었다. 그러나 골이식을 통해 임플란트 표면과의 재골유착이 이루어졌다고는 단정할 수 없으며 임플란트 주위 결손부의 사강을 제거함으로써 염증 진행이 억제되고 있는 것으로 추정되었다. 따라서 정기적인 유지관리가 매우 중요할 것으로 생각되며 본 증례들에서도 레이저와 치태조절을 통해 적극적인 유지관리가 시행되고 있다.

참고문헌

이창수, 김영균, 이효정. 임플란트주위염의 치료: 증례보고. 대한치과이식임플란트학회지 2008;27:8-16.

Claffey N, Clarke E, Polyzois I, Renvert S. Surgical treatment of peri-implantitis. J Clin Periodontol 2008;35(Suppl):316-32.

Heitz-Mayfield LJA, Lang NP. Antimicrobial treatment of peri-implant diseases. Int J Oral Maxillofac implants 2004;19(suppl):128-39.

Jovanovic SA. The management of peri-implant break-down around functioning osseointegrated dental implants. J Oral Maxillofac Surg 1994;52:106-12.

Marin RM, Carter JB, Barber HD, Surgical implant failure. Oral and maxillofacial surgery:reconstructive and implant surgery. Philadelphia: W.B. saunders Co, 2000:275-308.

Romeo E, Lops D, Ghisolfi M, Vogel G. Therapy of peri-implantitis with resective surgery. A 3-years clinical trial on rough screw-shaped oral implants. Clinical Oral Implant Res 2005;16:9-18.

10 임플란트주위염이 상악동염으로 진행된 경우

2007년 4월 25일 73세 남자 환자에서 우측 상악동골이식술과 치조능증대술이 시행되었다(증 10-1~10-3). 환자는 1년 전 심장수술을 받은 후 지속적으로 아스피린을 복용하고 있었다. 술후 심한 출혈로 인해 혈종과 우측 안구 주위 종창 및 피하출혈이 심한 양상을 보였다. 구강 내 창상으로 지속적인 출혈이 있었으나 1주 후 안정되었고 수술 10일 후 봉합사를 제거하였다. 골치유는 양호하였으며 2007년 8월 20일 임플란트를 2개 식립하였다(Osstem GS II). 임플란트 초기 안정도가 우수(오스텔멘토 측정, #15: 79, #17: 68 ISQ)하여 치유지대주를 연결하고 창상을 봉합하였다(증 10-4). 6개월 후 외부 치과의원에서 상부 보철물이 성공적으로 장착되었다(증 10-5). 이후 3개월 간격으로 유지관리를 시행하였으나 2009년 1월 5일 이후 내원하지 않았다(증 10-6). 2013년 10월 28일 우측 코막힘 증상과 보철물의 유동성을 주소로 내원하였는데 10일 전부터 우측 상악동염 증상이 발생하여 이비인후과 치료를 받고 있다고 하였다(10-7). 방사선사진에서 우측 상악동의 방사선불투과상이 증가하였고 #17 임플란트 주변의 골파괴가 심하게 진행된 양상을 보였다(10-8, 10-9). 상부 보철물을 철거한 후 #17 임플란트를 제거하고 이비인후과와 부비동염에 대한 협진 치료가 진행 중이다.

Comment

환자의 개인 사정으로 인해 유지관리가 이루어지지 못하였으며 보철물의 유동성과 상악동염이 발생하여 내원하였을 때 #17 임플란트 주위의 골파괴가 매우 심한 양상이 관찰되었다. 진행성 임플란트주위염으로 인해 부비동염이 발생한 증례로 임플란트 유지관리의 중요성을 깨닫게 해 주는 증례로 생각된다.

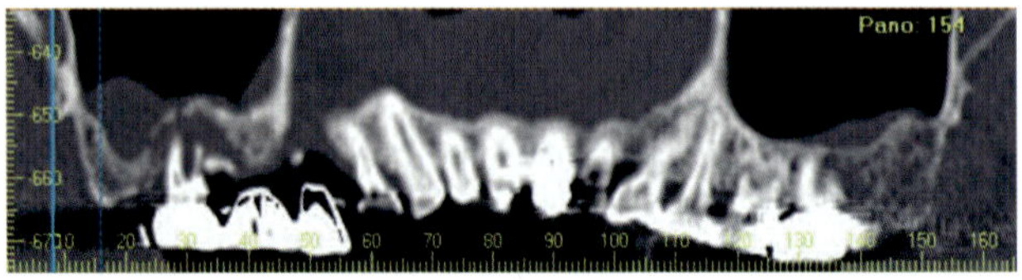

증 10-2. 초진 시 CT 사진. 우측 상악동저 점막이 비후되어 있으며 잔존골량이 매우 부족한 것을 볼 수 있다.

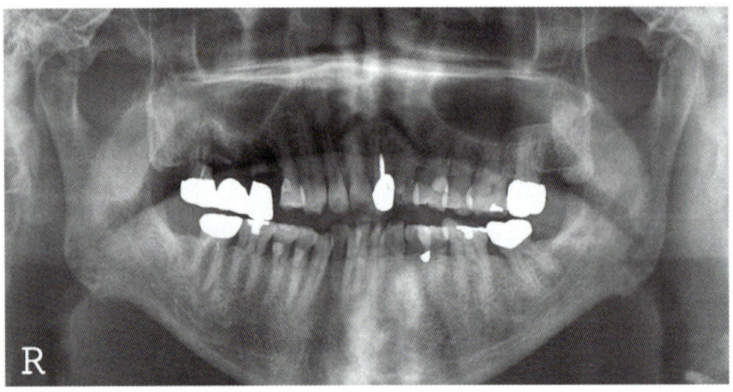

증 10-1. 초진 시 파노라마 방사선사진. #15, 17을 발치하면 상악동저까지 잔존골량이 매우 부족할 것으로 예상된다.

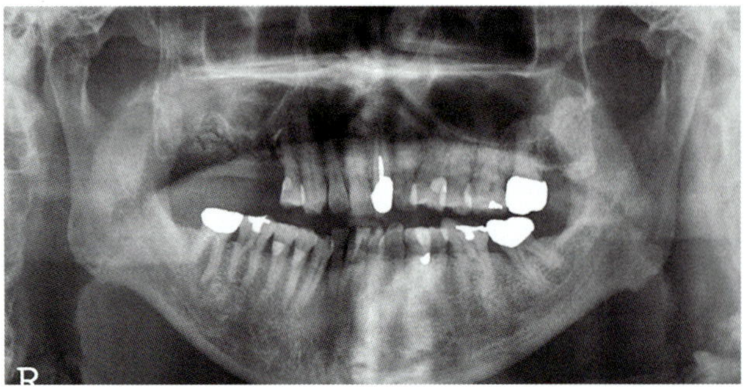

증 10-3. 상악동골이식과 치조능증대술 후 파노라마 방사선사진.

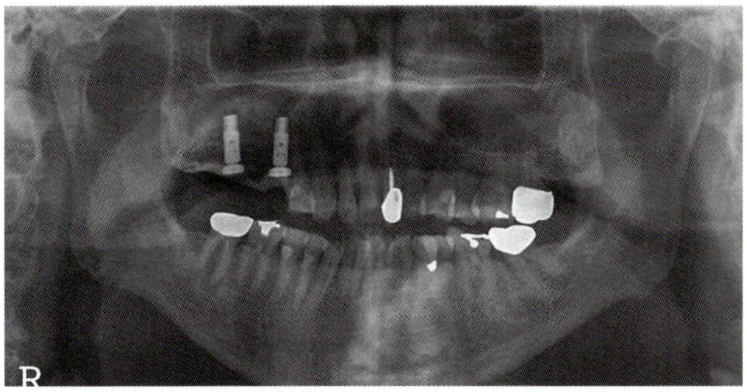

증 10-4. 임플란트 식립 후 파노라마 방사선사진.

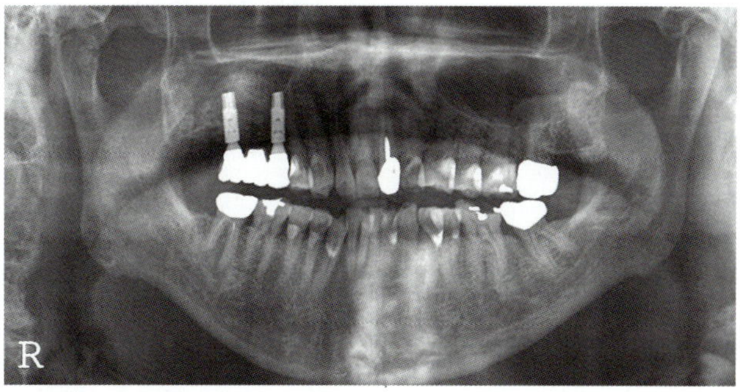

증 10-5. 임플란트 상부 보철물 장착 1개월 후 파노라마 방사선사진.

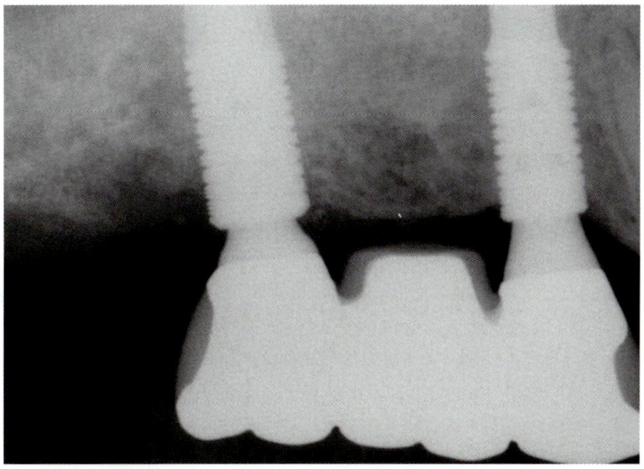

증 10-6. 상부 보철물 장착 8개월 후 치근단 방사선사진.

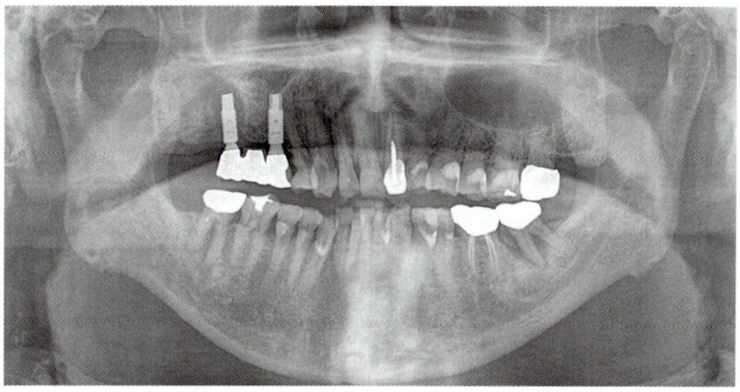

증 10-7. 2013년 10월 28일 촬영한 파노라마 방사선사진. #17 임플란트 주변의 방사선 투과성 병소가 상악동과 연결된 양상을 보이고 있다.

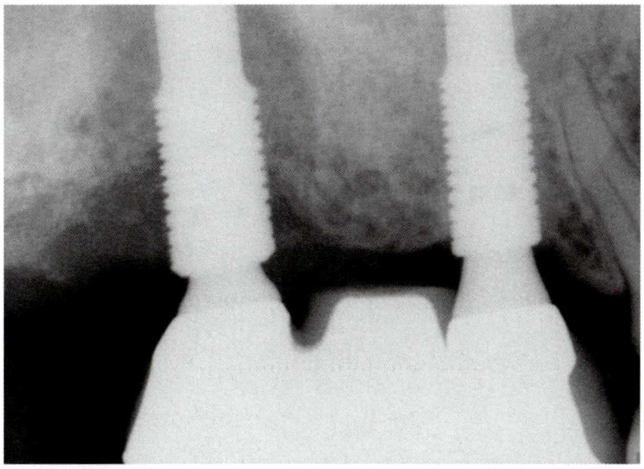

증 10-8. 치근단 방사선사진에서 #17 임플란트 주변 골파괴가 매우 심한 것이 관찰된다.

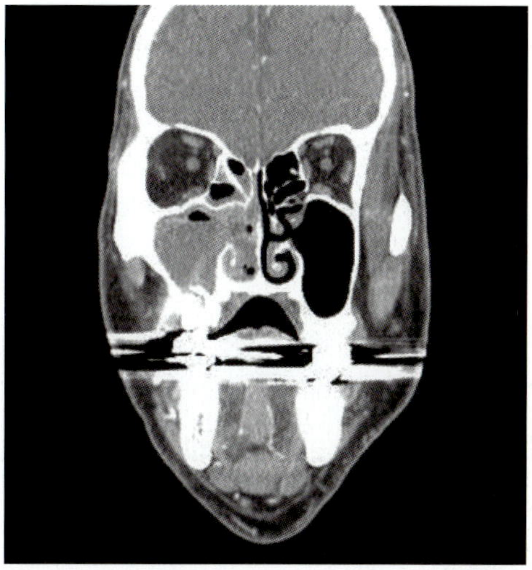

증 10-9. PNS CT에서 우측 상악동과 사골동이 방사선불투과상 병소로 채워져 있는 소견이 관찰된다.

11 임플란트 보철 완료 후 갈바닉 전류에 의한 과민 반응

2010년 3월 22일 59세 여자 환자의 하악 좌측 구치부에서 골이식을 동반한 임플란트 치료(CMI, #35:4D/7L, #36:5D/7L)가 시행되었다. 술전부터 턱관절장애가 매우 심한 상태였으며 치료 도중에도 수차례 턱이 탈구되는 증상이 발생하였다. 수술 부위는 정상적인 치유가 이루어졌으며 2010년 7월 5일 이차수술을 시행하였다. 치료 도중 금속성 기구(mirror, pincet 등)가 상악 좌측 구치부 보철물(Gold crown: #26)과 아말감 수복물(#25, 27)에 접촉되면 전기 오는 듯한 찌릿한 증상이 발생하였다. 2010년 8월 19일 나사 유지형 도재금관 보철물(PFG)이 장착되었으며 #25, 27 아말감 수복물은 gold inlay로 교체해 주었다. 음식물 저작 시 과민성 통증은 없었고 좌측 상하악 대구치 교합 시 찌릿한 통증은 없었지만 스테인레스 스틸 금속 기구가 접촉되면 과민 반응은 지속되었다. 환자에게 음식물 섭취 시 나무 수저와 젓가락을 사용할 것을 추천하였다(증 11-1~11-3).

Comment

갈바니즘(galvanism)은 Luigi Galvani에 의해 처음 명명된 용어로서 상이한 화학물질을 가진 물체들 사이에서 발생하는 전류 유도 현상을 의미한다. 치과에서 아말감 수복물과 다른 종류의 금속성 보철물이 접촉할 경우 또는 금관 보철물과 스테인레스 스틸 재질의 기구가 접촉될 경우 찌릿한 전기가 오는 듯한 불쾌한 증상이 발생할 수 있다. 즉 치과 영역에서 구강 내의 두 가지 이종 금속이 액체 속에 있을 때 화학작용으로 전류가 발생한다. 가급적 치과 보철물은 같은 금속을 사용하는 것이 추천된다.

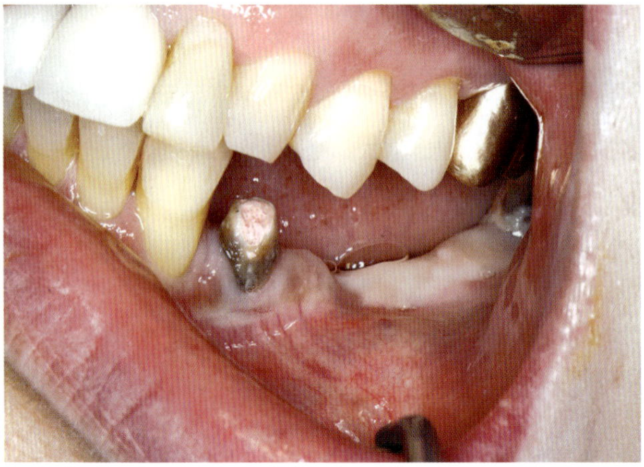

증 11-2. 술전 구강사진.

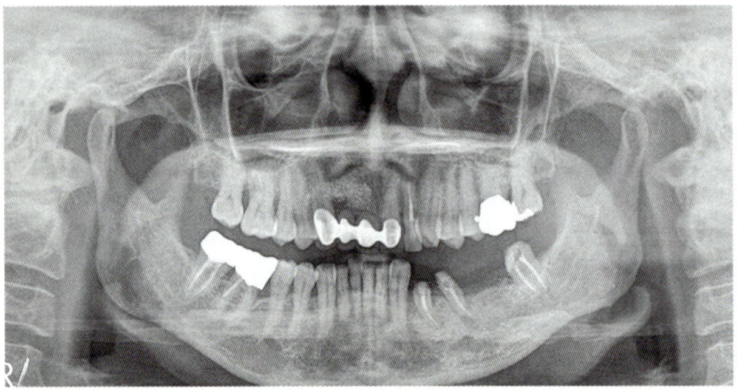

증 11-1. 초진 시 파노라마 방사선사진. #25, 27 부위에 아말감 수복물이, #26은 gold crown이 장착된 상태였으며 #35 발치 후 #35, 36 부위에 임플란트를 식립하기로 계획하였다.

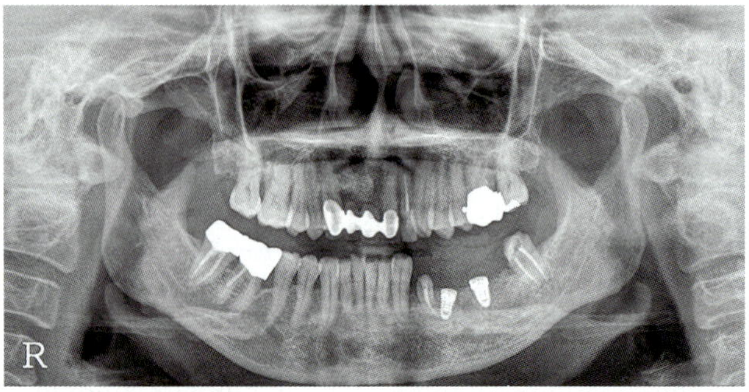

증 11-3. 임플란트 식립 후 파노라마 방사선사진.

12 상악 좌측 견치에 잘못 식립된 임플란트를 제거하고 다시 치료한 증례

2005년 10월 13일 37세 여자 환자가 #23 부위에 잘못 식립된 임플란트 제거를 위해 내원하였다. 임플란트가 순측으로 치우친 상태로 식립되었으며 환자의 치은은 thin biotype이었다(증 12-1, 12-2). 2005년 11월 1일 trephine bur로 임플란트를 제거한 후 결손부에 이종골(BioOss)을 이식하고 흡수성 콜라겐막(Ossix)을 피개하고 봉합하였다(증 12-3, 12-4). 충분한 치유기간을 거친 후 2007년 3월 6일 임플란트(Implantium 3.8D/12L)를 일회법으로 식립하였다. 순측의 연조직 증대 목적으로 Permacol을 순측 치은 하방에 삽입하였다(증 12-5, 12-6). 2007년 7월 24일 최종 보철물이 성공적으로 장착되었으며 심미적으로 만족스러운 결과를 얻었다(증 12-7).

Comment

심미 부위에서 잘못된 위치로 식립된 임플란트는 제거하고 다시 치료하는 것이 가장 좋다. 잘못 위치된 임플란트에서 심미 보철물을 만드는 것은 절대적으로 불가능하다. 상기 증례의 환자는 임플란트를 제거한 후 골결손이 불가피하기 때문에 치조능 보존 목적으로 이종골을 이식하였고 이차적으로 임플란트를 식립할 때 순측에서 충분한 골이 확보될 수 있도록 하였다. 또한 thin gingiva 보강 목적으로 임플란트 식립 시 진피 콜라겐 조직을 이식하였다.

※ Permacol™

연조직 결손부의 재건을 위한 영구 이식재 목적으로 개발되었으며 무세포성 porcine dermal collagen으로서 주성분은 elastin fibers이다. 흰색을 띠는 견고하면서도 유연성이 있는 fibrous flat sheet 형태로 멸균된 상태로 포장되어 공급되며 실온에서 보관한다. 결손부의 크기에 맞게 잘라서 사용하며 겹으로 쌓아 조직 함몰부를 풍융하게 수복해 줄 수 있으며 의과 분야에서 안와재건술, 협부 증강술, 구순 및 구개열, 비증강술 등에 사용되어 왔다(김영균 등, 2007. 김영균, 2007).

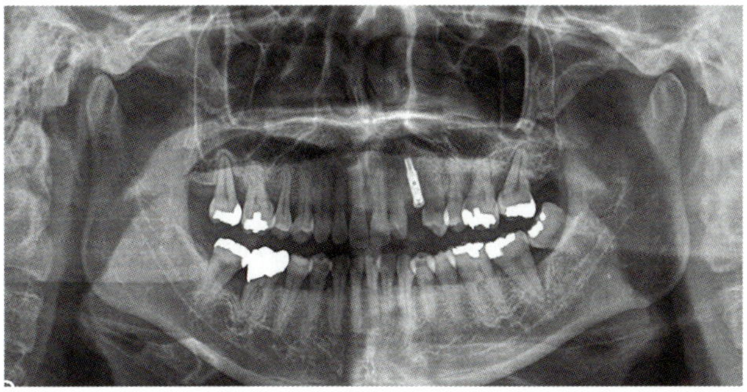

증 12-1. 초진 시 파노라마 방사선사진. #23 부위의 잘못 식립된 임플란트 제거를 계획하였다.

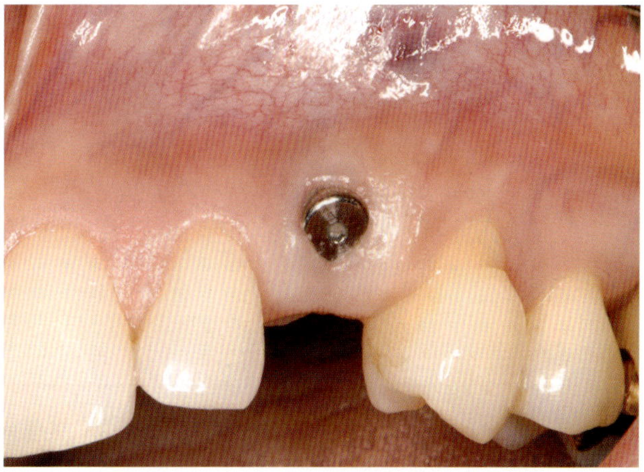

증 12-2. 초진 시 구강사진. 임플란트가 순측으로 치우친 상태로 식립된 것을 볼 수 있다.

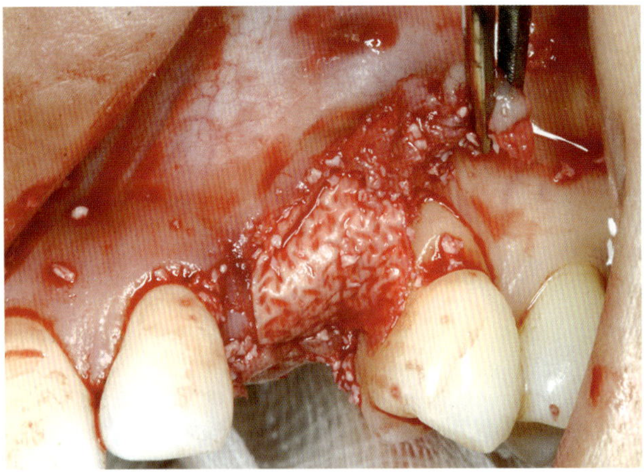

증 12-3. 임플란트 제거 후 골이식을 시행한 모습.

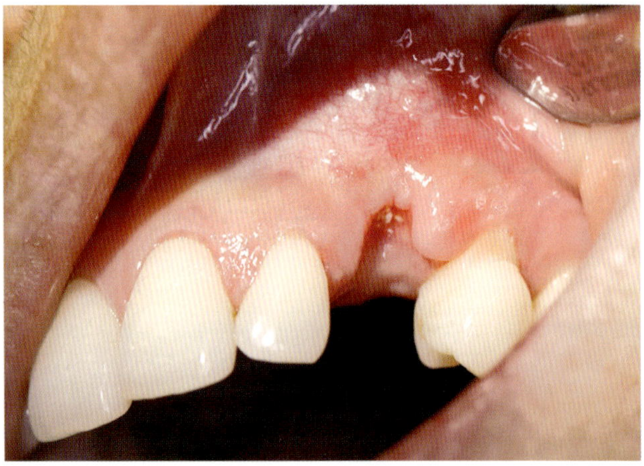

증 12-4. 임플란트 제거 5주 후 구강사진.

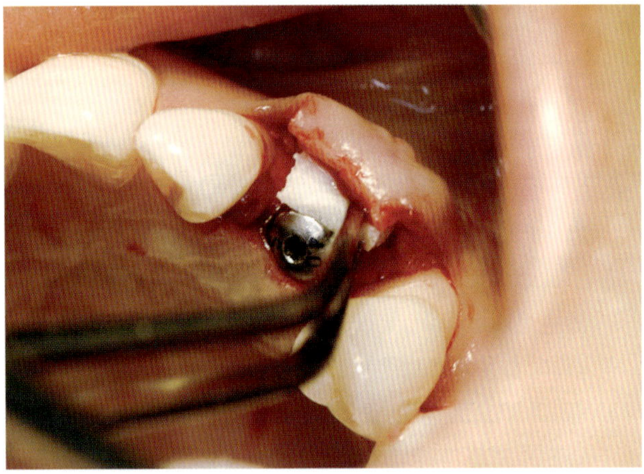

증 12-5. 임플란트 식립 후 순측 점막 하방에 Permacol을 삽입하는 모습.

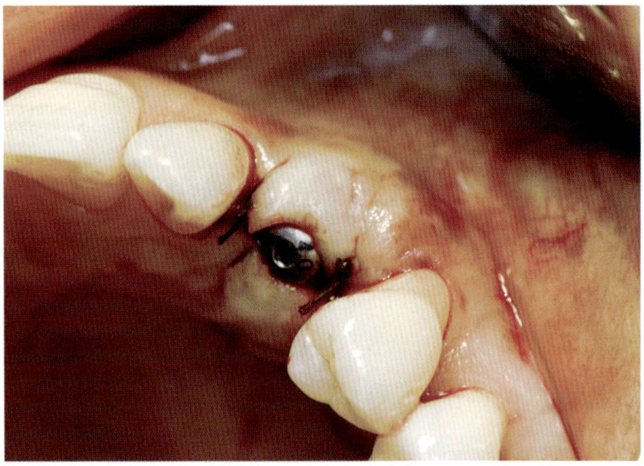

증 12-6. 봉합한 모습. 순측 연조직이 풍융해진 것을 볼 수 있다.

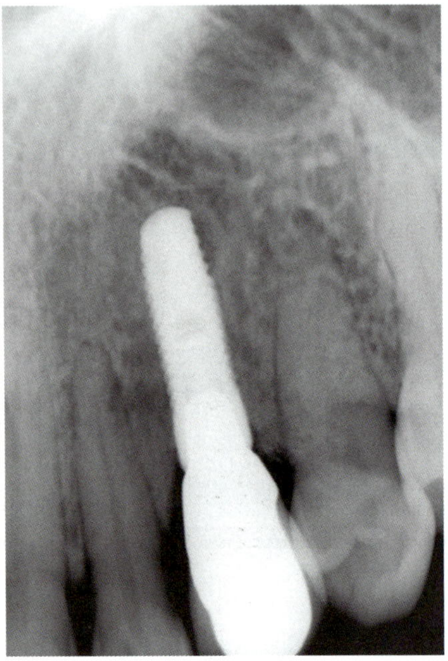

증 12-7. 최종 보철물 장착 후 치근단 방사선사진.

참고문헌

김영균, 김수관, 이부규: 골이식과 임플란트. Vol 2-1. 다양한 골이식술의 임상적용. 나래출판사 2007;260-3.

김영균. 임플란트 치료 시 PermacolTM과 Terudermis™를 이용한 연조직 처치. 대한치과이식학회지 2007;26:21-7.

13 스프린트된 임플란트 보철물에서 임플란트주위염에 이환된 고정체 제거

68세 여자 환자가 상악 우측 구치부 잇몸 종창 및 치은 출혈을 주소로 내원하였다. 15년 전에 #13~17 부위에 4개의 임플란트를 식립한 후 splinted prosthesis를 장착하였다. 당시 치료를 담당했던 치과는 없어졌으며 후속 관리를 받지 못한 상태로 지내고 있었다. 방사선사진에서 중간 부위(#14~15) 임플란트 주변의 골파괴가 첨부까지 진행된 상태였으나 나머지 3개 임플란트의 골유착 상태가 견고하여 음식 저작에는 큰 불편감이 없었다(증 13-1). 임플란트를 제거한 후 다시 식립하거나 나머지 잔존 임플란트를 이용한 재보철치료도 생각해 보았지만 환자의 수술적 고통과 치료비용을 경감시키기 위해 문제의 임플란트 고정체만 절단하여 제거하는 방법을 선택하였다. 국소마취하에서 피판을 거상한 후 임플란트 상단을 다이아몬드 바로 절단하였다. 임플란트 고정체는 쉽게 제거되었으며 염증 부위에 대한 소파술을 철저히 시행한 후 결손부위에 합성골(Osteon II collagen)을 충전하고 창상을 봉합하였다(증 13-2~13-5). 수술 10개월 후 내원하였을 때 임상증상은 완전히 소멸되었으며 저작 기능에도 전혀 지장이 없었다(증 13-5, 13-6). 3~6개월 간격으로 평생 유지관리를 계획하고 있다.

Comment

다수 임플란트의 보철물이 스프린팅되어 있는 상태에서 1개의 임플란트 주변의 골파괴가 심한 경우 어떻게 치료할 것인가? 오래 전에 식립된 임플란트는 제품명을 잘 모르는 경우도 많고 보철 관련 부품들이 단종된 경우도 많다. 이때 상부 보철물을 철거한 후 문제의 임플란트를 제거하고 다시 보철치료를 하려면 많은 어려움에 직면할 수 있다. 주변의 임플란트 상태가 비교적 양호한 경우에는 외과적으로 접근하여 골파괴가 심한 임플란트 고정체만 절단하여 제거하는 술식도 임상에서 유용할 것으로 사료된다. 추후 철저한 유지관리를 시행하면 예상 외로 장기간 임플란트를 잔존시킬 수 있으며 환자의 치료에 대한 고통과 진료비를 경감할 수 있고 환자의 신뢰감을 얻을 수 있을 것이다.

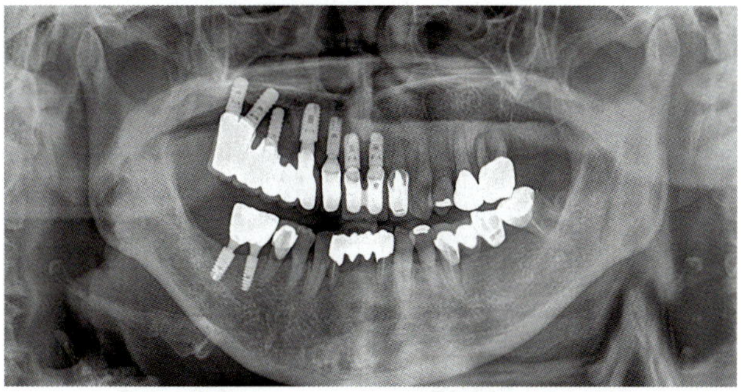

증 13-1. 초진 시 파노라마 방사선사진. #14~15 부위 임플란트 주변의 골파괴가 첨부까지 진행된 것을 볼 수 있다.

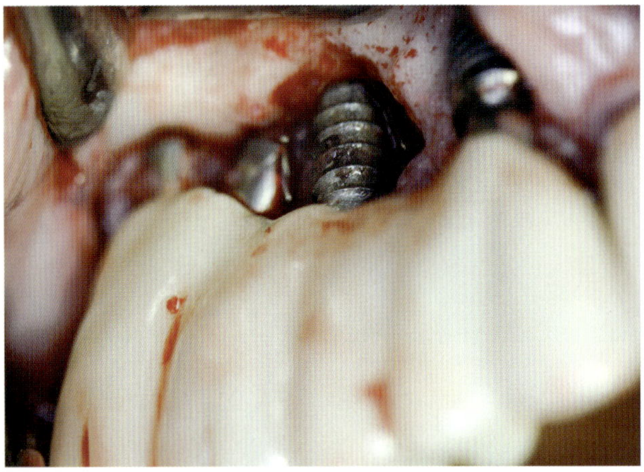

증 13-2. 상부 보철물을 철거하지 않은 상태에서 절개를 가한 후 피판을 거상한 모습.

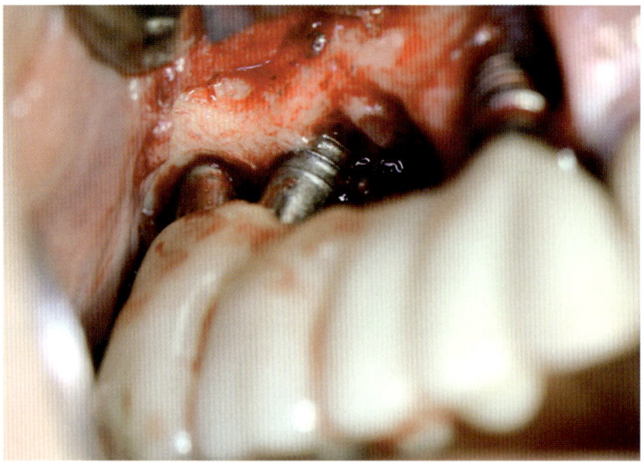

증 13-3. 골파괴가 심한 임플란트의 상단을 절단하여 제거하였다.

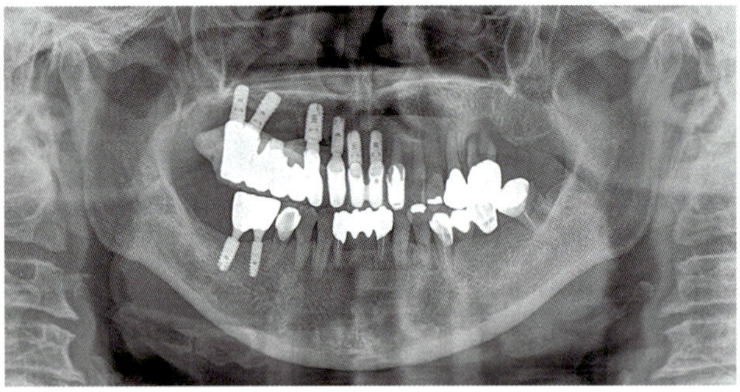

증 13-4. 술후 파노라마 방사선사진.

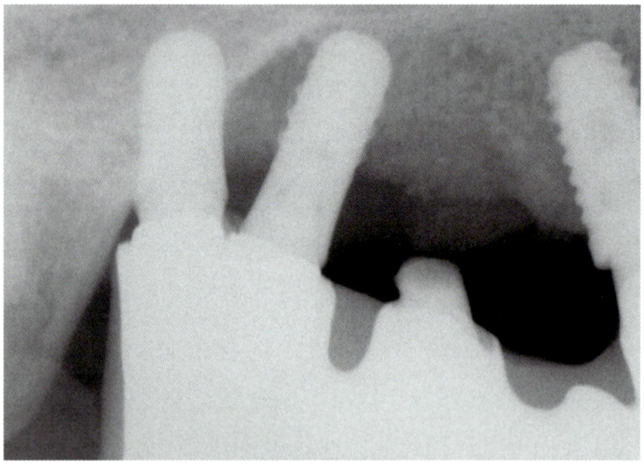

증 13-5. 수술 4개월 후 치근단 방사선사진.

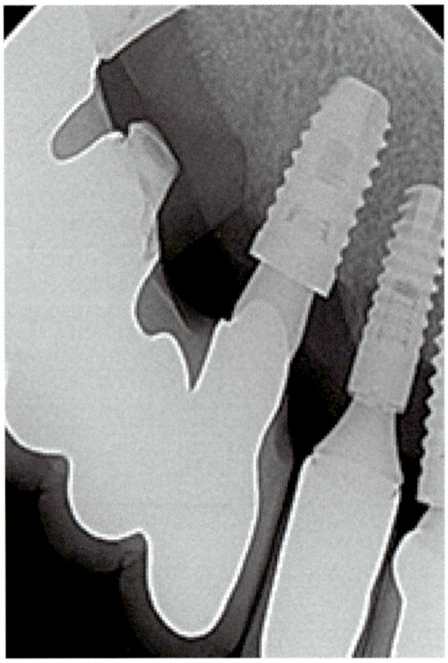

증 13-6. 수술 10개월 후 치근단 방사선사진.

14 임플란트 지대주 및 고정체 상부 파절 증례

56세 남자 환자가 2010년 11월 2일 상악 좌측 대구치 부위(#26, 27)에 임플란트(Zimmer 4.7D/10L)를 식립한 후 임시 보철물을 이용한 즉시 하중이 시행되었다. 2011년 6월 2일 최종 보철물로 교체되었으며 정기 관찰이 시행되었다. 2011년 11월 7일 내원하였을 때 촬영한 치근단 방사선사진에서 #26 임플란트의 근심측 치조골에 방사선 투과상이 증가한 양상이 관찰되었으나 임상증상은 없었다. 2013년 4월 18일 내원 시 임플란트 주위 잇몸 종창과 음식물 침착을 호소하였고 치근단 방사선사진에서 골흡수가 진행되는 양상이 관찰되었다. 2013년 4월 23일 임플란트 주변 소파술과 laser 치료를 시행한 후 minocline ointment를 치주낭에 주입하였다. 2013년 12월 23일 내원 시 임상증상은 없지만 치근단 방사선사진에서 #27 임플란트 지대주 파절 및 #26 골흡수 진행과 상부 보철물의 유동성이 관찰되었다(증 14-1). 2014년 1월 6일 치은 종창과 통증이 발생하여 내원하였으며 절개 배농술을 시행한 후 항생제를 투여하였다. 그러나 통증과 감염 증상이 지속되어 2014년 2월 10일 #26 임플란트를 제거하고 #27 임플란트는 파절된 지대주를 교체한 후 재 보철치료를 계획하고 있다(증 14-2, 14-3).

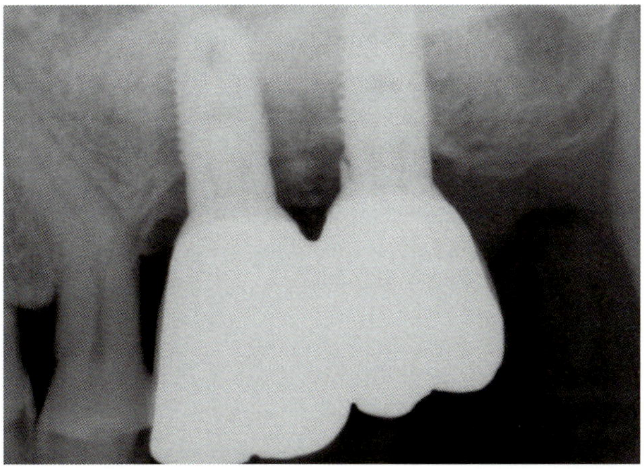

증 14-1. #26 임플란트 골유착 파괴 및 #27 임플란트 고정체 상단의 파절 소견이 관찰된다.

Comment

본 증례는 #26 임플란트주위염이 진행되면서 골유착이 실패하였고 #27 임플란트에 하중이 집중되면서 지대주가 파절되었던 것으로 판단된다.

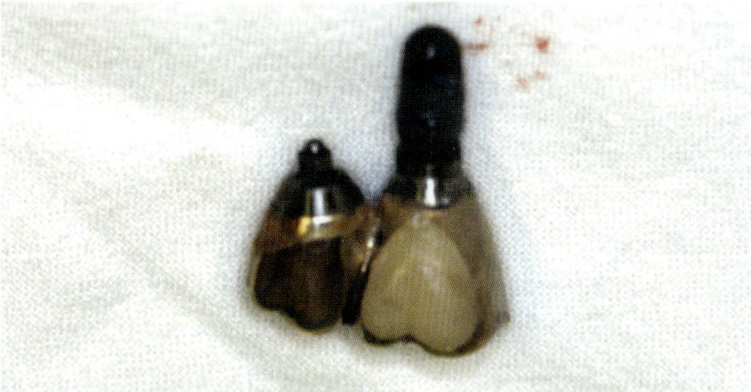

증 14-2. 임플란트와 상부 보철물이 제거된 모습.

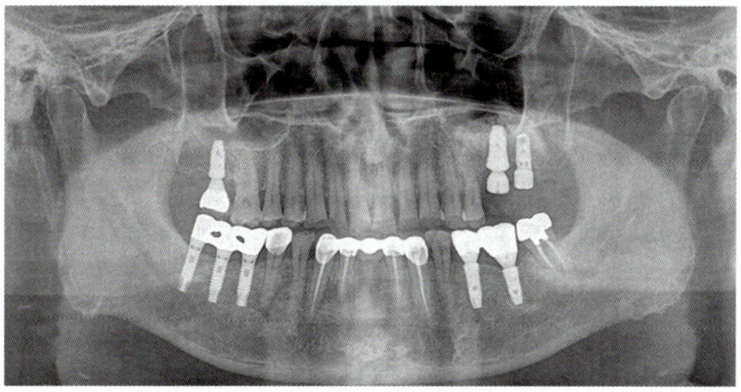

증 14-3. 술후 파노라마 방사선사진. #26 임플란트를 제거한 후 소파술을 시행하고 굵은 임플란트로 교체 식립하였다. #27 임플란트의 파절된 지대주를 교체해 주었다.

15 상악동으로 전위된 임플란트가 3년간 유지되다가 제거한 증례

2010년 12월 2일 56세 여자 환자가 우측 상악동으로 전위된 임플란트에 대한 평가를 위해 내원하였다. 타 치과의원에서 1년 전 치조정접근법을 통한 상악동점막 거상술과 동시에 임플란트가 식립되었으나 술후 상악동염이 발생하였고 #17 임플란트는 제거되었으나 #16 임플란트는 상악동으로 전위된 상태였다. 임상증상은 없었고 방사선사진에서도 상악동염 증상이 없어 일단 경과를 관찰하기로 하였다(증 15-1, 15-2). 1년 후 경과관찰 시 우측 코 옆을 누르면 찌릿한 느낌이 있으나 상악동염 증상은 없었고 방사선사진에서 임플란트 위치는 변화가 없었다(증 15-3). 2013년 12월 23일 내원 시 우측 코 주변이 가렵고 재채기가 자주 나온다고 호소하였으며 파노라마 방사선사진에서 임플란트가 상악동 상방으로 더 전위된 소견이 관찰되었다(증 15-4). PNS CT를 촬영한 결과 우측 상악동 이물, 좌측 상악동과 사골동(ethmoidal sinus)의 염증이 심하며 비중격 변위가 관찰되어 이비인후과에 의뢰하였다(증 15-5). 2014년 3월 18일 이비인후과에서 내시경을 이용한 상악동염 수술과 동시에 임플란트 제거술이 시행되었다(증 15-6).

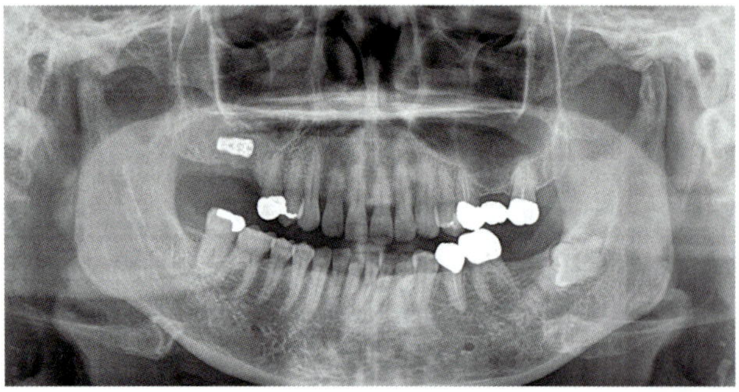

증 15-1. 초진 시 파노라마 방사선사진. 임플란트가 우측 상악동 하방에 위치해 있는 것을 볼 수 있다.

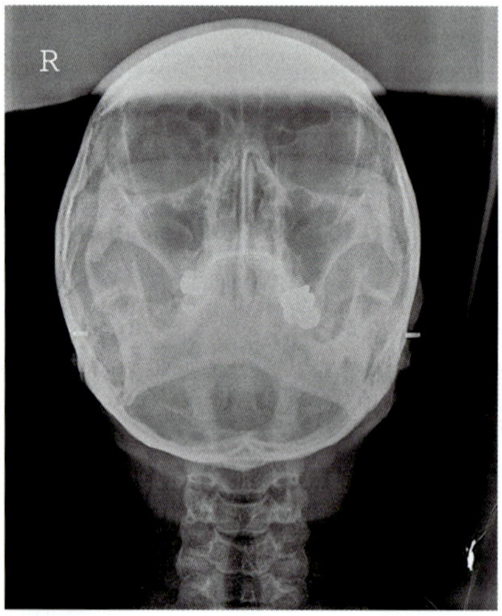

증 15-2. 초진 Water's view. 우측 상악동점막이 약간 비후된 듯한 소견을 보이지만 임상증상은 없는 상태였다.

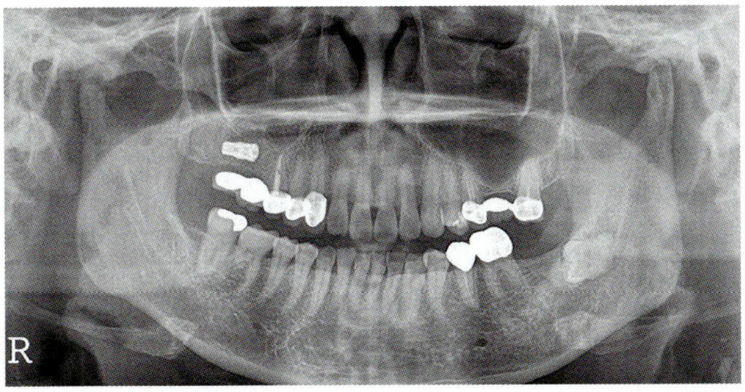

증 15-3. 1년 후 촬영한 파노라마 방사선사진에서 임플란트의 위치는 큰 변화가 없는 상태였다.

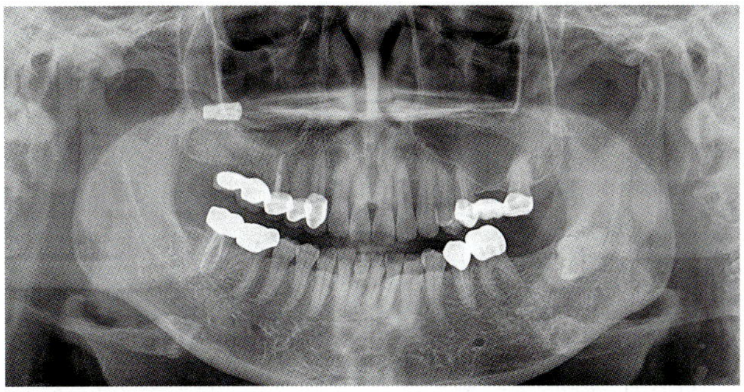

증 15-4. 임플란트가 상악동 상방으로 더 전위된 소견이 관찰된다.

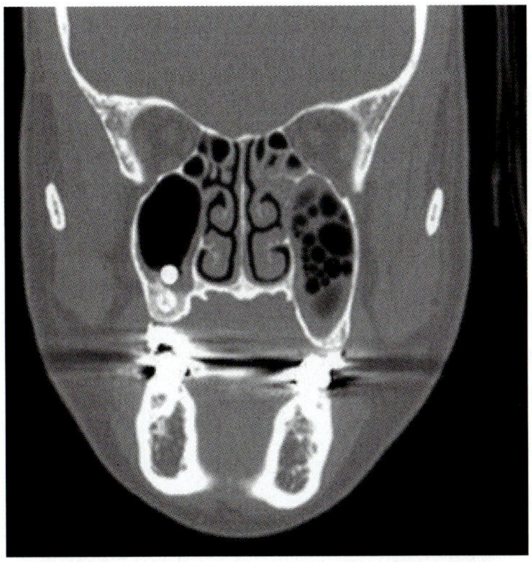

증 15-5. PNS CT. 우측 상악동으로 전위된 임플란트 주변의 점막이 비후되어 있다. 그러나 임상증상이 없지만 좌측 부비동염이 심한 소견이 관찰되었다.

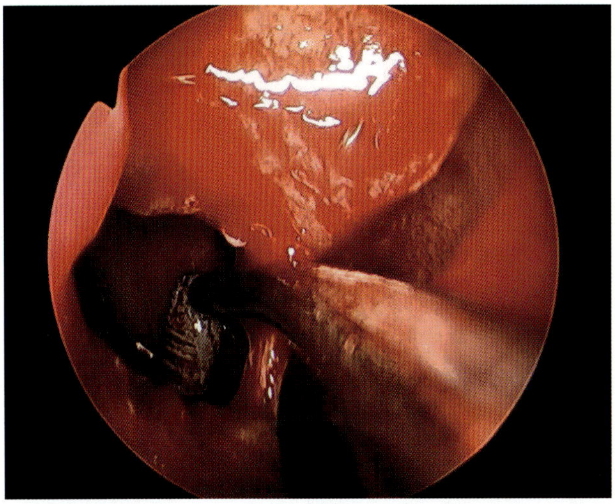

증 15-6. 내시경으로 임플란트를 제거하는 모습.

16 우측 상악동골이식 후 발생한 국소감염과 급성 상악동염의 절개 배농술과 약물치료

2012년 9월 25일 65세 남자 환자에서 우측 상악동골이식이 시행되었다(증 16-1~16-3). 골이식재는 동종골(Ex-Fuse)과 이종골(InduCera)이 혼합 사용되었다. 10일 후 봉합사를 제거하고 경과를 관찰하던 중 2012년 10월 5일 두통, 우측 뺨 종창 및 압통, 고개 숙일 때 압박감을 호소하며 내원하였다. #15~17 협측 전정부에 압통성 종창이 존재하여 급성 상악동염으로 진단하고 항생제(Augmentin)를 5일간 처방하였다. 증상은 약간 호전되었으나 촉진 시 압통이 존재하였다. 2012년 10월 8일 절개 배농술을 시행하였으나 농은 없었고 수술 부위에 국소적으로 혈액이 차 있었다. 술후 혈종으로 인한 국소감염으로 진단하고 항생제를 계속 복용하도록 하였다. 이후 우측 측두부 두통을 호소하였으며 2012년 10월 19일 내원 시 코에서 냄새가 나고 우측 머리가 아프다고 하였다. Water's view를 촬영한 결과 우측 상악동의 방사선불투과상이 현저하게 증가된 소견이 관찰되었다(증 16-4). 이비인후과 협진을 의뢰하였으며 Omnicef(Cefdinir) 100mg tid, 2주 복용하였고 이후에는 Avelox(Moxifloxacin) 400 mg qd 3주 복용한 후 증상이 소멸되었다(증 16-5). 2013년 2월 7일 CT 사진에서 상악동골이식의 치유가 양호함이 확인되어 임플란트 스텐트를 제작하였다(증 16-6). 2013년 3월 12일 임플란트(#16, 17: Zimmer 4.7D/10L)를 1회법으로 식립하였으며 2013년 7월 23일 최종 보철물이 장착되었다(증 16-7, 16-8).

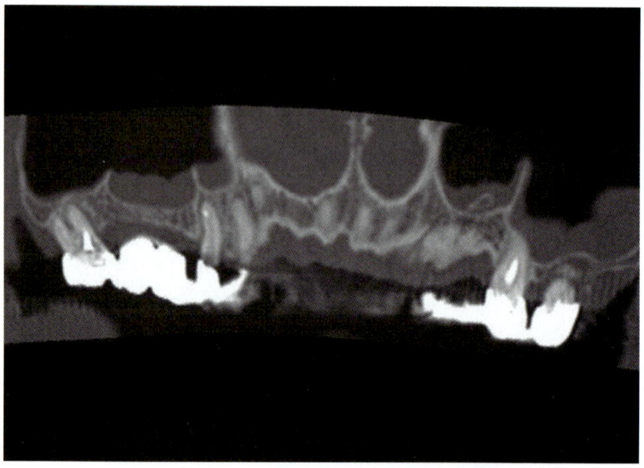

증 16-2. 초진 시 CT 사진. 상악동저 점막의 비후 소견이 관찰된다.

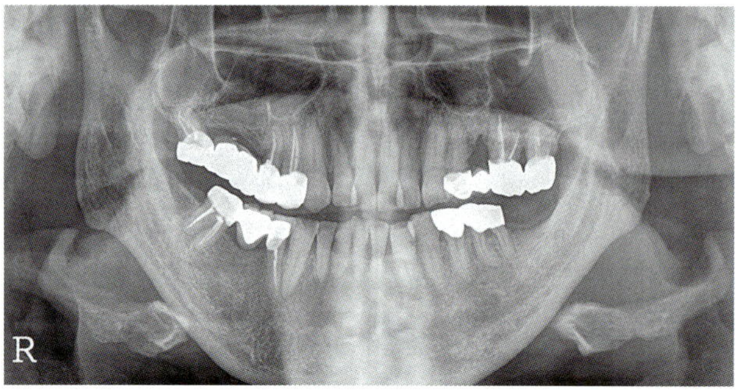

증 16-1. 초진 시 파노라마 방사선사진.

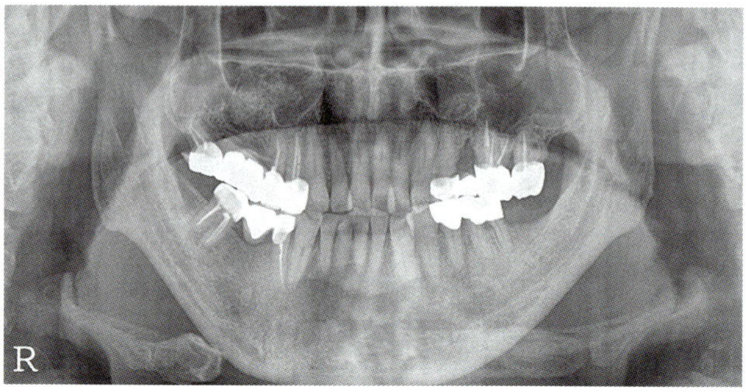

증 16-3. 상악동골이식 후 파노라마 방사선사진.

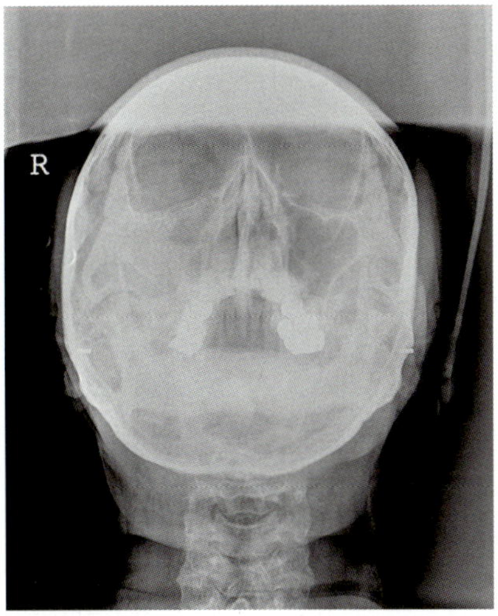

증 16-4. Water's view에서 우측 상악동의 방사선불투과상이 현저히 증가된 것을 볼 수 있다.

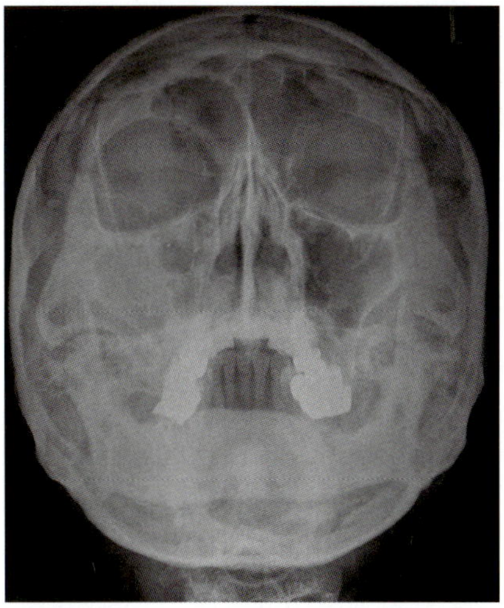

증 16-5. 항생제 치료 후 상악동염이 많이 완화된 소견이 관찰된다.

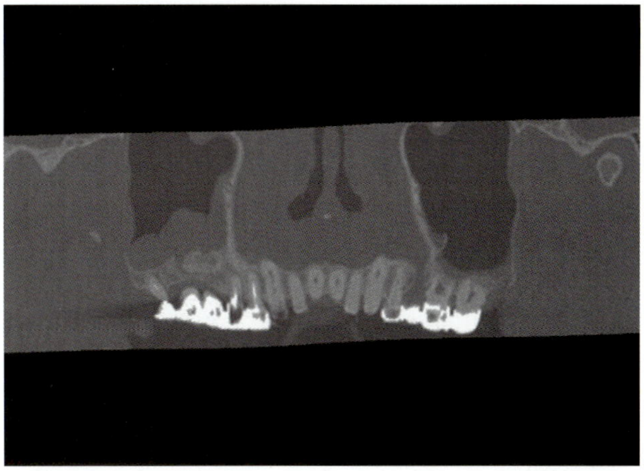

증 16-6. 골이식 4개월 후 촬영한 CT에서 골치유 상태가 양호한 것을 볼 수 있다. 그러나 상악동점막의 비후 소견은 여전히 관찰된다.

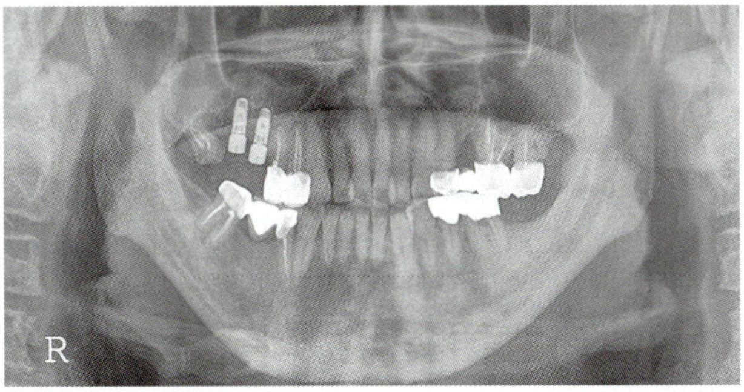

증 16-7. 임플란트 식립 후 파노라마 방사선사진.

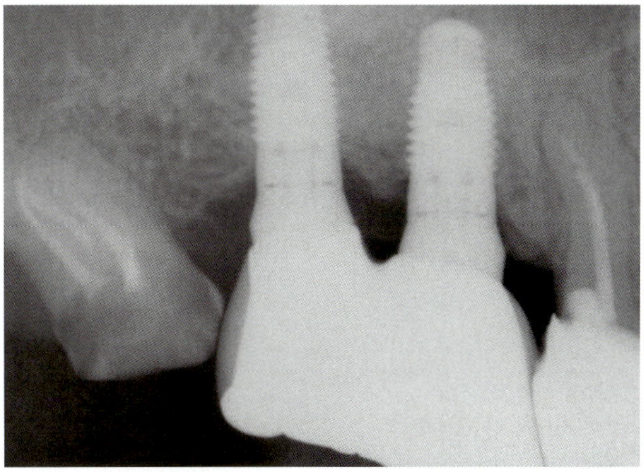

증 16-8. 임플란트 보철물 장착 후 치근단 방사선사진.

Comment

본 증례는 상악동골이식 후 치조골 부위의 국소감염과 급성 상악동염이 동반되었던 증례이다. 국소감염은 절개 배농술로 해결하였으며 상악동염은 장기간의 항생제 요법(Augmentin → Cefdinir → moxifloxacin)을 통해 치유할 수 있었다. 수술 도중 상악동점막 천공은 없었으며 정상적인 수술이 진행되었다. 술전에 상악동 점막 비후 소견이 관찰되었는데 수술에 의한 자극으로 인해 급성 상악동염이 발생하였던 증례로 생각된다.
이비인후과에서 상악동염 치료제로 사용한 항생제를 참고할 필요가 있다.

1) Omnicef(Cefdinir)

제3세대 cephem계 항생제로서 β-lactamase에 안정성을 가지고 있다. G(+), G(–) 세균에 모두 효과가 있는 것으로 알려져 있다. 성인 사용량은 아래와 같다.

* FDA 허가사항: 300mg q 12hr or 600mg q 24hr
- CrCl 30mL/min 미만: 300mg qd
- 투석환자: 격일로 300mg or 7mg/kg & 투석 끝나는 시점에 동량 투여

* 국내 허가사항: 100mg tid

2) Avelox(Moxifloxacin)

G(+)/G(–) 세균에 작용하는 Fluoroquinolone 계열의 광범위 항균제이다. G(–)의 topoisomerase II, G(+)의 topoisomerase II와 IV를 동시에 억제하는 것으로 알려져 있다. 사용 적응증은 (1) 호흡기 감염: 급성부비동염, 만성 기관지염의 급성 악화, 폐렴, (2) 피부 및 연조직 감염, (3) 합병성 복강내 감염, (4) 단순 골반 감염이다. 성인 사용량은 400mg qd이다.

17 구강상악동 누공 재건 후 상악동골이식과 임플란트를 식립한 증례

17세 남자 환자가 상악 우측 매복지치와 골유착된 제1대구치 발치를 목적으로 의뢰되었다. 방사선검사 결과 매복치들이 상악동과 연결되어 있으며 발치 후 상악동 천공이 불가피할 것으로 예상되었다(증 17-1). 2012년 10월 2일 국소마취하에서 골유착된 상악 우측 제1대구치와 매복지치를 발치하였으며 상악동 천공 부위 치유 목적으로 collagen sponge(Rapiderm)를 충전하고 봉합하였다(증 17-2~17-4). 발치한 치아들은 추후 골이식재로 사용하기 위해 자가치아뼈이식재 분말로 처리하여 보관해 두었다. 2012년 11월 15일 자가치아뼈이식재와 PRP를 이용하여 상악동골이식과 치조골이식술을 시행하였다(증 17-5~17-8). 2주 후 발사하였으며 창상이 약간 벌어진 상태였다. 2013년 2월 28일 내원 시 양치할 때, 물 먹을 때 코로 나오는 증상이 있었으며 탐침한 결과 구강-상악동 누공이 확인되었다(증 17-9~17-11). 2013년 3월 28일 우측 상악동을 다시 노출시킨 후 천공 부위를 collagen sponge로 폐쇄하고 동종골(DynaBlast)을 이식한 후 콜라겐막(OssGuide)을 피개하고 창상을 봉합하였다(증 17-12~17-14). 이후 누공은 완전히 소멸되었으며 2013년 12월 17일 #16 부위에 임플란트(Zimmer 6D/8L)를 일회법으로 식립한 후 보철치료를 계획하고 있다(증 17-15).

Comment

발치 후 심한 골결손이 발생하면서 상악동과 구강이 완전히 개통된 증례였다. 즉 잔존골이 전혀 없는 상태에서 임플란트 치료를 위한 구강-상악동 누공 폐쇄와 상악동골이식이 필요하였으며 2회의 골이식술을 통해 성공적으로 임플란트를 식립할 수 있었다.

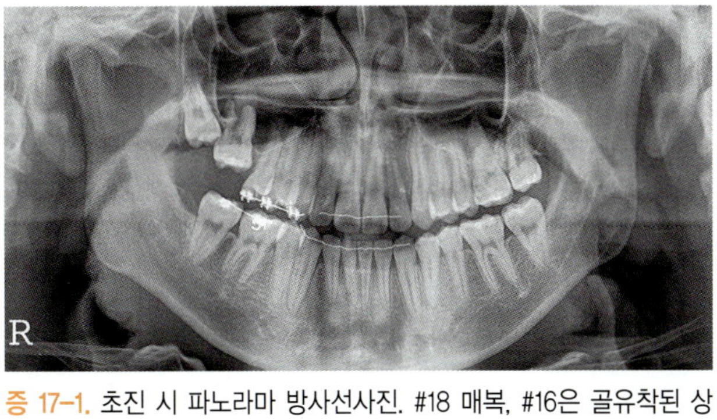

증 17-1. 초진 시 파노라마 방사선사진. #18 매복, #16은 골유착된 상태였다.

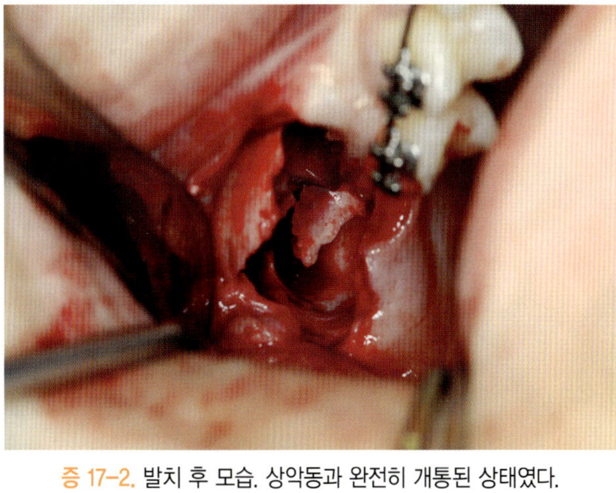

증 17-2. 발치 후 모습. 상악동과 완전히 개통된 상태였다.

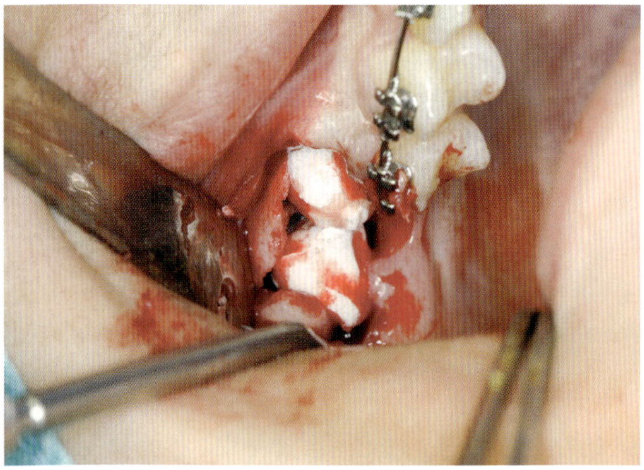

증 17-3. Collagen sponge를 충전하는 모습.

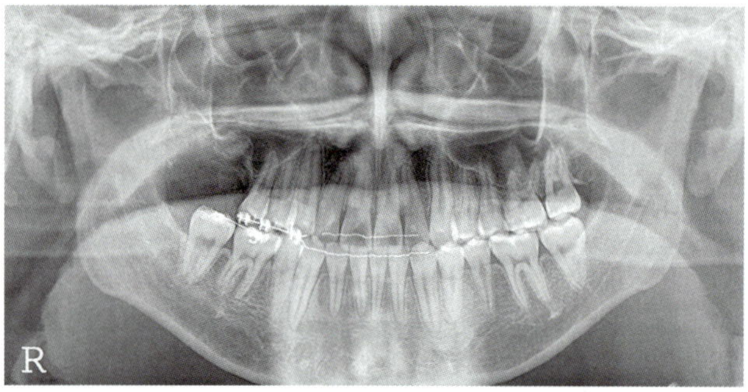

증 17-4. 발치 후 파노라마 방사선사진.

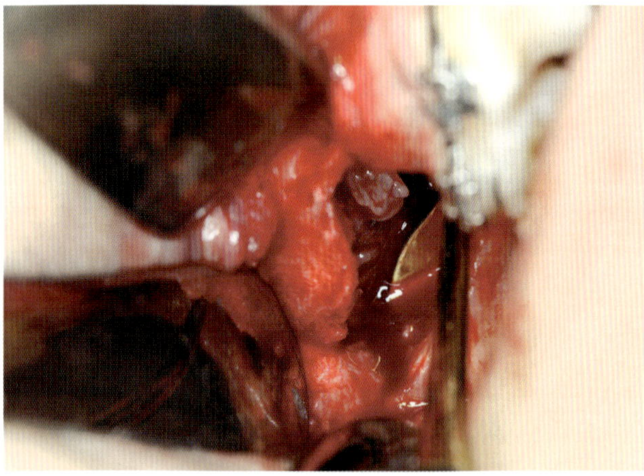

증 17-5. 상악동 점막을 노출시킨 후 거상한 모습.

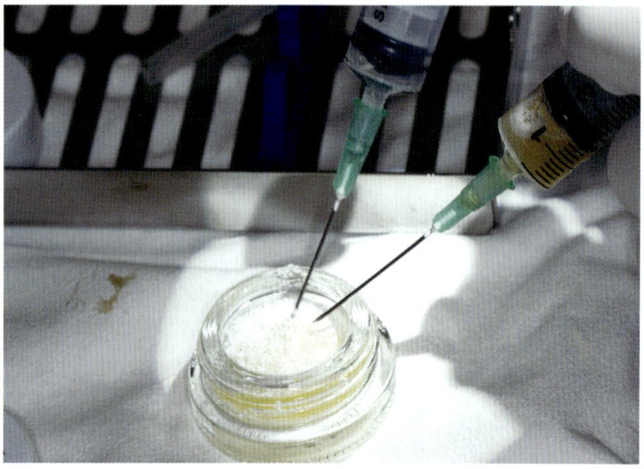

증 17-6. 자가치아뼈이식재와 PRP를 혼합하는 모습.

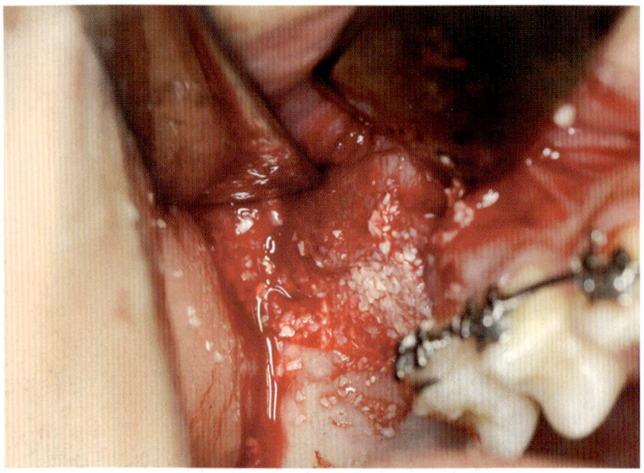

증 17-7. 상악동골이식을 시행한 모습.

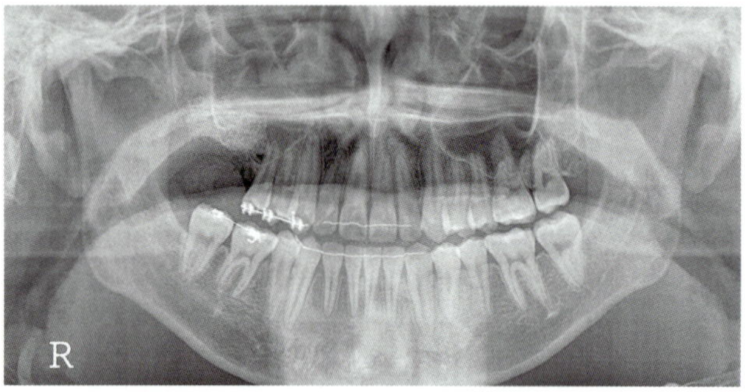

증 17-8. 술후 파노라마 방사선사진.

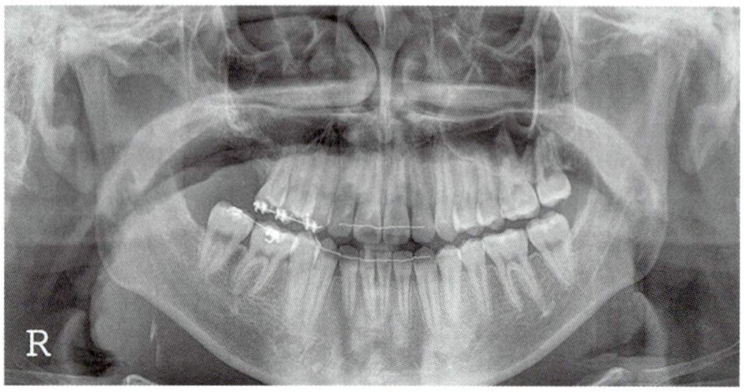

증 17-9. 상악동골이식 3.5개월 후 파노라마 방사선사진.

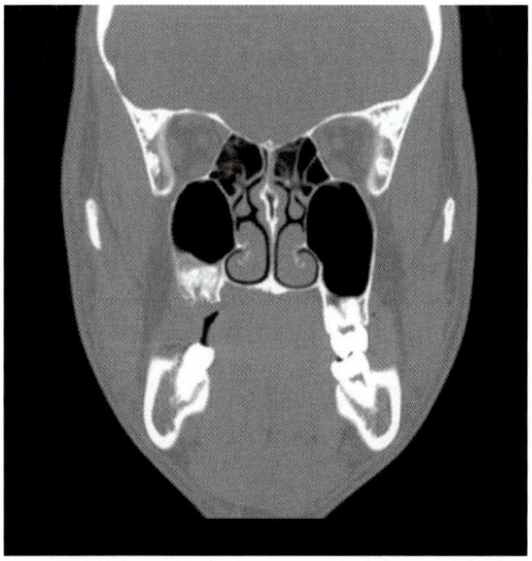

증 17-10. 상악동골이식 3.5개월 후 CT 사진(coronal section). 골이식재가 안정적으로 유지되고 있다.

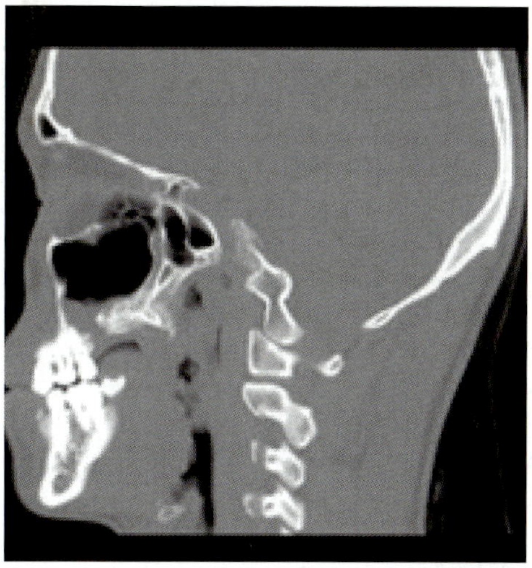

증 17-11. CT sagittal section에서 #16 부위의 누공이 관찰된다.

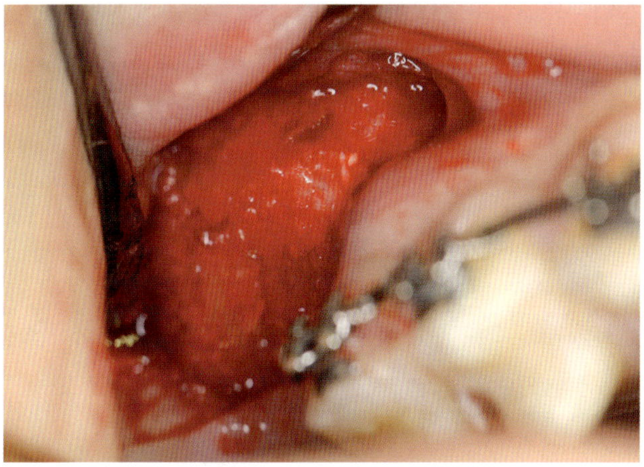

증 17-12. 상악동 개통 부위를 Rapiderm으로 폐쇄한 모습.

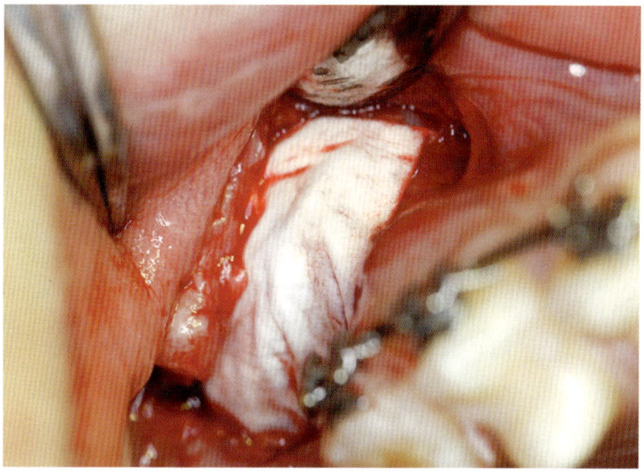

증 17-13. 결손부에 골이식재를 다시 충전하고 OssGuide membrane을 피개한 모습.

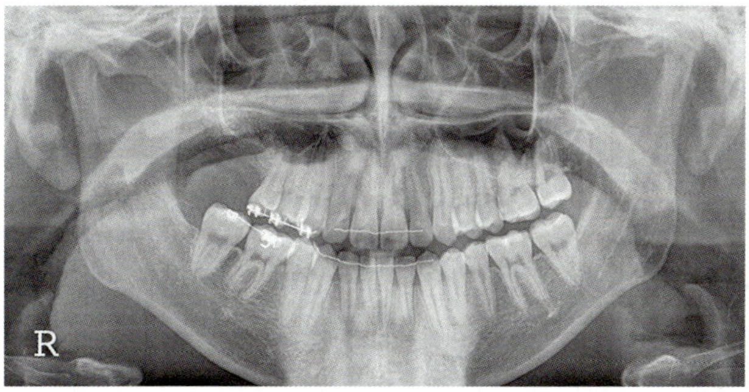

증 17-14. 술후 파노라마 방사선사진.

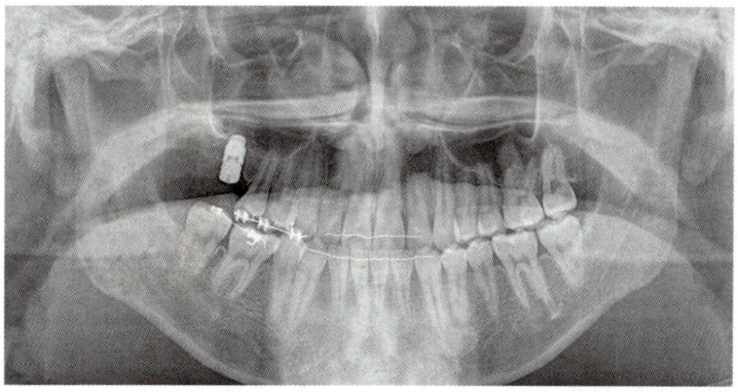

증 17-15. 임플란트가 식립된 모습. 페리오테스트로 측정한 초기 안정도는 +3이었다.

18 유경협지방대를 이용한 상악동점막 거대 천공부 폐쇄

46세 남자 환자가 상악 우측 구치부 임플란트 치료를 위해 내원하였다. 방사선사진에서 상악동저까지 잔존골량이 부족하여 상악동골이식이 필요한 상태였다. 측방 접근법을 통해 상악동 전벽에 골창을 형성한 후 조심스럽게 상악동점막을 거상하던 중 2cm 정도의 거대한 천공이 발생하였다. 천공부 폐쇄를 위해 유경협지방대를 사용하기로 결정하였으며 협점막피판의 기저부에서 작은 골막절개를 시행한 후 Kelly forcep으로 blunt dissection을 시행하였다. 관골지지대(zygomatic buttress) 부근에서 협근을 관통한 후 후외상방으로 삽입하여 노란 색깔을 띠는 협지방대를 노출시켰다. 조직겸자로 협지방대를 잡고 손상받지 않도록 주의하면서 상악동 점막 천공 부위로 이동시킨 후 주변에 2~3개의 봉합사를 이용하여 고정하였다. 부가적으로 상악동 상방에 흡수성 콜라겐막을 피개한 후 조직접착제를 뿌리고 계획된 골이식술(자가골 + 이종골)을 시행하고 임플란트를 식립하였다. 술후 창상치유는 양호하였으며 6개월의 치유기간을 거친 후 이차수술을 시행하고 임플란트 치료를 성공적으로 시행할 수 있었다(증 18-1~18-7).

Comment

상악동점막 거대 천공이 발생할 경우 수술을 중단하고 최소 6~8주의 자연 치유기간을 부여한 후 재수술을 시행하는 것이 좋다. 만약 수술을 계속 진행한다면 다음과 같은 술식을 고려할 수 있다.

1) 자가 블록골이식

Nkenke 등(2002)은 자가 블록골을 이용하면 이식재의 이동을 막을 수 있다고 하였다.

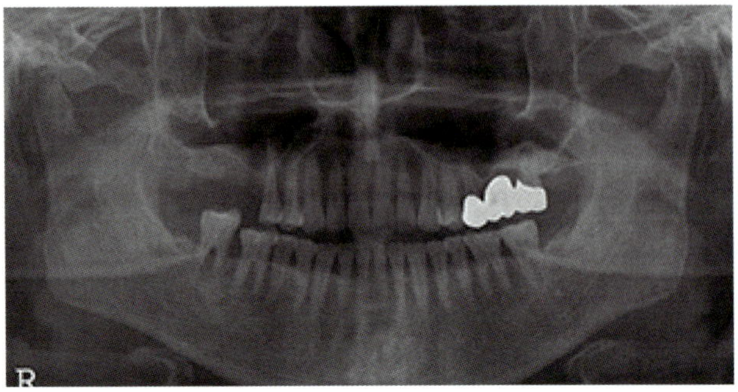

증 18-1. 술전 파노라마 방사선사진.

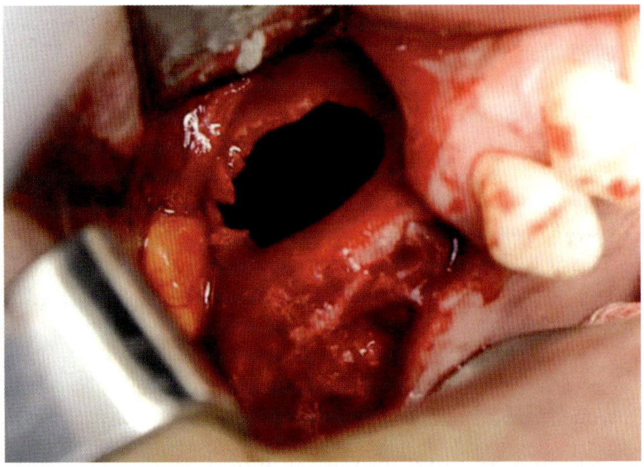

증 18-2. 거대 천공이 발생된 모습(diameter 2cm). 우측에서 pedicled buccal buccal fat pat를 채취하는 모습이 관찰된다. 협지방대를 상악동 후방골에 구멍을 형성하여 상악동 천공부로 이동시켜 피개하였다.

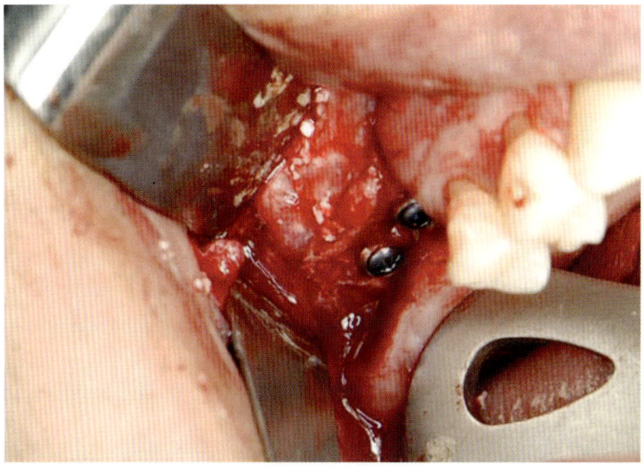

증 18-3. 자가골+BioOss+Greenplast를 혼합이식한 모습. 임플란트가 동시 식립된 것을 볼 수 있다.

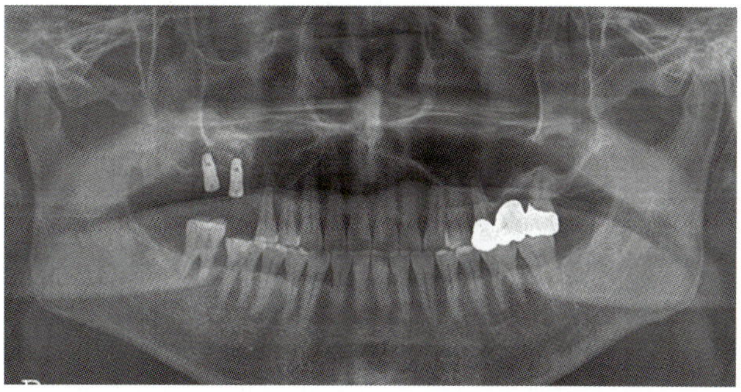

증 18-4. 술후 파노라마 방사선사진.

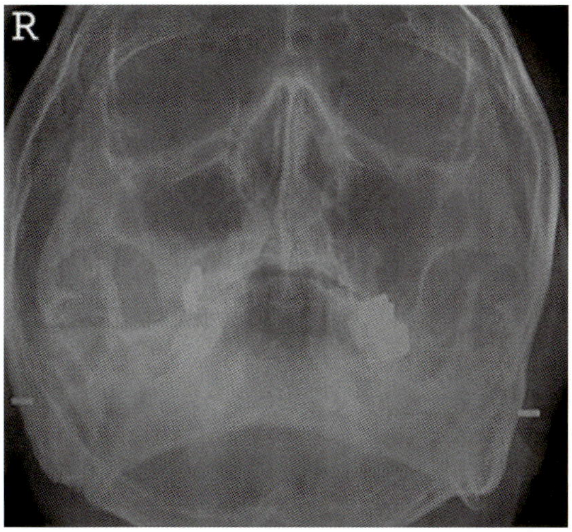

증 18-5. 수술 5일 후 Water's view.

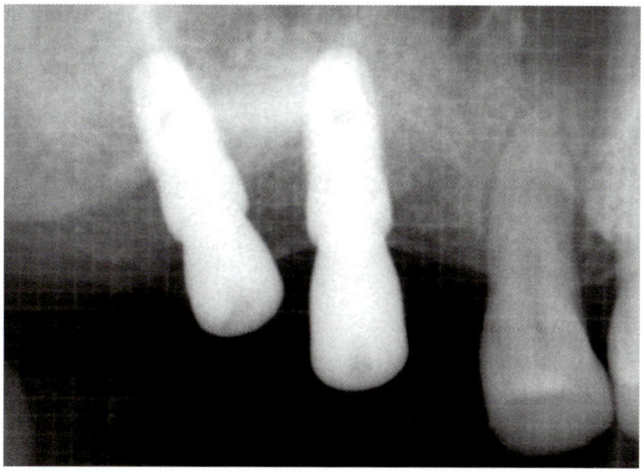

증 18-6. 이차수술 후 치근단 방사선사진. 수술 6개월 후 이차수술이 시행되었다.

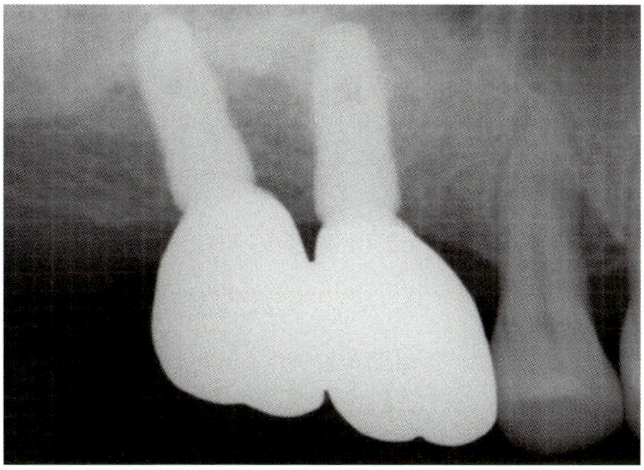

증 18-7. 최종 보철물 장착 1년 후 치근단 방사선사진.

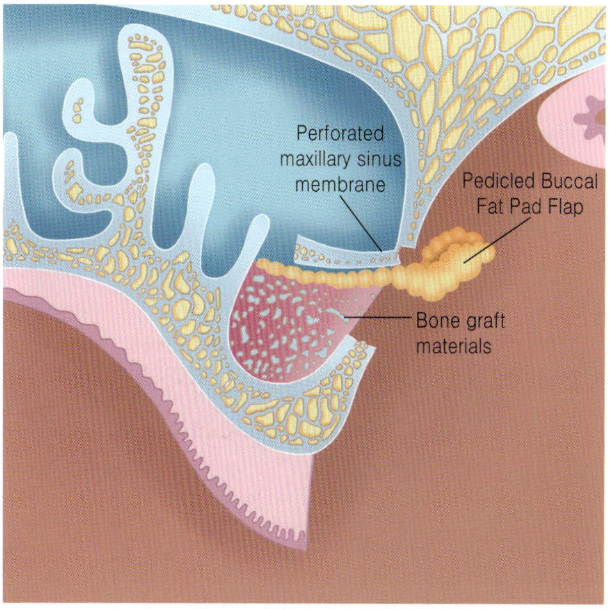

증 18-8. 유경협지방대 이식술 모식도.

2) 유경협지방대를 이용한 천공부 폐쇄

Kim등(2008)은 1.5cm 정도의 거대 천공이 발생한 부위를 유경협지방대를 이용하여 즉시 재건하고 골이식과 동시에 임플란트를 성공적으로 식립한 증례를 보고하였다(그림 18-8).

3) 흡수성 차단막을 이용한 천공부 폐쇄

흡수성 차단막은 강도가 약하기 때문에 천공부를 덮은 후에도 상악동에 발생하는 음압에 의하여 천공부위로 함몰되면서 소실될 가능성이 있다. Testori 등(2008)은 콜라겐막으로 거대 천공부를 폐쇄한 후 측방으로 막의 일부를 끄집어낸 후 핀으로 고정하는 방법을 추천하였다.

참고문헌

Kim YK, Hwang JW, Yun PY. Closure of large perforation of sinus membrane using pedicled buccal fat pad graft: A case report. Int J Oral Maxillofac Implants 2008;23: 1139-42.

Nkenke E, Schlegel A, Schultze-Mosgau S, et al. Endoscopically controlled osteotome sinus floor elevation: A preliminary prospective study. Int J Oral Maxillofac Implnats 2002;17:557-66.

Testori T, Wallace SS, Del Fabbro M, et al. Repair of large sinus membrane perforations using stabilized collagen barrier membranes: Surgical techniques with histologic and radiographic evidence of success. Int J Periodontics Restorative Dent 2008;28:9-17.

19 하악 치아 발치 후 발생한 BRONJ

2009년 9월 63세 여자 환자가 하악 전치부 종창 및 창상 치유부전 치료 목적으로 내원하였다. 4개월 전 치과의원에서 하악 우측 견치와 제1소구치를 발거한 후 창상이 치유되지 않고 발치창 노출, 치은 종창 및 자발통, 감각마비 증상이 지속되었다. 4년 전부터 골다공증 치료 목적으로 비스포스포네이트(포사맥스®)를 복용하고 있었으며 2개월 전부터 투약을 중단한 상태라고 하였다. CT에서 우측 하악 골체부와 정중부에 거대한 골용해성 병소(osteolytic lesion)가 관찰되었고 핵의학 검사에서 동일 부위에 증가된 hot uptake 소견이 관찰되었다. BRONJ로 잠정 진단하고 하악골 하연을 보존면서 #35~45 부위에서 변연골 절제술을 시행하였다. 또한 하악골 골절 방지 목적으로 재건 금속판을 사용하였다. 술후 2개월 후 관련 증상이 모두 해소되었다. 2010년 1월 자가 장골 및 동종골을 이용하여 하악골 재건술을 시행하였으며 2010년 7월 2개의 임플란트를 식립하고 overdenture로 수복하였다. 현재까지 특이 후유증 없이 성공적으로 기능하고 있는 상태이다(증 19-1~19-13).

Comment

BRONJ의 치료법은 보존적 치료가 원칙이다. 그러나 병소가 광범위하면서 보존적 치료에 반응을 보이지 않을 경우 외과적 수술을 고려해야 한다. 상기 증례는 병소 주변의 건전한 골조직을 포함하여 광범위한 변연골절제술 및 이차재건술을 시행하여 양호한 결과를 얻었다. 많은 연구에서 처치 방법이나 외과적 처치의 여부 및 효과에 대해 논란이 되고 있으나 이번 증례처럼 조기의 외과적 처치가 환자의 삶의 질 향상에 크게 기여할 수 있는 경우도 많을 것이다. 병의 진행 단계에 대한 정확한 파악과 신중한 치료법의 선택이 필요할 것이며 치료법의 적용 및 효과에 대한 연구가 계속 진행되어야 할 것으로 사료된다.

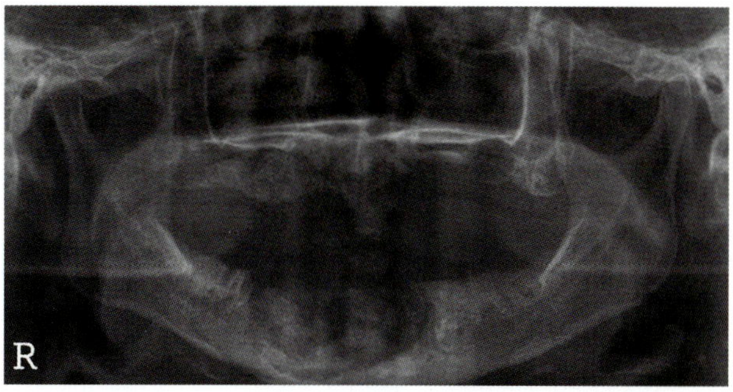

증 19-1. 초진 시 파노라마 방사선사진.

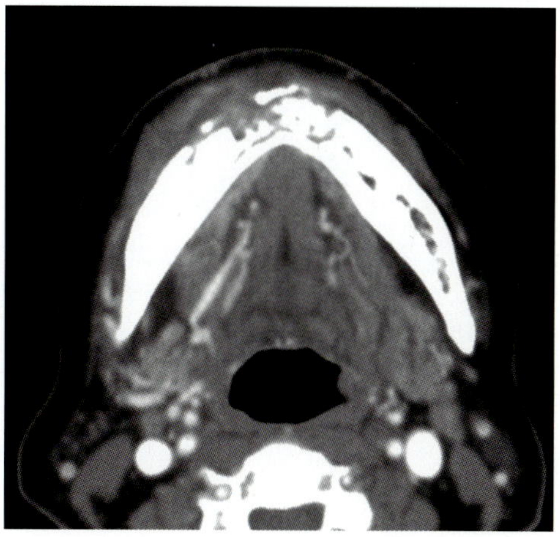

증 19-2. 초진 CT, 전방부에 부골이 관찰된다.

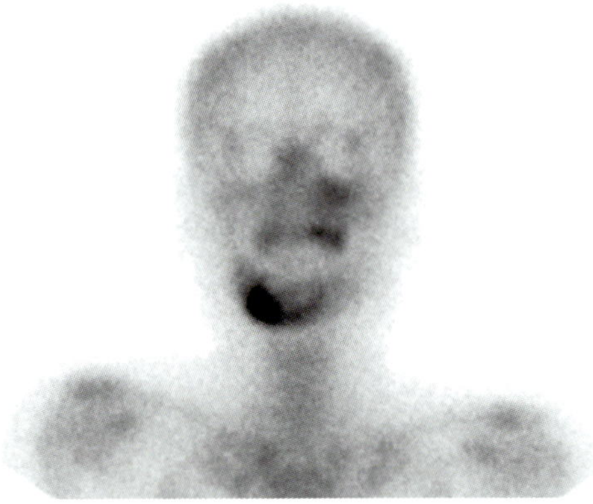

증 19-3. 초진 시 골스캔. 하악골에 hot uptake가 증가한 것을 볼 수 있다.

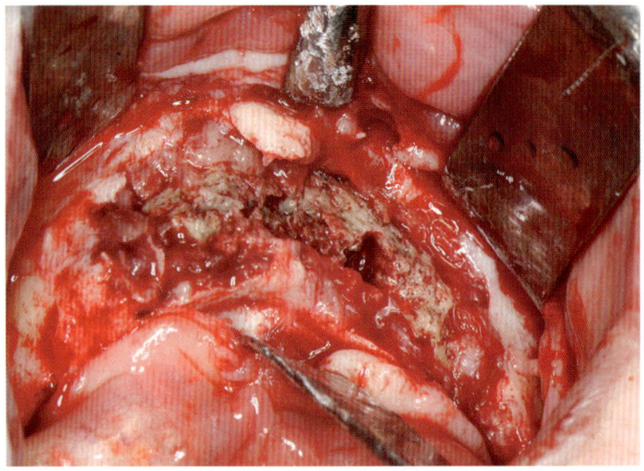

증 19-4. 광범위한 골괴사 소견이 관찰된다.

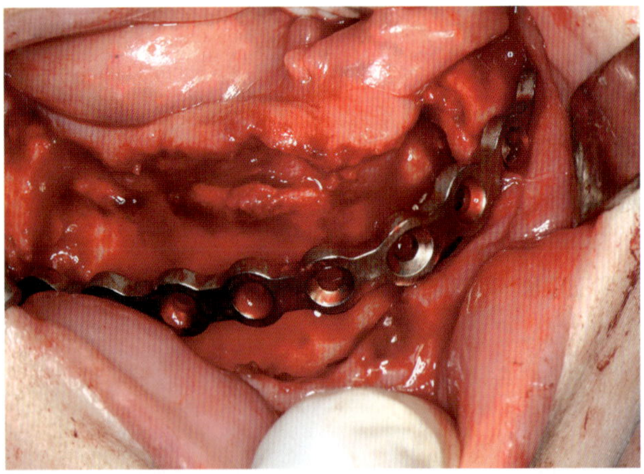

증 19-5. 하악골 번연절제술 후 금속재건판으로 고정한 모습.

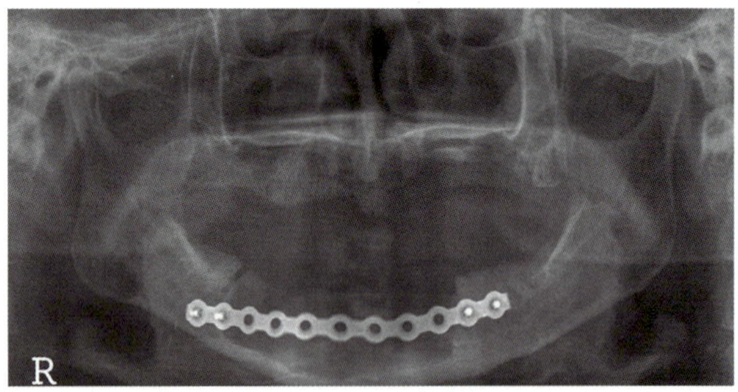

증 19-6. 술후 파노라마 방사선사진.

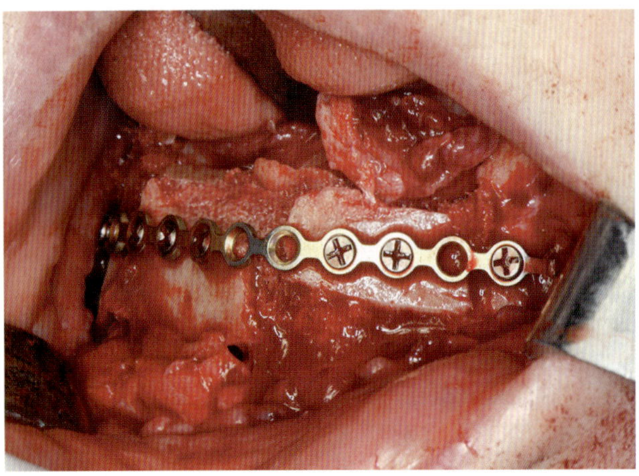

증 19-7. 장골이식 후 소형금속판으로 고정한 모습.

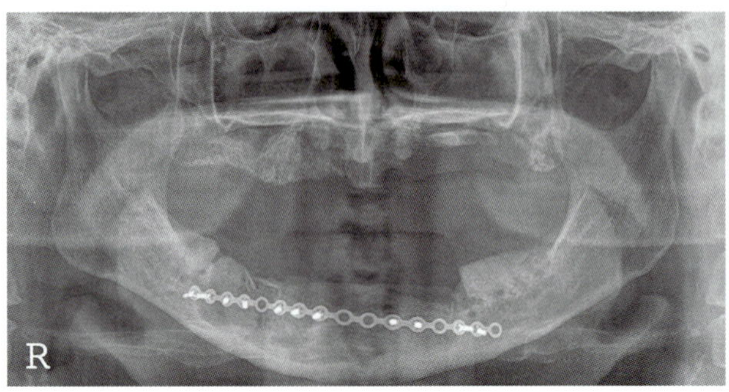

증 19-8. 장골이식 후 파노라마 방사선사진.

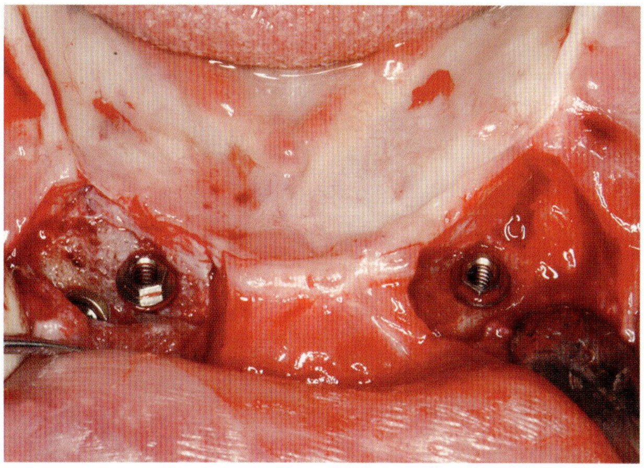

증 19-9. #33, 43 부위에 임플란트를 식립하였다.

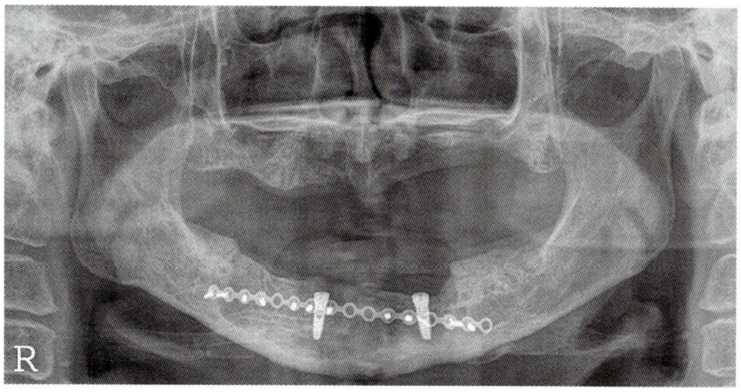

증 19-10. 임플란트 식립 후 파노라마 방사선사진.

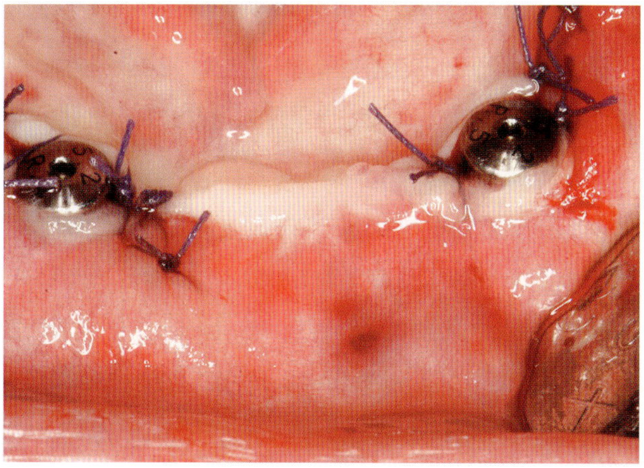

증 19-11. 이차수술 후 구강 사진.

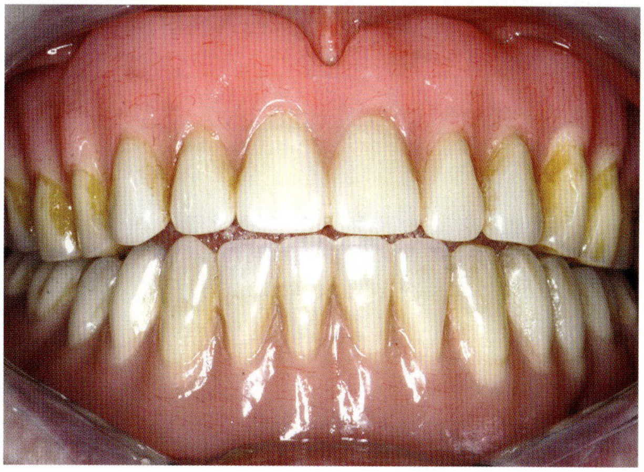

증 19-12. 상하악에 총의치가 장착된 모습.

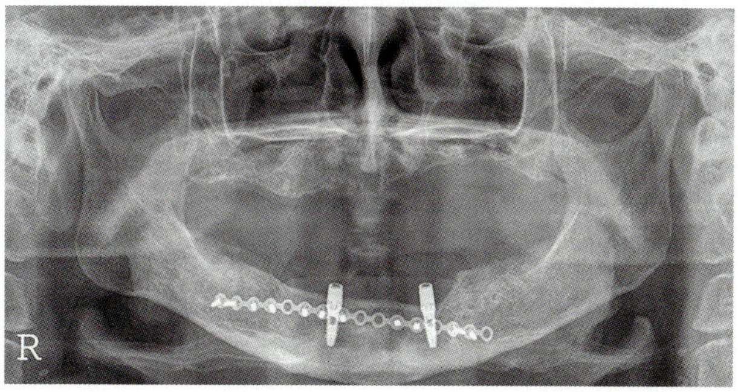

증 19-13. 보철 기능 19개월 후 파노라마 방사선사진.

20 하악 좌측 구치부 및 양측 상악 견치, 소구치 부위에 발생한 BRONJ

2004년 8월 5일 68세 여자 환자가 좌측 하악 대구치 임플란트 주변 골조직 노출 및 통증을 주소로 내원하였다. 1년 전 개인치과의원에서 #37 부위와 상악에 4개의 임플란트를 식립한 후 상부 보철물이 완성되었으나 2005년 4월경부터 #37 부위 임플란트 주변의 치은 종창 및 농배출이 발생하여 임플란트주위염의 임상진단하에 소파술 및 항생제를 투여하였으나 호전되지 않고 상악 4개 임플란트 주변의 치은 종창 및 농배출이 지속되어 본과에 의뢰되었다. 병력 검사 시 당뇨 치료를 받고 있었으나 잘 조절되지 않는 상태였고 골다공증 치료를 받고 있었다(FBS 140-150, PP2 150-220). 임상 및 방사선검사 시 #13, 15 임플란트 주변 연조직 종창 및 골조직 노출, #23, 25 치은 종창 및 화농, #37 임플란트 주변 연조직 괴사 및 골조직 괴사 소견을 보였다. 구강 내에서 악취가 났으며 좌측 하악골의 경결감과 압통이 존재하였다. 방사선사진에서는 하악 좌측 구치부 임플란트 주변의 방사선 투과상이 하치조관 상방 근처까지 파급된 양상을 보이고 있었다. 핵의학 검사에서는 좌측 하악골과 상악 전방부에 hot uptake 증가 소견이 관찰되었다(증 20-1~20-4). 절개 배농술을 시행한 후 농배양 검사에서 *Enterobacter cloacae*가 배양되었으며 항생제는 cephalosporin을 투여하였다.

2004년 8월 25일 전신마취하에서 #37 임플란트를 제거하고 배형성술(saucerization)과 부골적출술(sequestrectomy)을 시행하였으며 병소가 상행지와 하치조관 직상방까지 파급되어 있었고 인접 제2소구치 원심측 골이 거의 파괴된 상태였다. 하치조신경 손상을 우려하여 하치조관 상방의 부골을 완전히 제거하지 못하였으며 창상을 세척한 후 하악 결손부에 nitrofurazone gauze packing을 시행하였다. 상악에서 절개를 시행하여 임플란트 주변 골조직을 노출시킨 결과 임플란트 주변에 괴사된 골조직과 내부 골수강

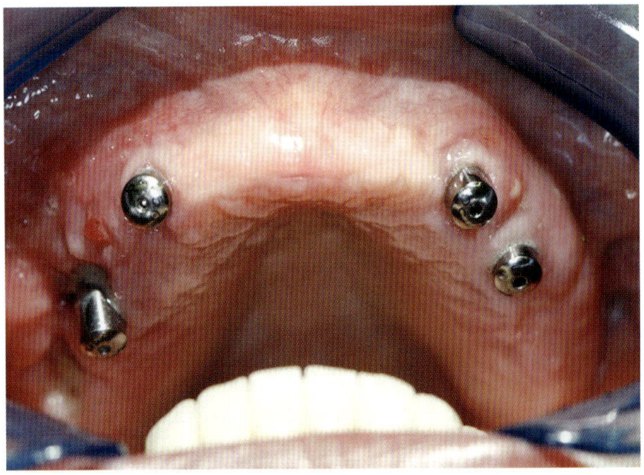

증 20-1. 초진 시 상악 교합면 사진. 임플란트 주변의 치은 종창, 누공 및 부골이 노출된 소견을 보이고 있다.

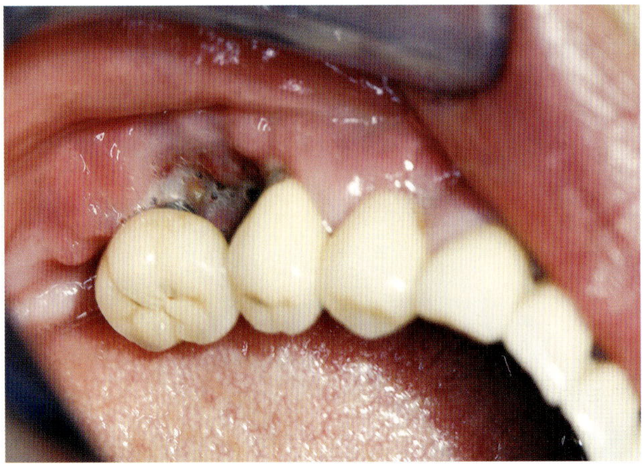

증 20-2. 하악 좌측 구강사진. #37 임플란트 협측 치은조직 괴사 및 괴사된 골조직이 노출된 것을 볼 수 있다.

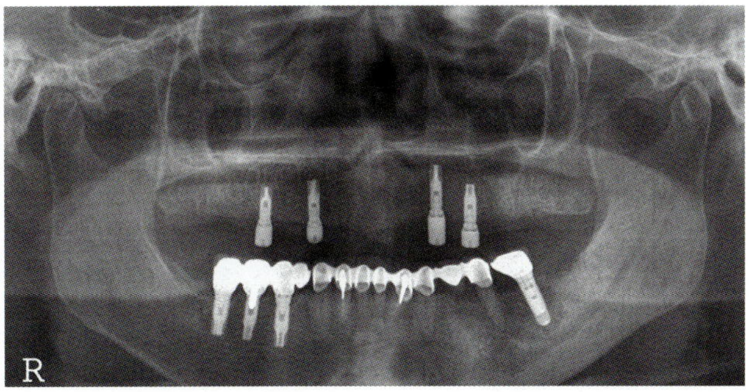

증 20-3. 초진 시 파노라마 방사선사진. #37 임플란트 주변의 방사선 투과상이 관찰되며 하치조관 상방 근처까지 파급된 양상을 보이고 있었지만 식립된 임플란트의 유동성은 없었다.

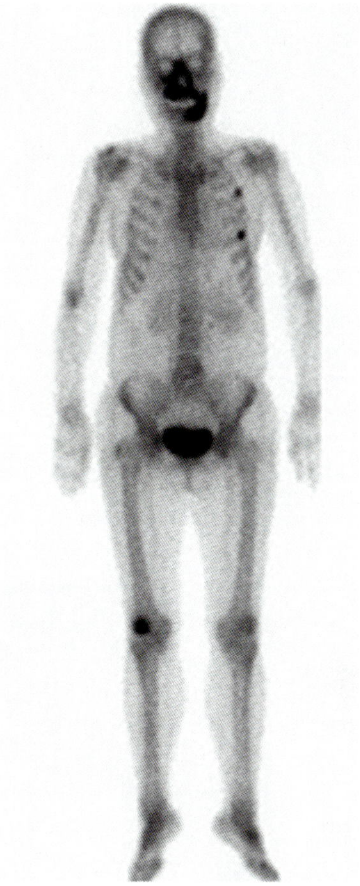

증 20-4. 초진 시 핵의학 검사 소견. 좌측 하악골과 상악 전방부에 hot uptake 소견이 관찰되었다.

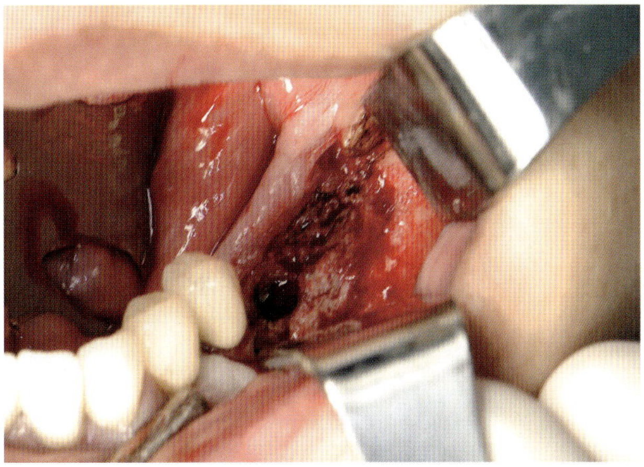

증 20-5. 하악 임플란트를 제거한 모습으로 괴사된 치조골과 부골이 관찰된다.

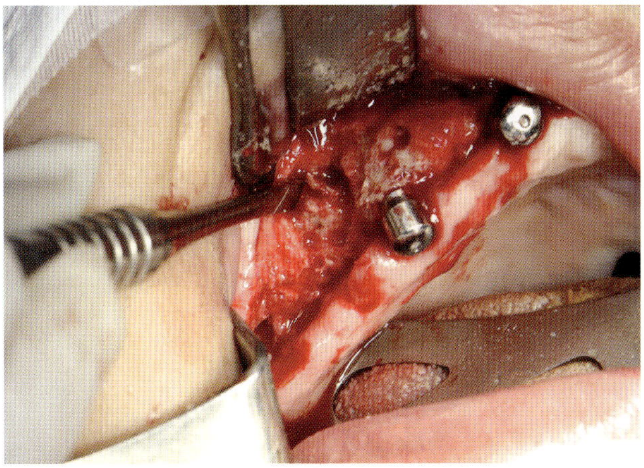

증 20-6. 상악 #15 임플란트 주변의 saucerization을 시행하는 모습으로 임플란트 주변의 골파괴가 심하여 임플란트를 제거하였다.

을 따라 염증이 진행되고 있는 양상을 보였다. 골파괴가 심한 #15 부위 임플란트를 제거하고 배형성술, 부골적출술 및 소파술을 시행한 후 드레인을 삽입하고 창상을 봉합하였다(증 20-5~20-8). 제거한 괴사 골편의 조직검사 결과 dead bone fragments with bacterial colonies and suppurative exudates를 보이면서 만성 골수염으로 확진되었다. 제거한 조직의 세균배양 및 항생제감수성 결과를 참고하여 항생제는 cephalosporin을 사용하였으며 술후 2~3일 간격으로 내원시켜 nitrofrazone gauze를 계속 교체하였다. 3주 후 하악 구치부에 obturator를 장착하고 내면을 삭제하면서 정기적 관찰을 시행하였다(증 20-9). 2004년 9월 20일 상악 우측 잔존 임플란트 원심측에서 화농 및 부골이 노출되어 국소마취하에서 #13 원심측에서 부골을 제거하

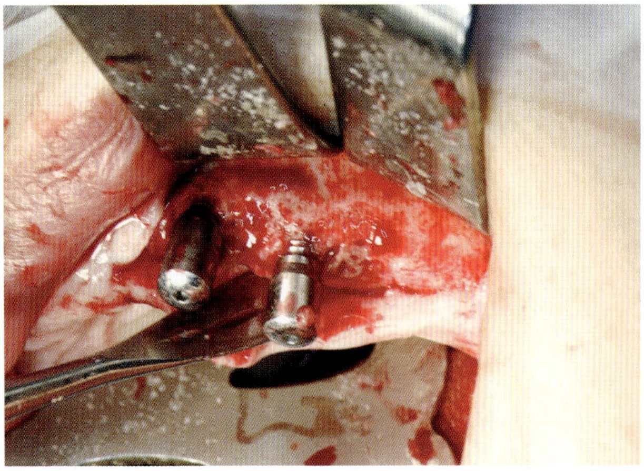

증 20-7. 상악 좌측의 임플란트 주변 골조직을 노출시킨 후 배형성술과 소파술을 시행하였다.

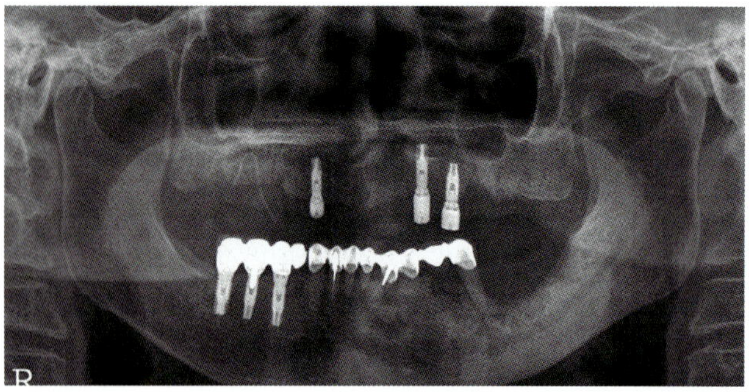

증 20-8. 1차 수술 후 파노라마 방사선사진.

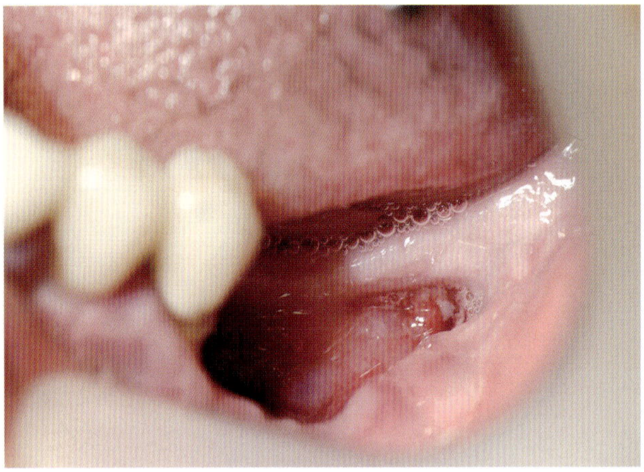

증 20-9. 1차 수술 3주 후 하악 구강사진.

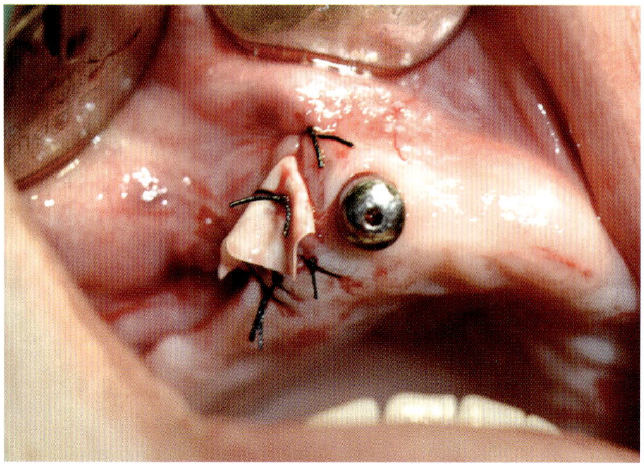

증 20-10. 상악 우측 #13 원심측 결손부 소파술을 시행한 후 rubber drain을 삽입한 모습.

니까 골수를 따라 염증성 조직이 계속 잔존하고 있어 소파술을 시행한 후 드레인을 삽입하고 항생제를 clindamycin으로 교체 투여하였다(증 20-10). 제거한 육아조직의 조직검사 결과는 chronic inflammation, severe with dead bone fragments and new bone formation 소견을 보였다(증 20-11). 창상은 양호한 치유과정을 거치면서 안정되는 소견을 보여 상악에 잔존시킨 3개의 임플란트를 이용하여 overdenture를 장착해 주었다. 2004년 12월 23일 하악 좌측 구치부에 화농성 종창 및 통증이 재발되었으며 치근단방사선 촬영을 시행한 결과 #35 치근단 부위에 방사선투과상과 불투과상이 혼재된 영상이 관찰되었고 #33 치근단 부위까지 방사선투과상이 파급된 양상을 보였다. 돌이켜 생각해볼 때 골수염의 원인이 #35 치근단 병소로 추정되었으며 #35 발치 및 소파술을 계획하였다(증 20-12, 20-13). 발치 및 소파술 시행에도 불구하고 화농 및 발적이 지속되어 2~3일 간격으로 창상드레싱을 시행하였다. 농배양 및 항생제 민감성 검사를 시행한 결과 중등도의 *Klebsiella pneumoniae* 및 소량의 *Viridans streptococcus* group이 검출되었다. 항생제를 Ciprofloxacin(Ciplus 250mg 2T, tid)으로 교체하였고 2005년 3월 11일 국소마취하에서 배형성술과 소파술을 다시 시행하고 Vaseline gauze를 packing하였다(증 20-14). 부골이 하치조신경 직상방까지 파급되어 있었기 때문에 신경 근처 조직은 신경 손상 위험성이 높아 제거하지 못하였다. 2주 후부터 silicone putty obturator를 제작한 후 장착하고 환자에게 50cc syringe를 제공하여 매일 세척하도록 지시하였다. 이때 채취한 조직 시편의 검사결과 chronic inflammation with dead bone

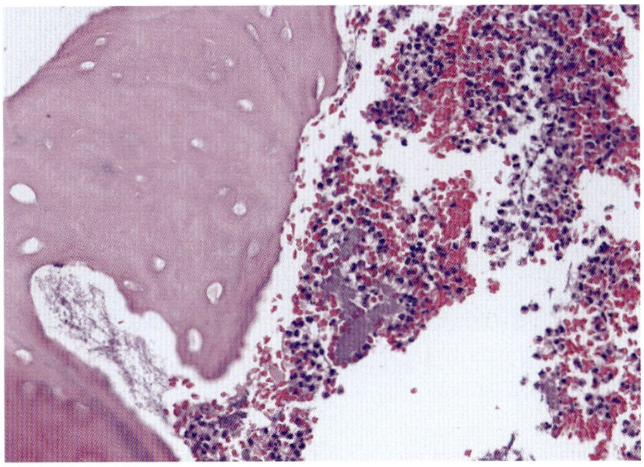

증 20-11. Histopathologic findings of removed tissue. Chronic inflammation with dead bone fragments and new bone formation are observed.

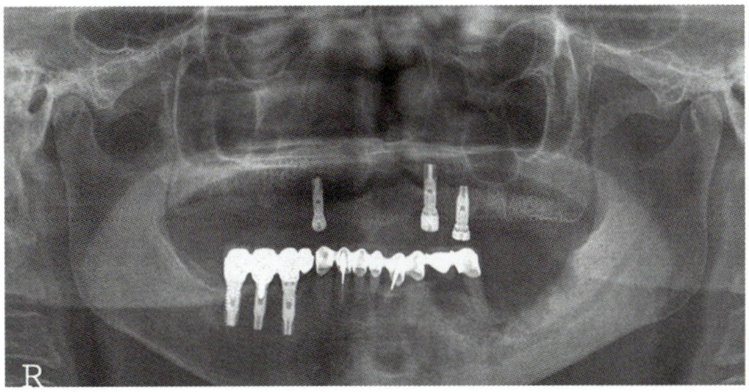

증 20-13. 2004년 12월 23일 촬영한 파노라마 방사선사진.

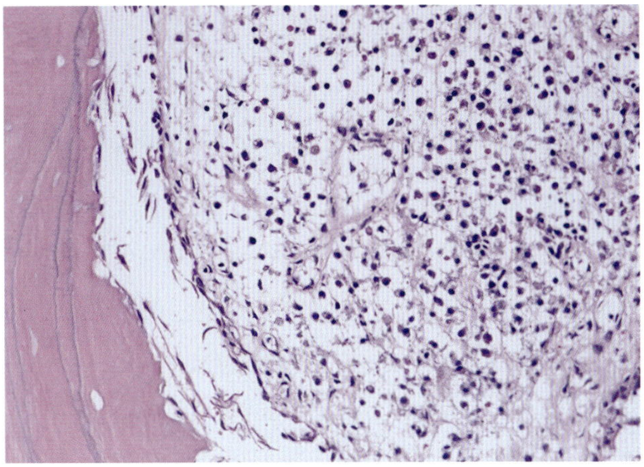

증 20-15. Histopathologic finding.

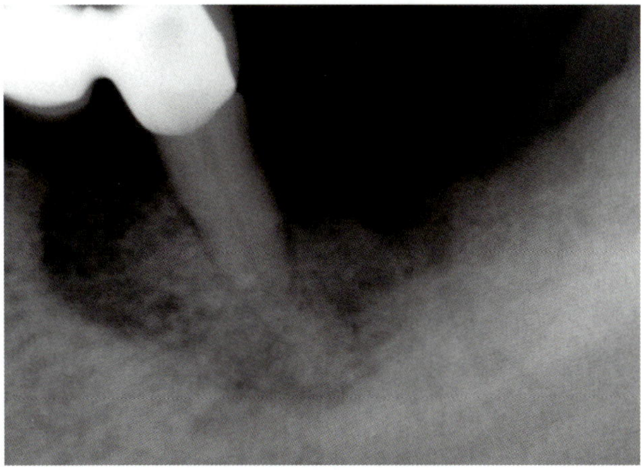

증 20-12. 2004년 12월 23일 촬영한 치근단 방사선사진. 인접한 제2 소구치 주변에 방사선투과상과 불투과상이 혼재된 영상이 관찰된다.

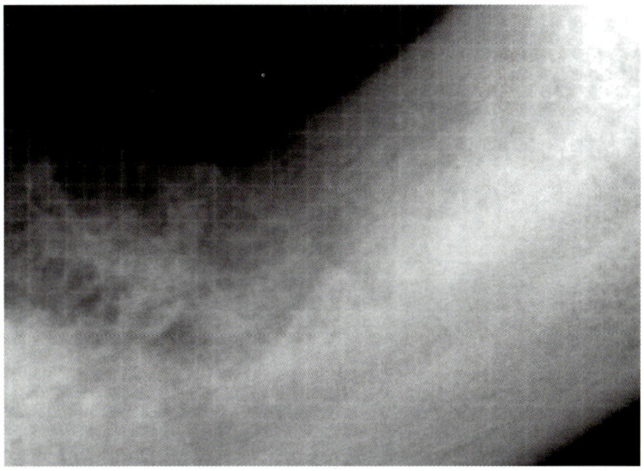

증 20-14. 2005년 3월 11일 촬영한 치근단 방사선사진. 제2소구치 발치 부위에 부골이 존재하는 것을 볼 수 있다.

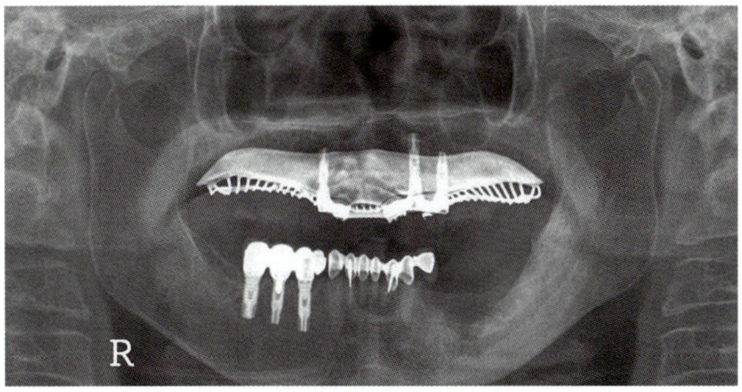

증 20-16. 2005년 4월 7일 촬영한 파노라마 방사선사진.

fragment and bacterial colonies를 보이면서 이전의 검사와 동일한 소견을 보였다(증 20-15). 2005년 4월 7일 창상이 치유되어 obturator를 제거하였고 하악의 RPD 치료를 계획하였다(증 20-16, 20-17).

2005년 9월 29일 보철치료를 시작하려 하였으나 하악 좌측 구치부에서 화농이 재발되어 다시 본과로 의뢰되었으며

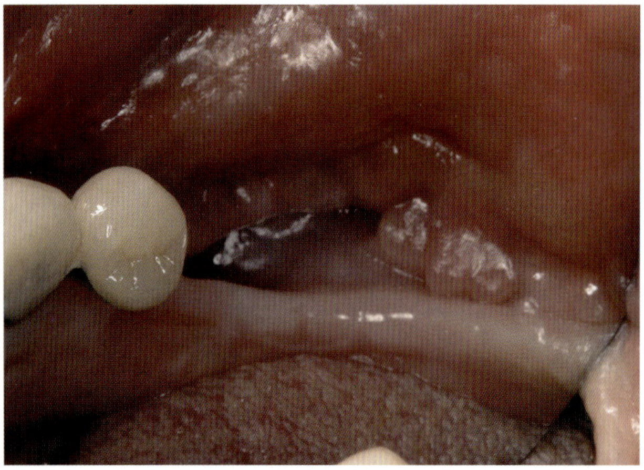

증 20-17. 2005년 4월 7일 하악 구강사진. 감염이 거의 소실된 양상을 보이고 있다.

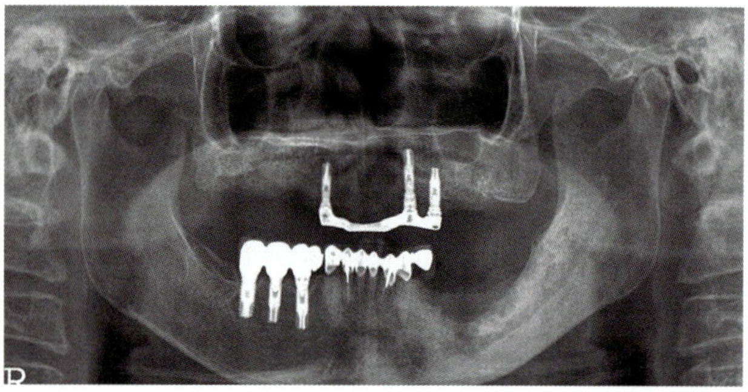

증 20-18. 2005년 9월 29일 촬영한 파노라마 방사선사진. 이전의 발치창 부위의 부골이 하치조관과 거의 연결된 양상을 보이고 있다.

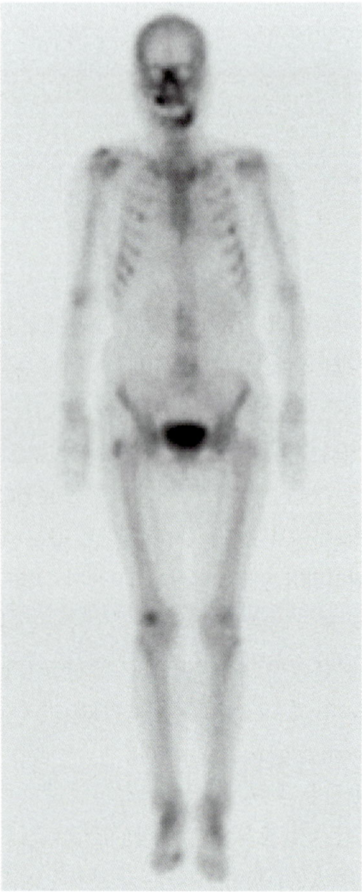

증 20-19. 2005년 9월 29일 촬영한 핵의학 검사 소견. 초진 시에 비해 상하악의 hot uptake가 약간 감소된 소견을 보이지만 여전히 심한 염증이 잔존해 있는 것을 볼 수 있다.

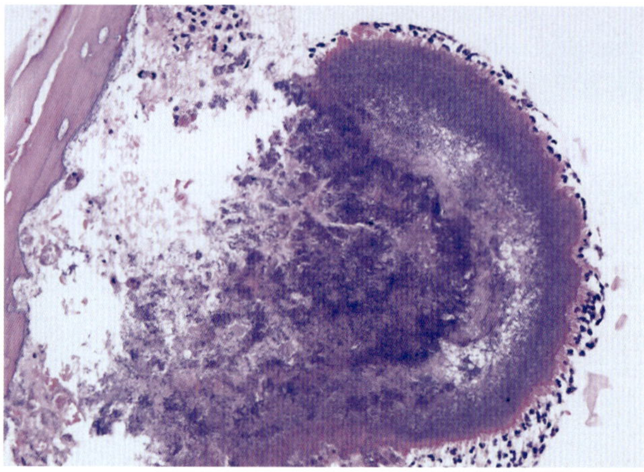

증 20-20. Histopathologic finding of the 4th operative specimen. Acute and chronic inflammation with dead bone fragments and actinomycotic colonies in dead bone tissue are observed.

방사선 촬영 및 핵의학검사를 시행하였다. 핵의학 검사에서는 좌측 하악골과 우측 상악골 전방부의 hot uptake가 증가한 소견이 관찰되었다(증 20-18, 20-19). 2005년 11월 3일 배형성술과 부골절제술을 다시 시도하였으며 신경손상을 감수하고 하치조관 근처의 부골을 제거하였으며 다시 재발하면 하악골 절제술을 시행할 것임을 환자에게 설명하였다. 조직검사 결과 acute and chronic inflammation with dead bone fragments and actinomycotic colonies in dead bone tissue을 보였으며 actinomycosis가 동반 감염된 것으로 추정하였으나 농배양 검사를 다시 시행한 결과 *Enterococcus faecalis, Klebsiella pneumoniae*이 많이 배양되었고 혐기성 세균인 *Actinomyces israelii*는 배양되지 않았다(증 20-20). 항생제 감수성결과 penicillin, vancomycin, teicoplanin, gentamicinS, streptomycin, ciprofloxacin, retracycline, cephalo-

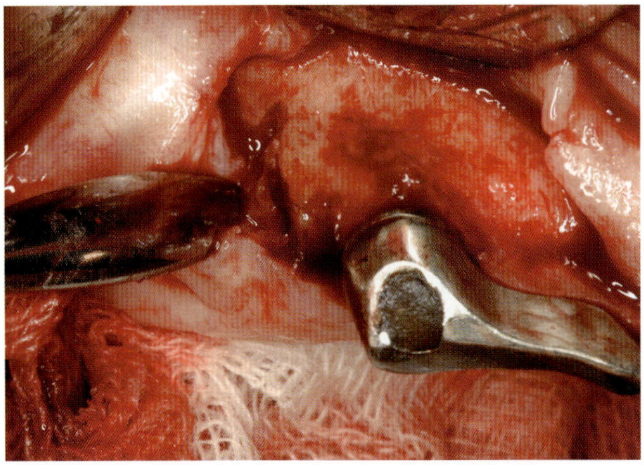

증 20-21. 2005년 12월 9일 상악 우측 임플란트 주변의 염증성 조직을 노출시킨 후 소파술을 시행하는 모습.

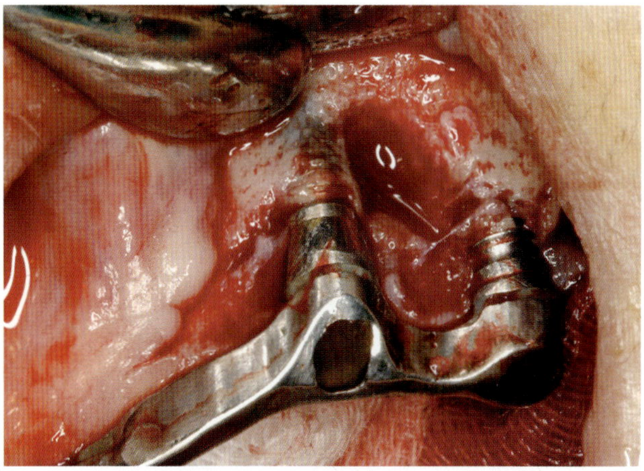

증 20-22. 상악 좌측 임플란트 주변 조직의 소파술을 시행하는 모습.

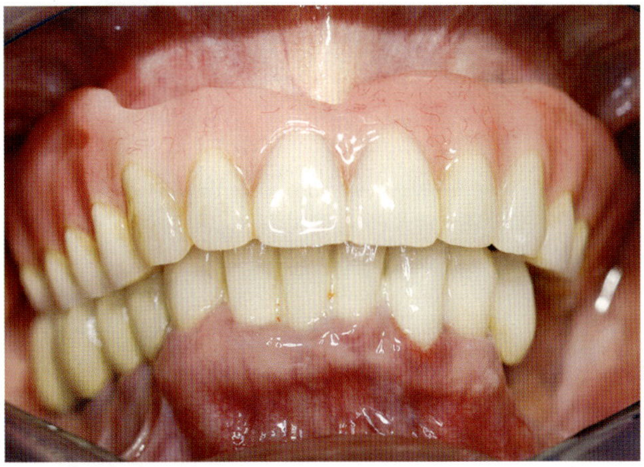

증 20-23. 2006년 4월 13일 창상이 치유된 후 상악에 overdenture를 장착한 모습.

sporin 등에 감수성을 보여 Cefuroxime(Bearcef 250mg 2T bid)을 사용하였고 Vaseline gauze packing을 이용한 open dressing을 2~3일 간격으로 시행하면서 경과를 관찰하였다.

2005년 11월 21일 하악 좌측 구치부 감염은 거의 조절되었으나 #13, #23, #25 임플란트 주변 치은열구에서 화농과 압통이 잔존하였고 임플란트 유동성은 존재하지 않았다. 소파술 및 minocline ointment 주입치료를 시행하였으나 호전되지 않아 2005년 12월 9일 배형성술과 소파술, 임플란트 표면에 대한 탈독소처리(TC solution)를 시행하였다(증 20-21, 20-22). 지속적인 창상 세척 및 항생제 (Bearcef) 투여를 하였으며 2006년 4월 13일 모든 감염 증상이 소멸되었고 현재까지 경과를 관찰하고 있다(증 20-23~20-28).

Comment

본 증례는 임플란트 식립 후 보철 기능 중 주변 감염이 발생하여 임플란트주위염으로 진단하고 처치하였으나 호전되지 않고 급성 골수염으로 진행되었으며 치료에 반응을 보이지 않으면서 만성 골수염으로 진행되었고 원발지점에서 떨어진 상악 임플란트 부위까지 골수염이 파급되었고 항생제 투여 및 수차례 외과적 치료에도 불구하고 반복적인 재발 경향을 보였다. 4번째 수술 시 부골을 적출하면서 조직검사를 시행한 결과 *Actinomycotic* colonies이 관찰되어 actinomycosis가 동반 감염되었을 가능성을 추정하였으며 정확한 감염시기는 알 수 없었다. 혐기성배양을 시행하지 않았기 때문에 농배양검사에서는 관련균이 배양되지 않았지만 지속적인 창상세척 및 cephalosporin 제재를 장기간 투여하여 치료를 종료할 수 있었다.

이 증례에서의 문제점은 초창기 인접한 소구치 치근단 병소를 원인으로 인식하지 못하였으며 임플란트주위염에 대한 치료와 주변 골수염 처치에만 중점을 두었으며 반복적인 재발이 이루어진 후에야 원인치로 추정되는 치아를 발치한 후 골수염이 조절될 수 있었다. 또한 초기 수술 시 광범위한 외과적 적출술을 시행하지 않았고 이물로 생각되는 임플란트들을 모두 제거하지 않고 일부 잔존시킨 것이 상악에서의 반복적인 재발에 관여하였을 가능성이 있다. 물론 다른 요인들이 복합적으로 관여하여 만성 난치성 골수염이 지속되었을 가능성도 있다. 즉 잘 조절되지 않는 당뇨병과 면역기능저하에 의한 혈행 및 치유부전이 질병이 장기간 지속되는 것에 관여했을 수 있다.

2004년에 처음 경험한 본 증례는 추후 BRONJ로 판명되었다. 환자의 과거력을 조사한 결과 골다공증 치료 목적으로 bisphosphonate를 장기간 복용하고 있었던 것이 확인되었으며 필자는 당시에 BRONJ에 대한 개념이 거의 없는 상태였다.

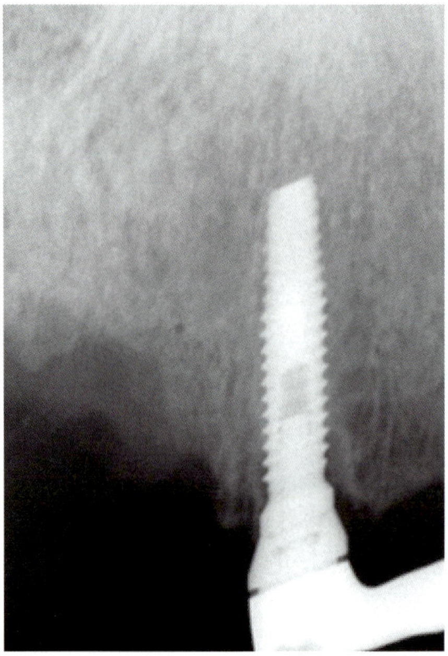

증 20-24. 상악 우측의 치근단 방사선사진. 임플란트 주변 치조정골 소실이 관찰되지만 임플란트 유동성은 없는 상태이다.

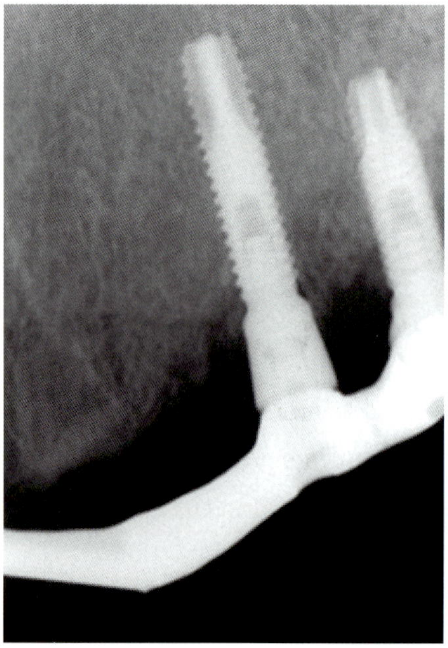

증 20-25. 상악 좌측의 치근단 방사선사진. 임플란트 주변 치조정골 소실이 관찰되지만 임플란트 유동성은 없는 상태이다.

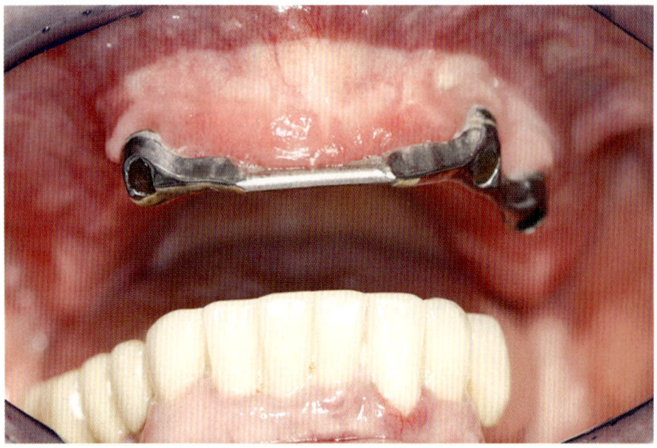

증 20-26. 상악 overdenture를 제거한 모습으로 임플란트 주변 연조직의 염증은 소멸된 상태이다.

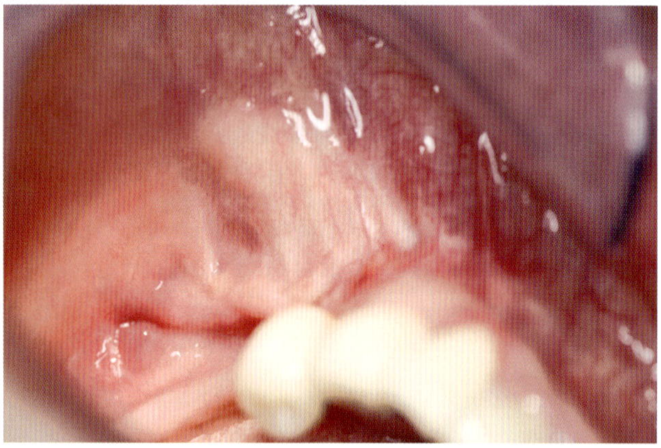

증 20-27. 하악 좌측 구치부의 창상이 치유된 모습.

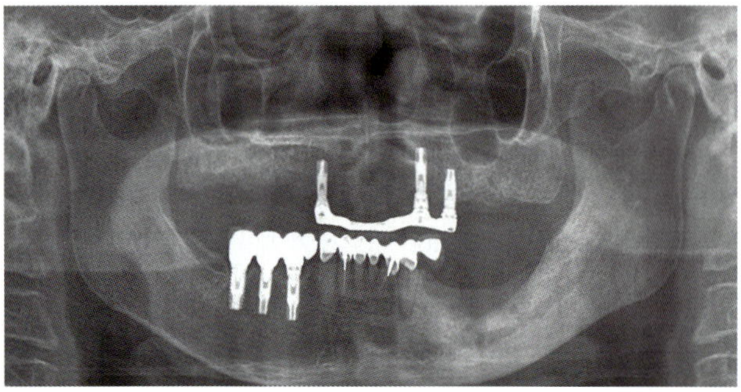

증 20-28. 2006년 4월 13일 촬영한 파노라마 방사선사진.

21 임플란트 틀니 장착 후 발생한 자극성 섬유종(Irritation fibroma)

74세 여자 환자에서 상악 국소의치, 하악 임플란트 유지 피개의치 치료가 계획되었다. 2008년 12월 2일 하악에 2개의 임플란트(CMI EB, 4D/11.5L)가 1회법으로 식립되었고 2009년 3월 5일 locator abutment를 연결한 후 인상을 채득하였고 동년 3월 26일 보철물이 장착되었다. 2011년 4월 14일 내원 시 입술이 가끔 씹히며 덩어리가 만져진다고 하였다. 또한 #33 임플란트 주변 잇몸이 붓고 통증이 있었다고 하였다. 2011년 10월 20일 내원 시 병소 크기가 약간 증가하였으나 통증은 없었다. 2012년 10월 22일 하악 의치가 너무 헐겁다고 하였으나 임플란트의 상태는 양호하였고 locator 부품의 교체를 권유하였다. 2012년 11월 12일 국소마취하에서 레이저를 이용하여 융기된 병소를 절제하였고 조직검사 결과 섬유종으로 확진되었다(증 21-1). 이후 틀니가 헐거운 증상이 지속되어 locator attachment를 교체한 후 틀니를 수정해 주었다.

Comment

이 환자의 경우 없었던 섬유종이 왜 발생하였을까? 모든 종양의 발병 원인이 분명하진 않지만 만성적인 자극이 원인 요소로 관여할 수 있다는 것은 잘 알려져 있는 사실이다. 상하악 보철물이 장착된 후 적응 기간 중에 입술을 가끔 씹었으며 하악 의치가 헐거워지면서 상하악 의치의 교합이 불안정해졌을 가능성이 있다. 즉 만성 자극에 의해 발생된 것으로 추정되며 섬유종과 같은 양성종양은 초기에 간단히 외과적으로 절제함으로써 완치할 수 있다.

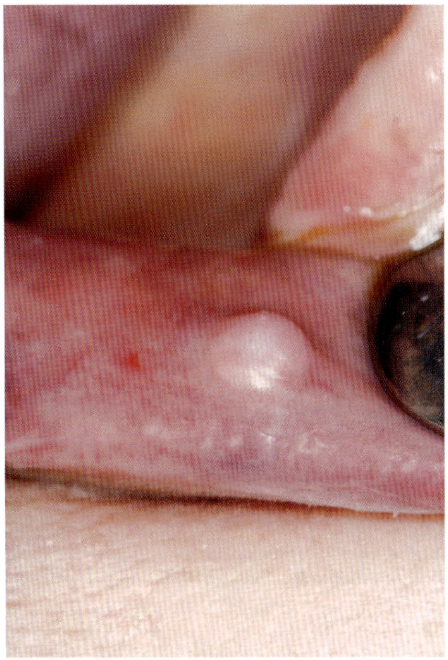

증 21-1. 좌측 하순 점막에 발생한 섬유종.

22 혀에 발생한 악성종양

2004년 10월 11일 70세 남자 환자가 상악 우측 측절치 불편감을 주소로 내원하였다. 임상증상은 없었지만 #22가 변색된 상태이면서 치근단 방사선 투과상이 관찰되었다(증 22-1). 보존과에 의뢰하여 근관치료 후 도재금관수복 치료를 완료하였다. 2011년 6월 20일 타 치과의원에서 치료한 임플란트 보철물의 유동성이 발생하여 내원하였다(증 22-2). 15년 전 임플란트 치료를 받았고 5년 전 유동성이 발생하여 보철치료를 다시 한 병력이 있었다. 임플란트 나사 풀림을 확인하고 재 보철치료를 위해 보철과에 의뢰하여 상부 보철물을 다시 제작해 주었다. 2011년 10월 17일 혀 우측의 통증 및 궤양성 병소를 주소로 내원하였으며 이런 증상이 1년 전부터 자주 발생한다고 하였다. 아프타성 또는 외상성 궤양으로 진단하고 Oramedi ointment를 처방하고 관찰하였다. 2011년 10월 31일 내원 시 궤양성 병소가 우측 혀에 잔존하고 있으며 통증이 지속되었고 언제부터인지 잘 기억하지 못하지만 혀를 자주 씹었다고 하였다(증 22-3). 스테로이드 가글링(Dexamethasone gargling 0.1%)과 Admuc ointment를 처방하였다. 2011년 11월 8일 병소가 소멸되지 않아 국소마취하에서 조직검사를 시행한 결과 편평상피세포암(squamous cell carcinoma)으로 확진되었다. 즉시 구강암 전문 구강악안면외과의사에게 의뢰하여 부분 혀절제술을 시행하고 방사선종양학과에 의뢰하여 방사선치료를 시행한 후 완치되었다.

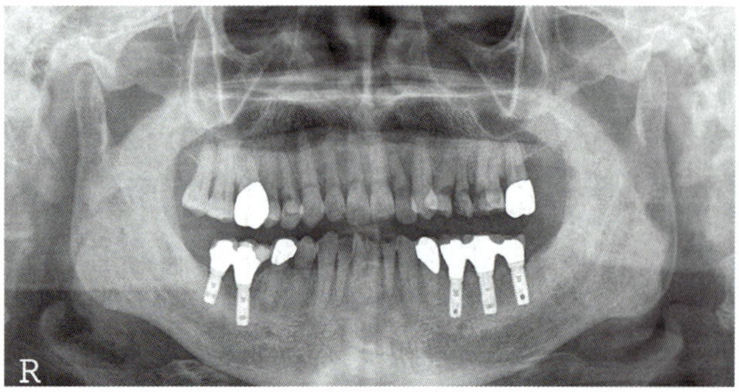

증 22-1. 초진 시 파노라마 방사선사진. 양측 하악 구치부에 임플란트 치료가 되어 있으며 #22 치근단 방사선 투과성 병소가 관찰된다.

Comment

우측 혀에 발생한 악성종양의 소인은 무엇일까? 우측 혀 깨무는 현상이 반복되고 외상성 궤양이 주기적으로 발생하면서 악성종양으로 전환되었을 가능성을 생각해 볼 수 있다. 하악 우측 구치부에 식립된 임플란트 보철물의 반복적인 나사풀림 등으로 인한 보철물의 유동성은 교합적 문제 또는 환자 자신의 구강 악습관에 의한 과부하로 인해 초래되었을 가능성이 있다. 보철물의 유동성과 불량 교합은 혀, 뺨과 같은 인접 연조직을 깨물게 하는 원인이 될 수도 있다. 악성종양 발병의 원인은 확실하지 않지만 본 증례와 같이 반복적인 보철적 문제점이 발생할 경우 세심한 분석 및 재보철치료가 필요하다고 사료된다.

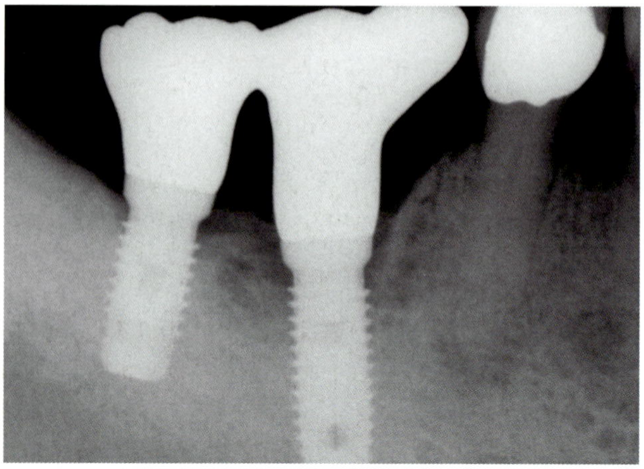

증 22-2. 나사 풀림이 발생하여 내원하였을 때의 치근단 방사선사진. #46 임플란트 변연부의 골흡수 소견이 관찰된다.

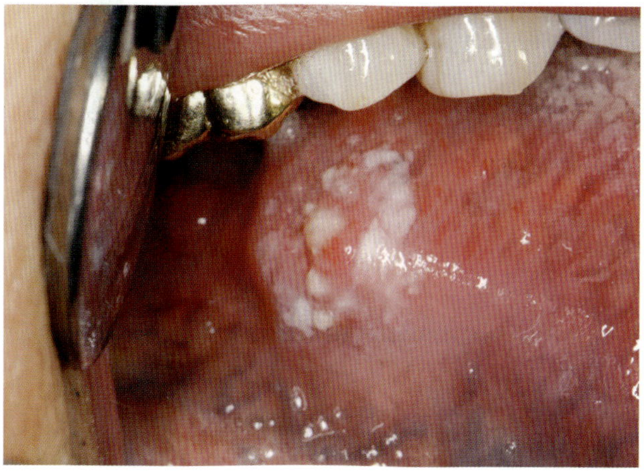

증 22-3. 우측 혀 측면에 궤양성 병소와 백색 병소가 섞여 있는 것을 볼 수 있다.

23 Methicillin Resistant Staphylococcal Infection(MRSI)

증례 1.

59세 남자 환자로서 약 30년간 입을 못 벌리는 것(개구량 0mm)을 주소로 입원하여 진성 턱관절 강직증 진단하에 양측 과두절제술 및 오훼돌기 절단술을 시행받고 퇴원하였다. 환자는 술전에 당뇨병의 병력이 있어 개인 내과의원에서 혈당강하제로 지속적인 치료를 받고 있었으며 그 외에는 전신적으로 특이 질환은 존재하지 않았다. 퇴원 75일 후 우측 눈 주위와 전이개부(preauricular area)의 통증 및 부종, 눈물이 계속 흐르는 것과 구강 내로 진한 농이 흐르는 것을 주소로 다시 내원하여 술후 감염 진단하에 입원하였다. 입원 당시 CT 소견은 우측 저작간극(masticatory space)과 우측 후안와간극(posterior orbital space)에 감염 소견을 보이고 있었다(증 23-1). 환자는 퇴원 후 감염 증상이 발생되었으나 타병원에서 치료를 받았고, 약국에서 약물을 구입하여 계속 투여해 왔으며 감염 증상은 전혀 호전되지 않고 악화되어 본원에 재방문하게 되었다. 절개 및 배농과 투약 그리고 적극적인 창상처치를 시행하면서 증상 개선이 없으면 전신마취하에 감염 부위에 대한 exploratory operation을 시행하기로 계획하고 구강 내 절개 및 배농과 항생제 투약, 농 배양 및 항생제 감수성 검사를 실시하였다. 항생제는 처음 Fluoroquenolone(Peflacin)을 투여하다가 첫 번째 감수성 검사 후 Clindamycin을 추가하였다. 입원 당시 눈 부위에서 배농되는 농을 배양한 결과 Methicillin resistant *Staphylococcus epidermidis*와 함께 *Corynebacterium species*들이 배양되었고, 우측 저작간극에서 채취한 농을 배양한 결과 약간의 *Candida albicans*와 함께 penicillin과 erythromycin에 저항성

A

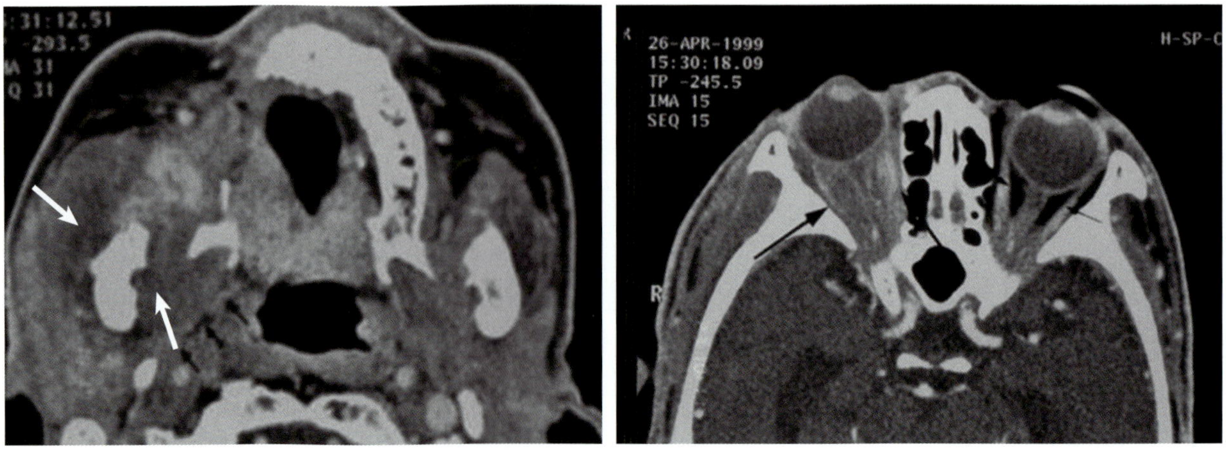

B

증 23-1. CT 소견. A, 우측 저작간극의 감염 소견이 관찰된다(화살표). B, 우측 후안와간극의 감염 소견이 관찰된다(긴 화살표).

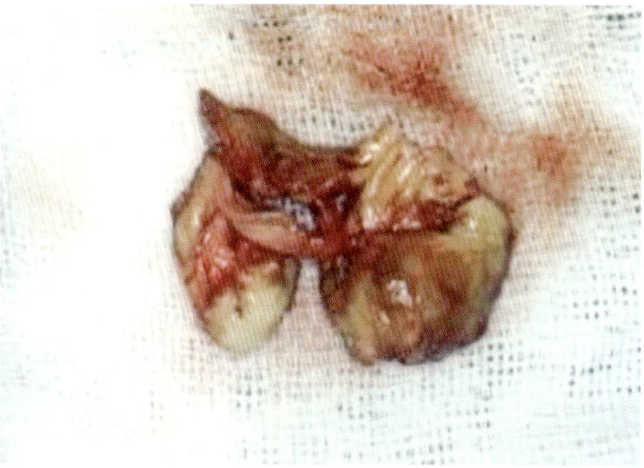

증 23-2. 우측 턱관절 심부에서 적출한 괴사성 물질.

이 있는 *Staphylococcus salivarius*와 *Staphylococcus viridans*가 다수 배양되었다. 항생제를 Vancomycin으로 교체하고 지속적인 창상 드레싱을 시행하면서 약 5일 간격으로 농 배양과 항생제 감수성 검사를 실시하였다. 증상은 전혀 호전되지 않고 지속되어 입원 27일 째 전신마취하에 전이개부를 통해 감염부 심부에 접근한 결과 심부에 괴사된 커다란 덩어리가 관찰되었는데(증 23-2), 이것들이 이물로 작용한 것으로 생각되었으며 협지방대의 측두엽(temporal lobe of buccal fat pad)으로 추정되었다. 술후 증상이 점차 호전되어 수술 5일 후부터 항생제 투여를 중단하고 드레싱만 시행하였다(증 23-3). 농 배양 결과 혐기성 감염균이 지속적으로 존재하여 항생제 투여를 중단한지 10일 후 다시 Chloramphenicol을 투약하였다. 감염 증상이 점차 호전되어 2차 입원한지 52일만에 퇴원하였다.

증례 2.

59세 남자 환자로 낙상에 의한 다발성 외상으로 입원하여 중환자실, 신경외과와 정형외과를 거처 입원 88일 만에 좌측 턱관절 잡음과 청각 장애를 주소로 본과에 의뢰되었다. 임상 및 방사선검사상 외상성 턱관절염의 임상진단하에 턱관절 개방수술을 계획하였고 전신적 특이 소견은 관찰되지 않았다. 수술 중 관절원판이 후방으로 심하게 전위

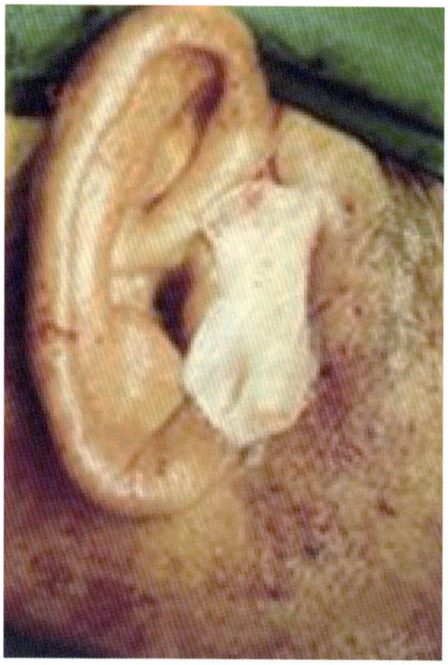

증 23-3. Vaseline gauze를 삽입하여 감염 부위를 이차치유 하고 있는 모습.

되어 있었으며 외이도 전벽의 파괴 양상이 관찰되었고, 폐구시 관절원판의 압박에 의해 외이도가 폐쇄되고 개구 시 외이도가 개방되는 경향이 관찰되어 관절원판 전방 복위술 및 턱관절 성형술을 시행하였다(증 23-4). 술후 5일째 감염 증상을 보여 절개 및 배농과 농 배양 및 감수성 검사를 시행한 결과 대부분의 Cephalosporin과 Penicillin계에 저항성이 있고 TS(Trimethoprim/Sulfamethoxasol)와 Vancomycin에 감수성이 있는 Methicillin resistant *staphylococcus aureus*가 배양되었다(증 23-5, 23-6). 감수성 결과에 따라 항생제를 Fluoroquenolones 정맥주사에서 TS 경구 복용으로 교체하였다. 증상이 전혀 개선되지 않아 5일 후 항생제를 Vancomycin으로 교체하고 지속적인 드레싱을 시행하며 정기적인 농 배양과 항생제 감수성 검사를 실시하였다. Vancomycin 사용 9일 후 농 배출이 현저히 감소되었고 감염 증상이 완화되는 소견이 관찰되어 TS 경구 복용으로 항생제를 교체하였고 술후 104일 만에 감염증이 완전 소멸되면서 퇴원하였다.

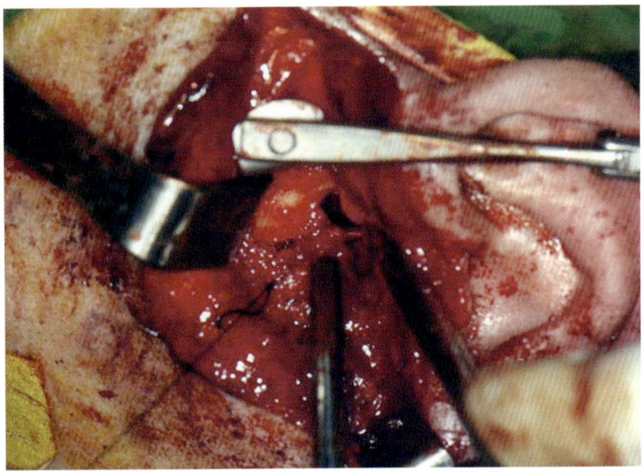

증 23-4. 관절원판 전방 복위술 및 턱관절 성형술을 시행하는 모습.

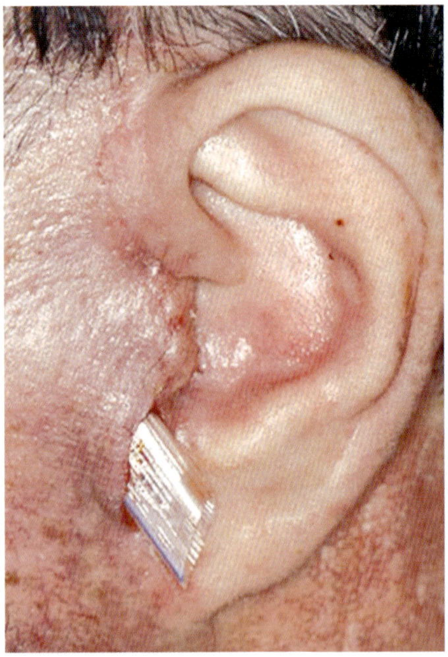

증 23-5. 수술 부위 감염으로 인해 절개 및 배농술을 시행한 모습. Silastic drain이 삽입되어 있다.

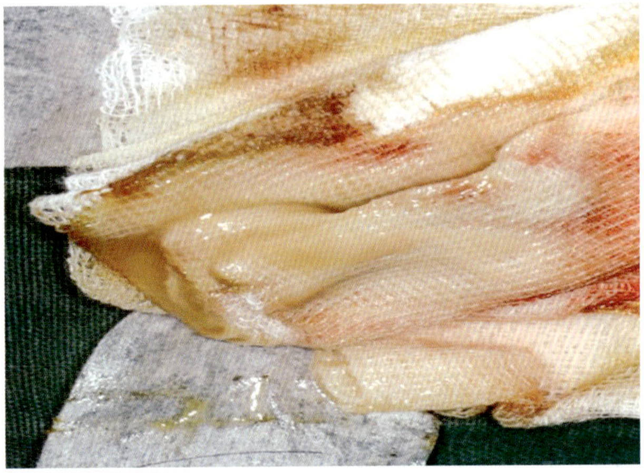

증 23-6. 거즈에 묻어 있는 농의 모습. 농이 매우 끈적끈적하며 황회색의 색깔을 띠고 있었다.

Comment

*Staphylococci*는 교차감염과 병원감염의 가장 흔한 균이다. Penicillinase enzyme에 대항하는 penicillinase-resistant agent인 methicillin에 내성이 있는 *Staphylococcal infection*을 MRSI라고 한다. 이러한 감염은 Vancomycin을 제외한 거의 모든 항생제에 내성을 가짐으로 인하여 치료과정에 많은 어려움이 있다. 1961년 초 영국에서 보고된 이래로 미국의 경우 NNIS(National Nosocomicial Infections Surveillance)에 보고된 MRSA 분리균의 비율이 1975년 2%에서 1996년 35%로 증가하였고 일본에서는 1992~1993년 여러 지역의 환자에서 분리된 약 7,000 균종을 분석한 결과 *S. aureus*의 약 60%가 MRSA였다. 최근에는 Vancomycin에 감수성이 저하된 균종들도 보고되고 있다.

첫 번째 증례의 경우는 환자가 1차 입원 당시부터 장기간의 영양 섭취 불량과 당뇨병이 잘 조절되지 않는 등 전신적인 쇠약 및 생체 저항성의 저하가 감염의 소인으로 작용하였고 퇴원 후 발생된 술후 감염이 조기에 적절히 조절되지 못하고 장기간 지연되면서 다양한 항생제의 오용 및 남용이 MRSI 감염을 유발하였을 가능성이 있었고 감염이 지속되면서 수술 부위 심부의 조직이 괴사되면서 이물로 작용함으로써 감염질환이 더욱 악화된 것으로 생각되었다. 두 번째 증례의 경우는 수상 후 중환자실 등에서 장기간의 입원생활에 의한 병원성 감염이 강력히 의심되었다. 본 증례들 모두 감염 치료에 장기간의 시간이 소요되었으며 Vancomycin의 장기 투여는 약물 자체와 관련된 심각한 부작용이 있을 수 있기 때문에 치료에 많은 어려움이 있었다.

24 안면부 봉와직염으로 인한 패혈증으로 사망한 증례

2000년 5월 12일, 89세의 여자 환자가 눈을 뜨지 못할 정도의 심한 우측 안면부 종창으로 응급의학과를 거쳐 구강악안면외과에 입원하였다. 환자는 내원 3일 전부터 증상이 발생되었으며 내원 당시 우측 안면부의 종창과 통증, 발적, 개구장애 등이 관찰되었고 구강 위생 상태는 매우 불량하였으며 수개월 전부터 전반적인 치은 종창 및 치통이 주기적으로 반복되었으나 치과 치료는 전혀 받지 않았다. 생징후는 혈압 177/103mmHg, 맥박 88회/분, 호흡수 26회/분, 체온 36.1℃로 측정되었고 PNS CT상에서는 우측 안와하부에 종괴성 병소가 존재하면서 상악동 전벽을 압박한 양상이 관찰되었고 상악동염의 소견을 보였다.

2000년 5월 13일 환자는 우측 안와 주위의 종창이 더욱 심해지면서 눈을 뜨지 못하게 되었고, 우측 협부, 안와하부 및 악하부 종창이 관찰되었고 파동감과 경결감을 보였다. 증상은 더욱 악화되면서 호흡곤란 및 의식 장애, 반혼수상태(semi-coma state)가 발생되어 즉시 내과계 중환자실(MICU)로 이송하였다. 하악 구치부에서 기인된 것으로 추정되는 감염이 상악 견치간극(canine space), 협부간극(buccal space), 안와간극(orbital space), 측두하간극(infratemporal space)까지 파급된 봉와직염(cellulitis)에 의해서 유발된 패혈증 발생 가능성이 의심되었고 SIADH(syndrome of inappropriate antidiuretic hormone)의 증상도 발현되었다. 감염 확산의 방지와 병발부의 감압(decompression) 및 배농(drainage)을 위해서 우측 악하부 및 이하부에 응급으로 절개술을 시행하였고 추출된 농은 배양검사를 의뢰하였으며 silastic drain을 2개 삽입하였다. 그러나 절개부에서는 심한 정맥성 출혈이 발생되었고 조직을 박리할수록 출혈은 더욱 심해지는 양상을 보여 패혈증의 합병증인 DIC(disseminated intravascular coagulopathy)가 의심되었으며 3-0 black silk로 출혈부

A

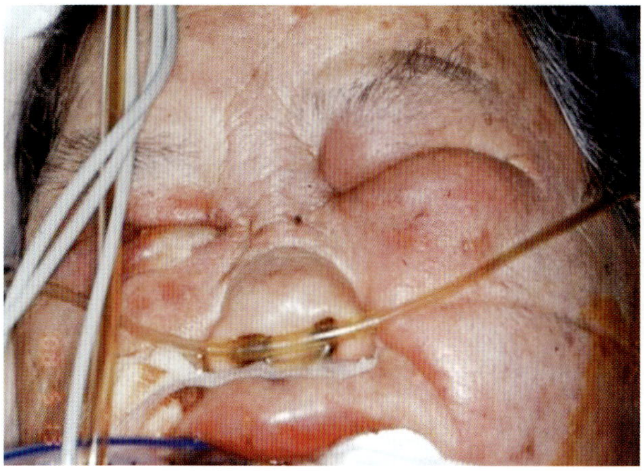

B

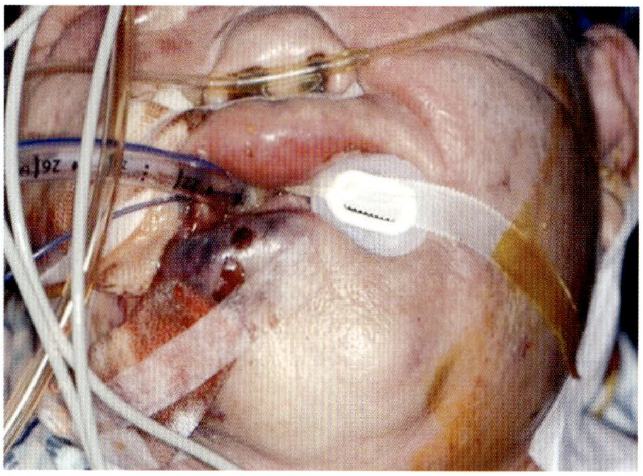

증 24-1. 양측 안와주위 종창으로 눈을 뜰 수 없으며 양측 협부 종창이 심한 모습을 보인다. Oral airway와 기도 삽관술이 시행되었으며 양측 악하부 및 이하부 종창이 심한 모습이 관찰된다.

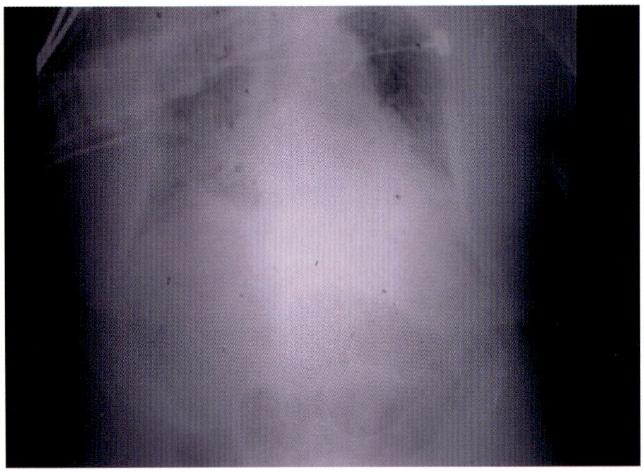

증 24-2. 삽관튜브가 삽입되어 있으며, 심장의 크기가 증가되어 있고 우측 폐 하부에 경계가 불명확한 방사선 불투과 병소가 관찰된다.

를 깊숙이 봉합하고 압박을 가하여 지혈처치를 시행하였다. 5월 13일 실시한 혈액검사에서 나트륨이 123.4mmol/L로 저나트륨증의 소견을 보였으며 동맥혈 검사에서는 pH 7.04, pCO_2 51.8 mmHg, pO_2 78.2 mmHg, O_2 saturation 88.8% 등으로 대사성 산증 소견을 보였으며 혈당은 120이었다. 농배양 검사 및 혈액배양 검사(blood culture)에서 그람양성균인 *Streptococcus pyogenes*가 검출되었다. 수축기 혈압은 50~60으로 유지되면서 쇼크 소견을 나타냈고, 체온은 35℃, 호흡수는 26회 전후, 맥박수는 120회 전후를 나타내었다. 검사 결과에 따라서 환자에게 3세대 세팔로스포린계의 항생제와 클린다마이신을 병용 투여하였고 호흡곤란을 보여서 기관삽관술(orotracheal intubation)을 시행하였다. 하락한 생징후를 보상하기 위해서 norepinephrine, dopamine 등을 투여하였고 산증을 해소하기 위해 sodium bicarbonate를 투여하였다. 중환자실에서의 적극적인 처치에도 불구하고 감염은 양측 악하부, 이하부, 구강저, 안와부로 파급되었으며 개구장애와 혀의 거상도 관찰되었고 경부간극(neck space)을 통하여 감염이 폐까지 전파되는 것이 확인되었다(증 24-1). 혈압의 유지를 위해서 많은 양의 생리식염수를 빠르게 정주하였고 dopamine(vasopressor)의 투여에도 불구하고 혈압은 회복되지 않았다. 5월 15일 동맥혈 검사에서 pH 6.875, pCO_2 57.4, pO_2 46.2, O_2 saturation 52%로 심한 대사성 산증 소견을 보였으며 Glucose 422mg/dL, Fibrinogen 408 mg/dL, FDP 양성 반응을 보였다. 더 이상 혈압이 측정되지 않았고 체온은 35℃, 호흡수는 30회 내외였으며, 임상적으로 안면, 목, 가슴 부위에 종창, 보라색의 피부변색 등이 관찰되었다. 지속적인 중환자실에서의 집중적인 처치에도 불구하고 환자의 상태는 개선되지 않았고 혼수 상태가 지속되었다. 흉부 방사선 사진상에서는 우측 폐에 pneumonic consolidation이 관찰되었다(증 24-2).

2000년 5월 15일 오후 1시 20분경 직접사인은 심폐부전, 중간사인은 패혈증, 선행사인은 안면부 봉와직염으로 심장이 정지하였고 가족들의 합의하에 심폐소생술을 시행하지 않았다.

Comment

악안면 부위의 감염은 다행히도 패혈증을 유발시키는 경우는 거의 없다. 그 이유는 악안면 부위 감염은 초기 진단 및 치료가 잘 이루어지고 신체의 다른 부위와 비교할 때 국소적 방어 기능이 우수하고 감염이 치료되지 않고 남아 있을지라도 저절로 배농이 이루어지는 경우가 많기 때문이다. 그러나 본 증례와 같이 환자의 전신 저항이 감소된 상태에서는 경미한 치주감염과 환자 및 가족들의 질환에 대한 무관심 및 적절한 치료 시기의 지연 등은 구강질환이 패혈증을 유발시킬 수 있는 원인 요소가 될 수 있으며 치과 치료 후 구강 점막 등의 손상에 의해 구강 내에 존재하는 정상 세균총에 의해서도 패혈증이 발생할 가능성이 있다는 것을 명심해야 한다고 사료된다.

25 일차 구개성형술 후 발생된 지속적인 술후출혈: 증례보고

10개월된 남환으로 구강-비강 누공(oronasal fistula)을 동반하는 불완전 구개열 상태(incompelete cleft palate)에서 수술을 위해 내원하였다. 술전 검사 시 WBC 14.6 $\times 10^3$/mm^3 , RBC 4.62$\times 10^6$/mm^3 , Hb 12.4g/dL , Hct 37.3% 등으로 나타났으며, 전신 마취하에 double opposing Z-plasty를 이용한 구개성형술을 시행하였다. 술후 병동으로 이동된 직후 지속적인 구내 출혈이 발생되어 vaseline gauze로 비충전(nasal packing)을 시행하였으나 코와 입으로 지속적인 출혈이 있었으며, 술후 혈액검사결과 RBC는 1.98$\times 10^6$/mm^{3}와 Hb이 5.5g/dL로 내려갔고, 집중치료를 위해 중환자실로 이동하였다. 수혈을 위한 정맥로를 확보하지 못하여 말초 정맥로(peripheral venous line)를 통해 packed RBC 80cc를 5DS +2M KCl 5cc와 혼합하여 10gtt의 속도로 수혈하면서 수축기 혈압을 100mmHg로 유지하였다. 그러나 구강 내에서 혈병을 토해내며 출혈이 지속되었으며, 마취과 협진하에 femoral central venous line을 확보하여 packed RBC를 투여하면서 전신마취하에 응급지혈수술을 시행하였다. 구개성형술 봉합부위(Palatorraphy wound)의 일부를 분리하여 출혈지점을 탐색하였으나, 수술부위에서는 출혈점을 찾아내지 못하였고, 후방인두벽(posterior pharyngeal wall)에서 출혈점을 발견하였다(증 25-1). 전기소작술 시행 후 Surgicel을 충전하고 창상을 재봉합하였으며, 더 이상의 출혈이 없음을 확인하고 지혈을 위한 수술을 끝마쳤다. 술후 약 2주간의 경과관찰을 시행하였으며, 더 이상의 합병증이 발생하지 않음을 확인 후 퇴원하였다.

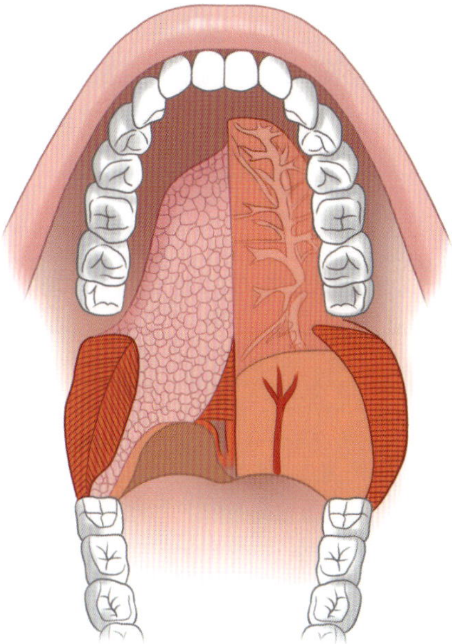

증 25-1. 후인두벽에서 발생한 출혈 부위.

Comment

구개열 성형술(palatoplasty)을 받는 대부분의 환자는 영아들로서, 술후 발생할 수 있는 합병증 중에서 술후 출혈은 드물지만 어린 환자에서 발생하면 치명적일 수 있다. 특히 구강 내에는 많은 혈관으로 구성되어 있어, 수술 중 및 술후 발생할 수 있는 출혈에 대한 원인과 출혈점의 파악 및 이에 대한 충분한 사전적 지식이 필요하다(Stoll C, et al, 2000). 소량의 출혈에도 불구하고 쇼크 상태로 이환될 수 있으며 어린 환자들에서 초기단계의 쇼크는 임상증상이 경미하고 저혈압이 없어 감지하기 어려운 경우가 많다. 그러나 진행된 단계에서는 조직의 국소 빈혈과 혐기성 대사(anaerobic metabolism)가 반복되면서 임상적으로 축축한 피부, 빈맥(tachycardia), 발한(diaphoresis), 하지가 차가워지며,

혈압측정이 어렵게 된다. 쇼크를 회복시키기 위한 원칙은 발생원인을 알아내는 것이 중요하고, 심박출량(cardiac output)을 증가시키면서, 부적절한 호흡을 안정시켜야 한다(대한구강악안면외과학회, 1998).

구개부위의 다양한 혈관 분포와 수술 중 부적절한 조작으로 예상하지 못한 부위에서의 출혈이 발생하면 특히 어린 아이의 경우 hypovolemic shock로 이환될 위험성이 아주 높다. 따라서 세심하고 적절한 기구조작과 술후 발생 할 수 있는 예상하지 못한 부위에서 출혈에 주의해야 할 것으로 사료된다. 본 증례에서는 수술 부위와 무관한 후인두벽에서의 정맥성 출혈이 발생하면서 술후 응급 상황을 초래하였던 경우로서 구개열 성형술 중 세심한 주의 및 술후 지혈 처치에 대한 경각심을 일깨워 준 사례로 생각된다.

참고문헌

대한구강악안면외과학회: 구강악안면외과 교과서, 의치학사 1998; 630-6.

심정환, 김영균, 채병국: 일차 구개성형술 후 발생된 지속적인 술후출혈: 증례보고. 대한악안면성형재건외과학회지 2001;23:458-60.

Stoll C, Hocmuth M, Meister P, Soost F. Refinement of velopharyngoplasty in patients with cleft palate by covering the pharyngeal flap with nasal mucosa from the velum. J Craniomaxillofac Surg 2000;28:171-5.

26 만성 상악동염, 구강-상악동 누공과 협점막 반흔조직으로 인한 개구장애가 발생하였던 증례

2007년 12월 3일 72세 여자 환자가 두통과 구강 내 화농을 주소로 내원하였다. 10개월 전 개인치과의원에서 상악에 4개의 임플란트를 식립한 후 피개의치를 완성하였다. 이후 임플란트 주변의 치은증식과 우측 상악동염이 발생하였으며 구강-상악동 누공이 형성되면서 농이 배출되고 있었다. 3일 간격으로 누공을 통해 생리식염수로 세정술을 시행하면서 항생제(Augmentin)를 투여하였다. 2007년 12월 12일 전신마취하에서 우측 상악동 골창을 형성한 후 상악동에 접근하였으며 염증 조직들을 제거하면서 철저히 세정술을 시행하였다. 이후 후방기저 협근점막피판을 거상하여 누공폐쇄술을 시행하였다. 2주 후 봉합사를 제거하였으며 수술 부위에 약 5mm 천공이 관찰되었고 환자는 물 먹을 때 코로 나오는 증상이 계속된다고 하였다. 2008년 1월 8일 국소마취하에서 구개회전피판을 형성하여 누공을 다시 폐쇄해 주었으며 2008년 1월 21일 완전한 치유가 이루어졌다. 그러나 협점막에 형성된 단단한 반흔성 밴드로 인해 개구제한(개구량 2cm)이 존재하였으며 치과치료에 지장을 초래하였다. 2008년 2월 12일 국소마취하에서 우측 협점막의 반흔성 밴드를 절개하면서 개구량을 35~40mm 확보하였고 형성된 결손부(raw surface)에는 TeruDermis를 피개한 후 봉합하였다. 이후부터는 매일 EAST를 이용한 물리치료를 시행하면서 적극적인 개구운동을 시행하였으나 2008년 11월 24일 28mm로 개구량이 감소되었다(증 26-1). 2009년 1월 19일 반흔성 밴드 제거술을 다시 시도하였으며 적극적인 물리치료를 통해 33mm의 개구량을 확보한 후 치료를 종료하였다(증 26-2~26-4).

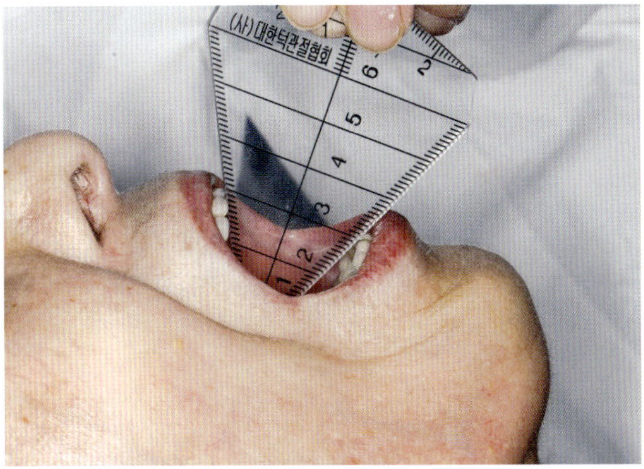

증 26-1. 약 28mm의 개구량을 보이고 있다.

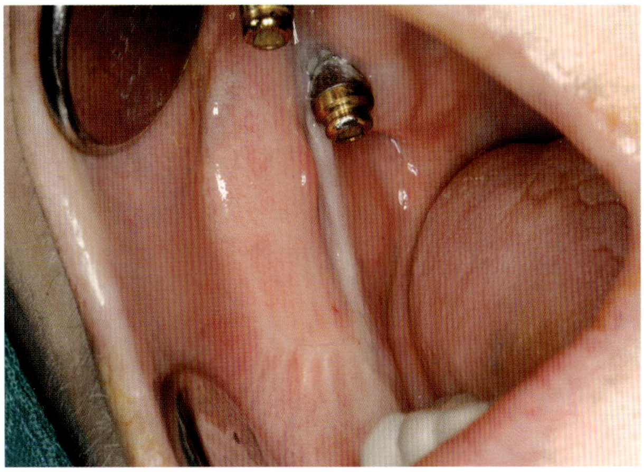

증 26-2. 우측 협점막에 단단한 반흔성밴드가 존재하고 있다.

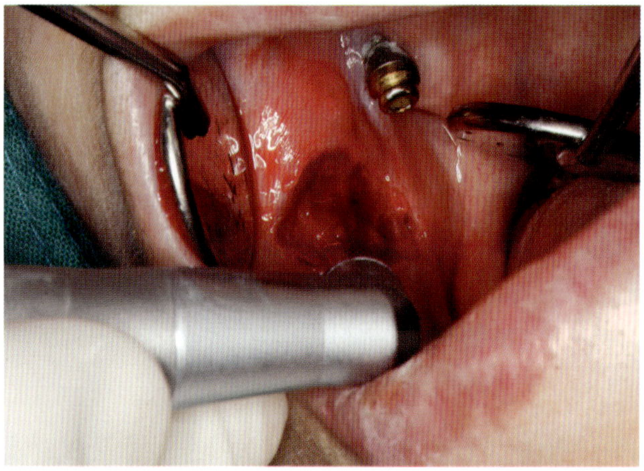

증 26-3. 레이저 절개를 시행하는 모습.

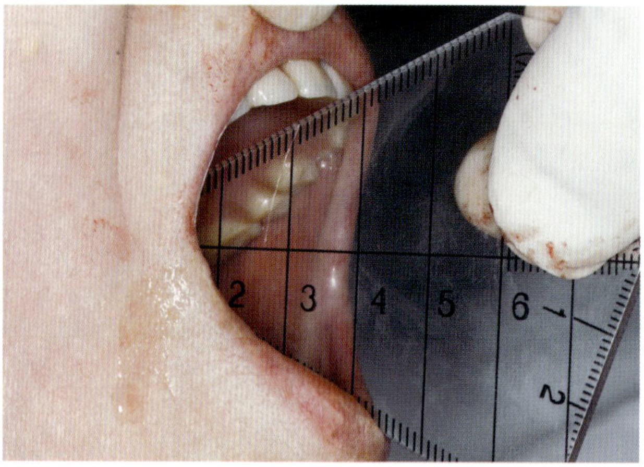

증 26-4. 적극적인 물리치료 후 약 33mm의 개구량을 확보했다.

Comment

상기 환자는 상악 구치부 임플란트 치료 후 상악동염, 구강-상악동 누공이 발생하였으며 누공을 폐쇄하기 위해 사용된 협근점막피판 채취 부위에 반흔성 수축이 발생하면서 개구장애가 발생하였다. 한 환자에서 반복적인 합병증이 발생함으로 인해 수차례 수술이 진행되었고 치료기간이 연장되었다. 구강-상악동 누공 폐쇄술은 생각보다 어려운 경우가 많다. 국소피판을 형성해서 잘 봉합해 주어도 입을 벌리고 다무는 과정 중에 협점막의 긴장도가 지속되고 혀가 수술 부위를 건드림으로 인해 봉합 부위가 벌어지면서 누공이 재발되는 경우가 많다. 본 증례에서 협근점막피판을 사용하였으나 실패하였고 술후 개구에 의한 누공폐쇄술 실패를 우려하여 개구 운동을 제한함으로 인해 협점막에 반흔성 수축이 심하게 진행되어 만성적인 개구장애가 발생한 증례이다.

27 턱교정 수술 후 발생한 턱관절장애

2012년 12월 10일 30세 여자 환자가 안면 비대칭과 하악골 전돌을 주소로 내원하였다. 교합 캔팅과 골격성 3급 부정교합이 존재하였으며 양측 턱관절의 간헐적 관절잡음이 존재하고 있었다(증 27-1~27-3). 술전 교정치료를 시행하여 교합 캔팅을 개선하였으며 하악골 수술을 계획하였다. 2013년 9월 25일 하악지 시상분할골 절단술(우측 0mm, 좌측 5mm setback)을 시행한 후 골편을 고정하고 악간고정을 시행하였다(증 27-4~27-6). 2013년 10월 21일 악간고정을 제거하였으며 술후 교정치료를 진행하였다. 2013년 12월 23일 턱을 앞으로 내밀 때 우측 턱관절 통증이 존재하였고 30mm의 개구제한을 보였다. 온찜질 및 적극적인 개구운동을 하도록 하였으나 우측 턱관절 걸림증(closed lock)과 통증이 지속되었고 개구 시 하악이 우측으로 편위되는 양상을 보였다. 2014년 1월 27일 우측 턱관절 상관절강에 스테로이드(dexamethasone 5mg)를 주입하고 소염진통제(naproxen 500mg bid)를 1주간 처방하였다. 이후 턱관절 증상은 호소되었고 개구량은 40mm를 회복하였다.

Comment

술전 턱관절장애(3형, 양측 턱관절원판 복위성 전방 전위)가 존재하던 환자였고 턱교정 수술 후 골편의 이동으로 인해 우측 턱관절원판 비복위성 전방 전위가 발생하였던 증례로 추정된다. 우측 턱관절에 일시적인 염증으로 인해 통증이 동반되었고 상관절강에 스테로이드를 주입한 후 염증이 해소되었으며 전위된 관절원판이 정상적으로 회복되었다고 판단된다.

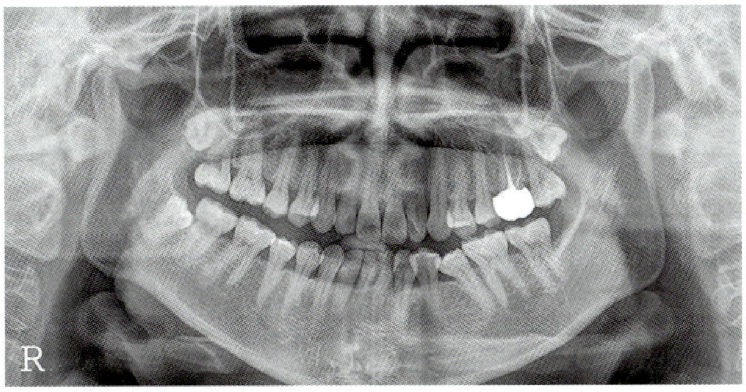

증 27-1. 초진 시 파노라마 방사선사진.

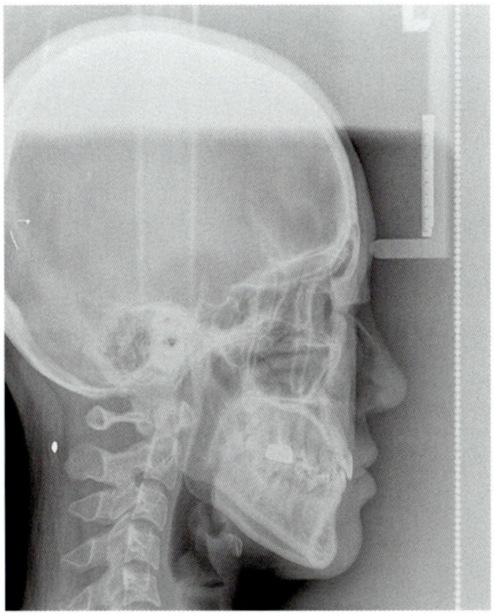

증 27-2. 초진 시 cephalometric lateral view.

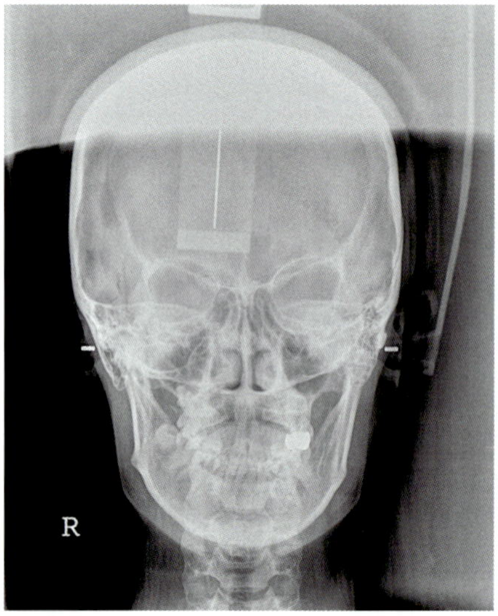

증 27-3. 초진 시 cephalometric PA view.

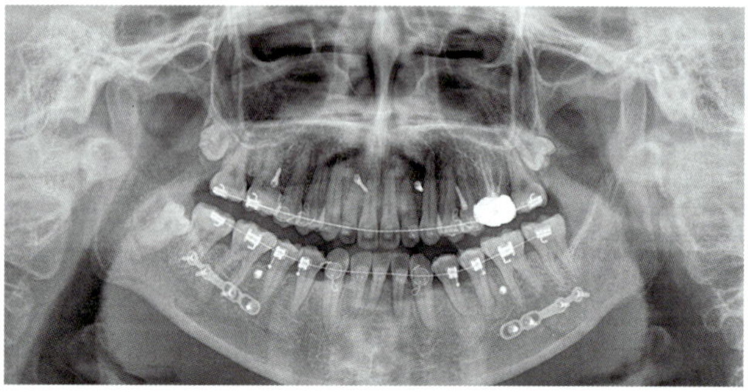

증 27-4. 턱교정 수술 3개월 후 파노라마 방사선사진.

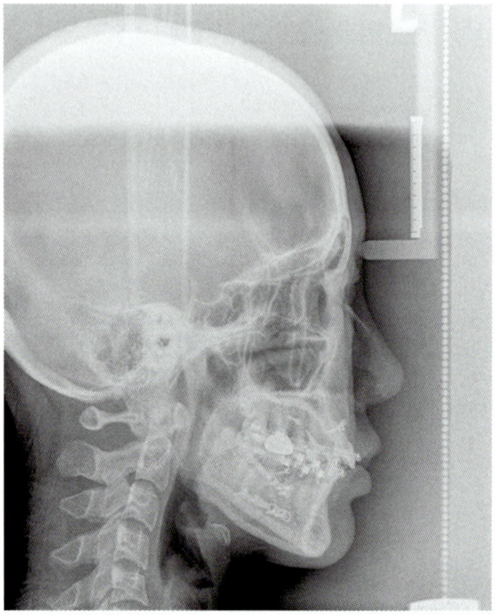

증 27-5. 수술 3개월 후 cephalometric lateral view.

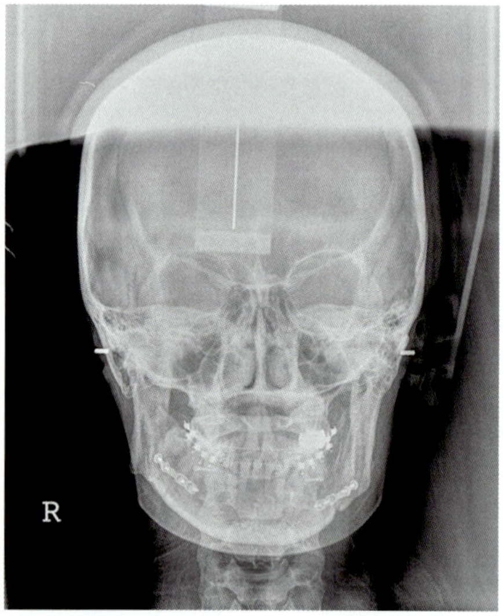

증 27-6. 수술 3개월 후 cephalometric PA view.

28 하악 턱교정 수술 후 고정한 생흡수성 판 파절

하악 전돌증과 부정교합의 치료를 위해 내원한 22세 남자 환자가 2013년 12월 4일 전신마취하에서 양측 하악골 상행지골절단술(우측 4mm, 좌측 9mm 후방 이동)을 시행하고 생흡수성 판과 나사(OSTEOTRANS^{TM}–MX, Japan)로 골편을 고정하였다. 사용된 생흡수성 판의 두께는 1.0mm였고 4개의 6mm 흡수성 나사로 고정하였다. 수술 다음 날 아침 뼈가 부러지는 듯한 소리가 났다고 하였으며 악간고정을 시행하려고 구강을 살펴본 결과 근심골편(proximal segment)이 상방으로 전위된 것이 인지되었고 방사선사진에서 골편의 전위 및 흡수성 판 파절이 확인되었다(증 28–1~28–3). 2013년 12월 11일 수술 부위에 다시 접근하여 파절된 양측 흡수성 판과 나사들을 제거하고 티타늄 금속판으로 재고정술을 시행한 후 악간고정을 하였다(증 28–4~28–6). 창상치유는 양호하였으며 2013년 12월 30일 악간고정을 제거하고 술후 교정치료를 진행하고 있다.

Comment

하악골편 고정을 위해 사용한 흡수성 판의 두께가 너무 얇아서 견고한 고정 효과를 얻을 수 없었으며 저작근의 힘에 견디지 못하고 파절된 경우이다. 하악골편 고정을 위해서는 티타늄 금속판을 사용하는 것이 좋고 흡수성 판을 사용할 경우에는 2.0mm 이상의 재료를 사용하거나 얇은 것을 사용할 경우에는 2개의 생흡수성 판으로 고정하는 것이 안전하다고 사료된다.

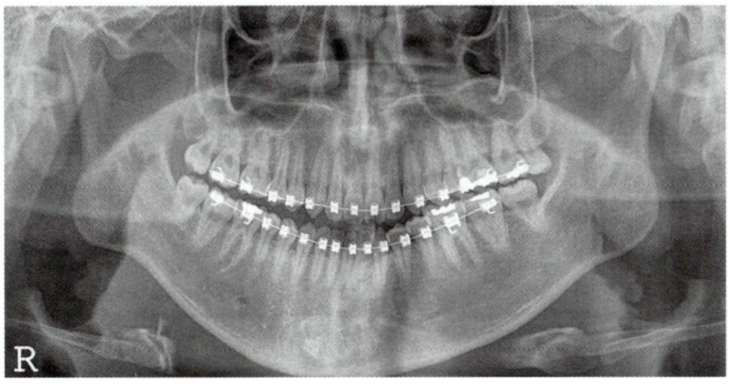

증 28–1. 술전 파노라마 방사선사진.

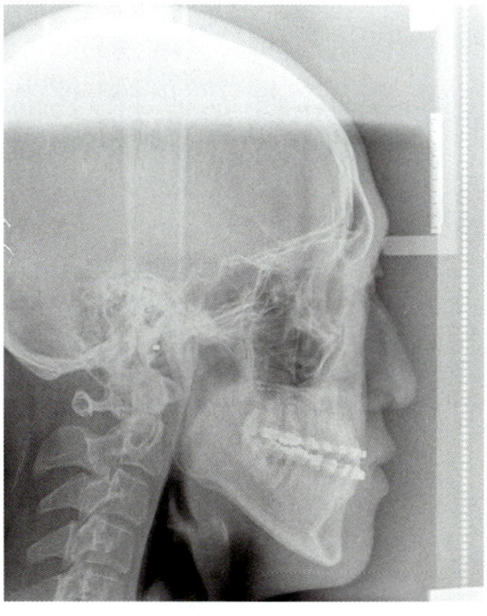

증 28–2. 술전 측방 두부계측 방사선사진.

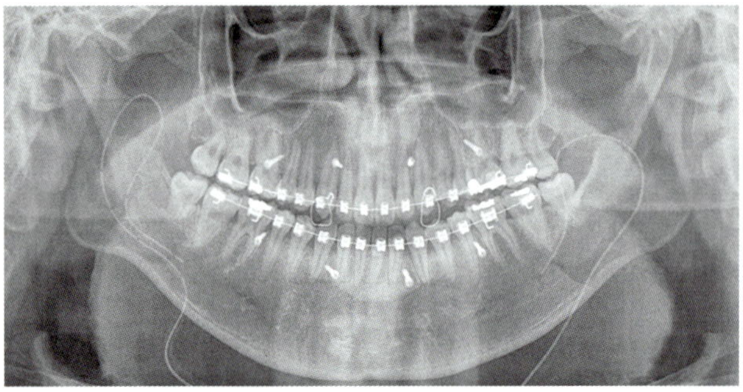

증 28-3. 수술 다음 날 촬영한 파노라마 방사선사진. 근심골편이 전상방으로 전위된 소견이 관찰된다.

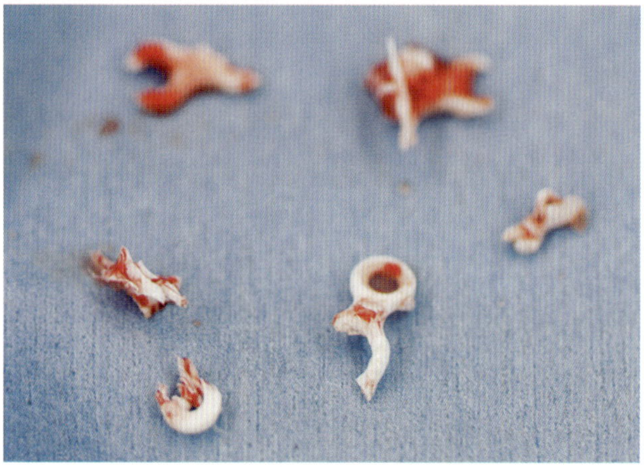

증 28-4. 재수술 시 제거한 파절된 생흡수성 판.

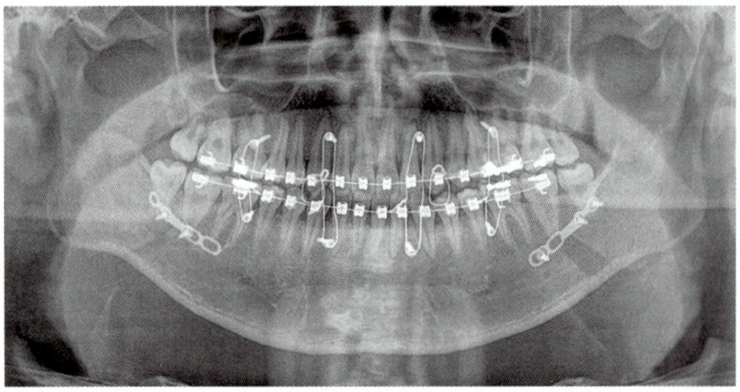

증 28-5. 티타늄 금속판으로 재고정한 후 파노라마 방사선사진.

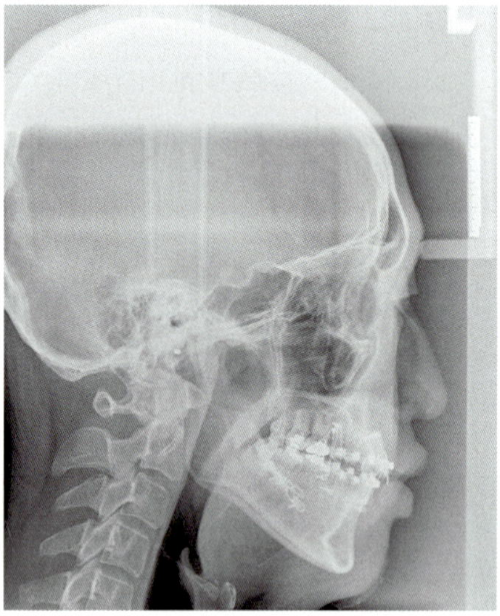

증 28-6. 재수술 후 측방 두부계측 방사선사진.

29 악성종양 수술 후 입원 중에 발생한 Stevens-Johnson 증후군

51세 여자 환자가 상악 좌측 구개 부위에 점막표피양 암종이 발생하여 1994년 3월 전신마취하에 상악골의 부분적인 절제술을 이용한 재건술을 시행받았다(증 29-1). 입원 치료 중 1994년 4월 30일부터 양측 구각부와 구개 및 구강 인후부에 궤양성 병소가 형성되었으며, 피부과 협진 결과 대상포진으로 진단되어 acyclovir를 7일 동안 경구투여 및 병소 부위에 국소 도포하였으나 개선되지 않고 더욱 심해지면서 전신적 증상이 나타나기 시작하였다. 1994년 5월 6일경부터 체온이 37.2°C로 상승되고 두 눈의 충혈이 나타나면서 감기와 유사한 전신 증상을 보였고 양손과 양팔에 붉은색의 작은 반점이 형성되기 시작하였다(증 29-2, 29-3). 반점의 발생 원인이 약물에 의한 과민반응으로 생각되어 반점이 발생한 날부터 사용되었던 약물들(항생제 및 소염진통제)의 투여를 중단하였다. 1994년 5월 9일 붉은색의 반점이 다리에까지 나타났으며 후두부의 통증과 인후부의 부종으로 인하여 호흡곤란을 호소하였고 후두부의 부종이 발생한 부위에서는 부분적으로 궤양의 소견을 보였다. 체온은 더욱 상승하여 38.2°C였고, 구강 내의 점막과 상순 및 하순에

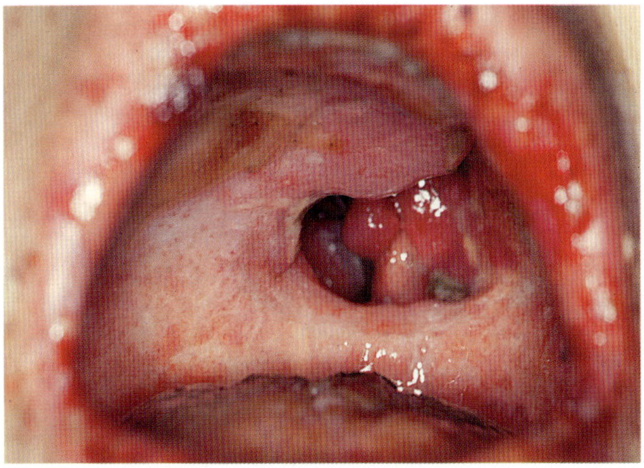

증 29-1. 상악골 절제술후 구내 사진.

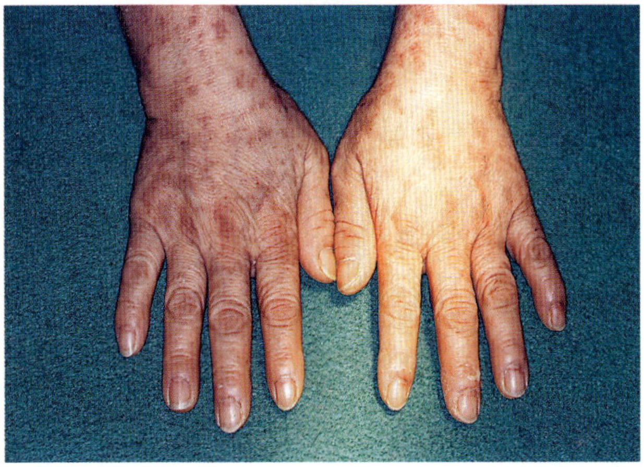

증 29-2. 양손에 붉은 색의 반점들(Target 모양)이 관찰된다.

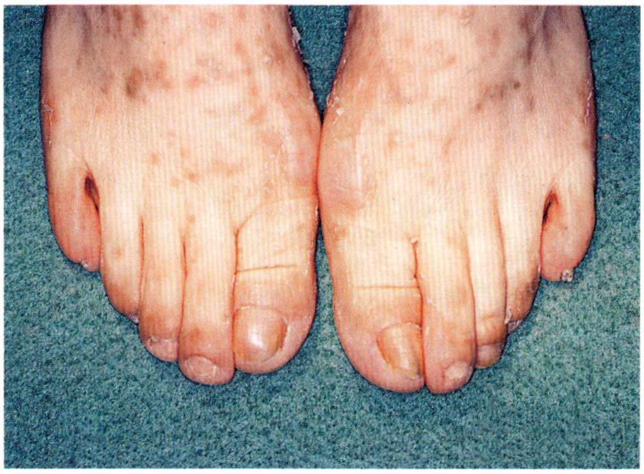

증 29-3. 양발에 붉은 색의 반점들이 관찰된다.

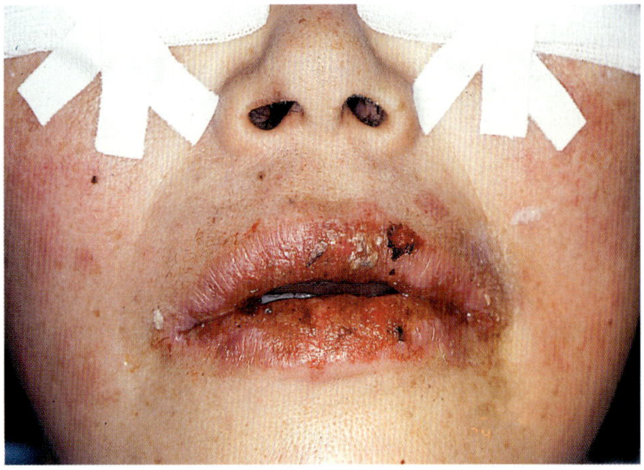

증 29-4. 국순 및 구각부의 심한 궤양성 병소로 인해 개구장애가 보이며, 두 눈의 충혈이 심해지고 심한 통증을 호소하였다.

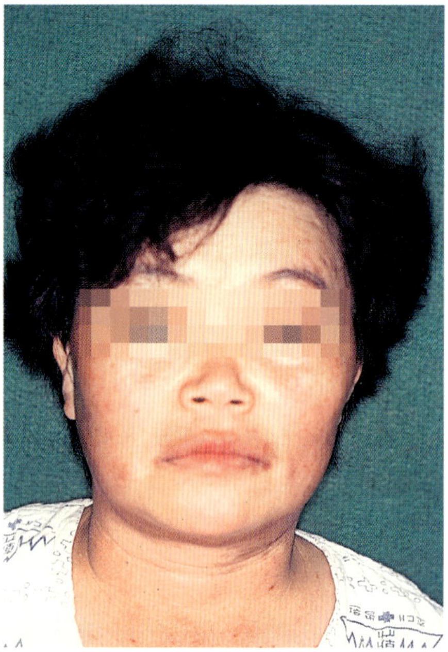

증 29-5. 눈의 궤양성 병소는 구강과 입술 점막의 병소가 사라지는 시기에 맞추어서 함께 감소되었다.

서 흰색의 반점(patch)과 궤양성 병소가 광범위하게 형성되었다. 두 눈의 충혈이 심해지고 통증을 호소하여 안과에 의뢰한 결과 안검감염으로 진단되어 tobramycin ophthalmic solution을 안구에 점적하였고(증 29-4), 피부과에 의뢰한 결과 다형성 홍반으로 의심되어 acyclovir의 투여를 중지하고 prednisolone 20mg과 Tinset 2 tablets를 하루에 2회 투여하기 시작하였으며 피부 병소에 대한 조직학적 검사를 시행하였다. 조직병리학적 소견 상 상피하부 또는 진피의 하방에 수포를 형성하는 각화된 편평상피세포로 이장된 섬유성 조직이 관찰되며, 기저층에서는 부분적인 액화괴사가 나타나고 만성 염증세포가 진피층에서 넓게 산재되어 나타났다. 1994년 5월 10일 상순과 하순에 백색의 반점과 후두부의 궤양은 그대로 남아 있었으나 체온은 36.7℃로 다소 안정되었으며 구강 내 2차 감염을 예방하기 위해서 tetracycline 정제를 증류수에 섞어서 구강 내 세척을 하도록 하였다. 점차 양손과 양팔, 양발과 양다리에 붉은색의 구진이 형성되기 시작하였으며 구강 내 병소는 점차 소실되었다. 한편 좌측 눈의 심한 통증은 지속적으로 존재하였으며 증상의 호전을 보이지 않았고 시간이 경과함에 따라 점차 양측의 상하안검 조직에 수포와 궤양이 형성되면서 눈의 심한 통증과 시력장애를 호소하였다. 이상의 임상증상과 조직병리학적 소견을 근거로 Stevens-Johnson 증후군으로 최종 진단하고 매일 눈에 항생제와 스테로이드를 이용한 국소적인 치료를 하였으나 증상은 호전되지 않았다. 눈의 궤양은 구강과 입술 점막의 병소가 사라지는 시기에 맞추어서 함께 감소되었으며 구강 점막의 궤양이 없어지는 시기와 유사한 시점에 완전히 소멸되었다. 그러나 안검의 궤양이 치유되면서 하안검에 반흔(Keratitis sicca)이 형성되었으며 안검의 반흔조직이 각막을 자극하여 눈의 불편감은 완전히 해소되지 않았다(증 29-5). 피부와 점막의 궤양성 병소가 사라지고 반점 모양의 반흔이 남는 시기에 손톱과 발톱의 탈락 현상이 나타나기 시작하였지만 통증은 없었다. 양측 손톱과 발톱은 모두 탈락되었으나 다시 재생되는 양상을 보였다. 피부병소가 치유되면서 손과 발 그리고 팔과 다리에 표적 모양의 병소가 있었던 부위에서 색소 침착을 동반한 반점 형태의 흉터가 그대로 남기는 하였지만 병소가 완전히 치유된 후에는 어떠한 증상도 호소하지 않았다.

Comment

상기 증례는 서재훈 등(1995)에 의해 대한악안면성형재건외과학회지에 발표된 바 있다. 본 증례의 발병 원인은 장기간의 항생제 투여 또는 수술에 의한 스트레스, 허피스(Herpes) 바이러

스 감염과의 연관성 등이 추정되었다. 진단은 임상증상과 조직 병리학적 검사를 통해 확진되었다. 치료는 스테로이드와 항원성 요인을 제거하기 위해서 항히스타민을 투여하였고, 눈의 합병증을 방지하기 위하여 안과적인 처치를 철저히 시행하였다(김현태 등, 1999). 병소 발현 후 약 2개월의 기간이 경과하였으며, 눈의 통증과 광선공포증 및 시력저하의 안과적인 합병증과 피부 병소가 치유되면서 반흔이 형성되었고, 손톱과 발톱이 소실되는 합병증을 보였으나 시간이 경과하면서 완전히 치유되었다. Stevens-Johnson 증후군은 상당히 드물게 발병되지만, 발병 시 치료 기간이 길어지고 환자는 극심한 고통을 겪게 된다. 원인에 대해서는 명확히 알려져 있지 않지만, 항상 발병 가능성을 인지하고 정확한 감별진단과 대증적인 치료를 숙지해야 한다.

참고문헌

김현태, 김영균, 박현식. 치과응급진료 및 후유증의 처치. 지성출판사 1999;167-9.

서재훈, 여환호, 김영균. Stevens-Johnson 증후군: 증례보고 및 문헌고찰. 대한악안면성형재건외과학회지 1995;17:82-9.

30 신경병변성 통증 환자의 약물치료 (Carbamazepine) 후 발생한 혈소판 감소증

2014년 1월 13일 62세 여자 환자가 우측 하순의 찌릿한 통증을 주소로 내원하였다. 2013년 8월 17일 타치과의원에서 하악 우측 제2대구치 부위 임플란트를 식립하였으나 감각이상 증상이 발생하여 8월 21일 임플란트를 제거한 병력이 있었다(증 30-1). 이후 하순에서 전기 오는 듯한 찌릿한 통증(VAS 5.5)과 시린 증상이 지속되었으며 감각이 매우 둔하다고 하였다(VAS 9)였다. 우측 하순을 손으로 만지면 증상이 더욱 심해지는 양상을 보였다. 그러나 전류인지도역치 검사에서 CPT 2kHz: 69, 250Hz: 21, 5Hz: 20, R-CPT 2kHz: 7, 250Hz: 9, 5Hz: 8 값을 보이면서 경미한 감각둔화 소견을 보였다(증 30-2). QST, EMG 검사에서도 경미한 감각둔화 소견을 보였으며 체열검사에서는 우측 턱 부위가 좌측에 비해 0.5°C 낮은 온도가 측정되었다(증 30-3). 우측 하치조신경의 신경병변성 통증(neuropathic pain)으로 잠정 진단하고 tegretol 200mg 1T bid for 7days, Imotun 1T qd. For 28days를 처방하였다. 약물을 3일간 복용한 후 심한 피부 소양증과 두드러기 및 어지럼증이 발생하여 거주지 근처 병원 응급실을 방문하였으며 혈액검사에서 심한 혈소판 저하 소견(38K)을 보여 본원 알레르기내과로 의뢰되었다. Carbamazepine 부작용으로 확진된 후 관련 약물 복용을 중단하였으며 2014년 2월 17일 내원 시 부작용은 모두 소멸되었다. Tegretol 처방을 중단하고 imotun은 계속 복용시켰으며 레이저를 이용한 물리치료를 1주 2회 1개월간 시행하기로 결정하였다.

Comment

Carbamazepine은 간질, 삼차신경통 등의 치료제로 많이 사용되는 약물이다. 드물지만 현기증, 피부 알레르기, 백혈구 감소, 혈소판 감소, 호산구 증가, ALP, ASP 상승, 핍뇨, 빈뇨, 어지럼증, 운동실조, 구내염, 구역, 구토와 같은 부작용이 발생할 수 있다.

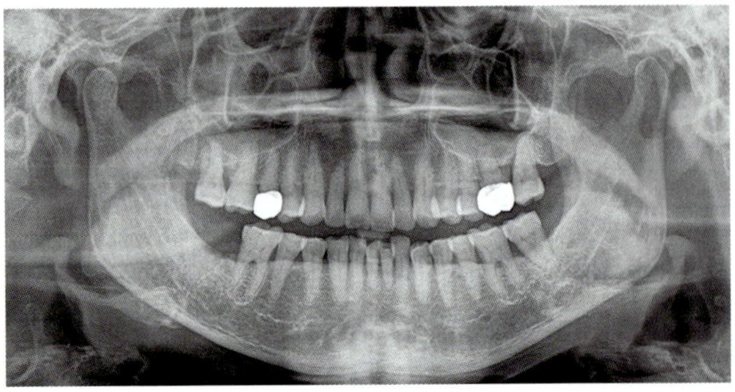

증 30-1. 초진 시 파노라마 방사선사진. #47 부위에 임플란트가 식립되었다가 감각이상으로 제거된 상태였다.

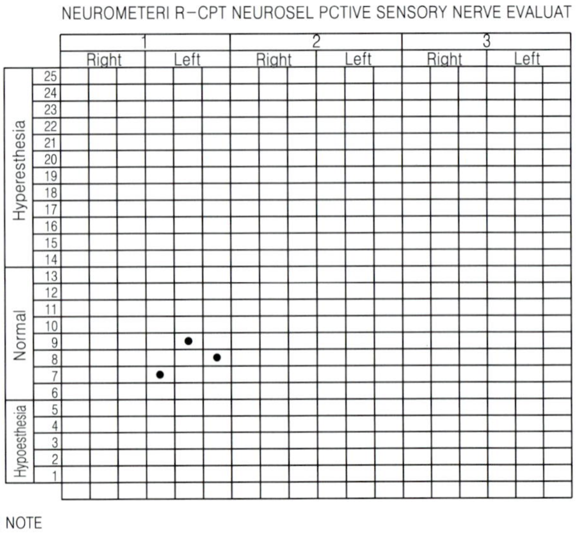

증 30-2. Neurometer R-CPT 검사 결과 정상 소견이 관찰되었다.

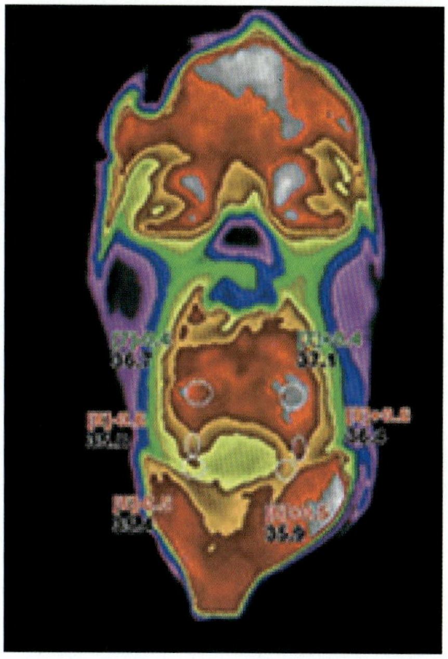

증 30-3. 체열검사에서는 우측 턱 부위가 좌측에 비해 0.5°C 낮은 온도가 측정되었다.

31 하악 좌측 제1대구치 치근단 농양으로 인한 감각둔화 증례

2013년 10월 28일 56세 남자 환자가 치아 통증 및 감각이상을 주소로 내원하였다. 4주 전부터 하악 좌측 제1대구치 통증과 감각이상이 시작되었다. 임상검사 시 좌측 턱, 하순, 치은과 치아들의 감각이 거의 없으며 환자는 마취된 느낌이라고 설명하였다. 간헐적으로 찌릿한 통증(VAS 5)이 있었고 감각둔화는 VAS 8을 나타냈다. 음식을 씹기 힘들고 침을 흘린다고 하였다. 방사선사진에서 하악 좌측 제1대구치 주변의 방사선 투과성 병소가 하방의 하치조관까지 연결된 소견이 관찰되었다. 전류인지도역치검사를 시행한 결과 CPT 2kHz: 316, 250Hz: 149, 5Hz:262, R-CPT 2kHz:12, 250Hz: 16, 5Hz: 9로서 심한 감각저하 소견을 나타내었다. EPT 검사에서는 하악 좌측 치아들의 감각은 모두 정상으로 측정되었다. 당일 국소마취하에 하악 제1대구치를 발치하고 소파술을 시행하였다. 임상진단은 치근단 농양이 하방의 하치조관으로 확산되면서 신경 관련 증상이 발생한 것으로 생각되었으며 술후 5일간 항생제와 스테로이드를 처방하였으며, 레이저와 저주파 전자침을 이용한 물리치료를 주 2회, 1개월간 시행하였으며 발치 2개월 후 증상은 모두 정상으로 회복되었다(증 31-1, 31-2).

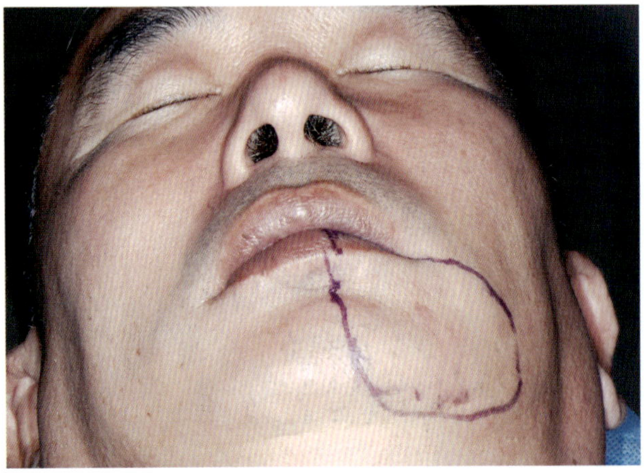

증 31-1. 56세 남자 환자의 초진 시 구강사진. 4주 전부터 하악 좌측 제1대구치 통증이 심해지면서 좌측 턱, 하순, 잇몸과 치아 감각이 거의 없는 상태로 내원하였다. 전류인지도 역치검사를 시행한 결과 좌측 이신경 지배부위의 심한 감각 둔화 소견이 관찰되었다.

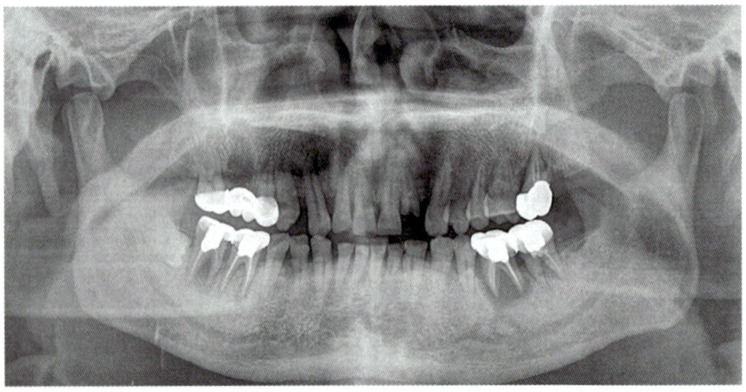

증 31-2. 초진 시 파노라마 방사선사진. #36 치근단 및 치주 농양이 존재하고 있으며 방사선 투과상이 하방의 하치조관까지 연결되는 양상을 보이고 있다.

32 간접적 신경손상에 대한 보존적 치료 증례

증례 1. 임플란트 식립 후 혀 감각 마비

2013년 6월 18일 52세 남자 환자의 #46 부위에 골이식(MBCP)을 동반한 임플란트 식립술(Zimmer 4.7D/10L)이 시행되었다. 임플란트 초기 안정도가 우수(오스텔멘토 76 ISQ)하여 치유 지대주를 연결하고 창상을 봉합하였다(증 32-1, 32-2). 수술 다음 날 우측 혀 마취가 풀리지 않은 상태이고 수술 전 마취를 시행할 때 통증이 매우 심했다고 하였다. 혀 끝이 따끔거리며 영구적인 혀 감각 마비로 진행될 것을 두려워하였다. 2013년 7월 4일 내원 시 혀 끝의 감각은 약간 회복되었으나 매운 것, 찬 것, 뜨거운 것을 먹으면 따끔거리는 증상이 심해지고 가끔 혀를 씹는다고 하였다. 혀 끝과 측면에 4개의 침(acupuncture needle)을 삽입한 후 저주파전기자극(EAST)을 가하면서 레이저(soft laser) 조사를 시행하였다. 치료 1주 후 감각이 많이 회복되었으며 1주 간격으로 동일한 치료를 시행하였다. 2013년 8월 9일 혀 끝의 감각은 거의 회복되었지만 자극성 있는 음식(뜨거운 것, 매운 것)을 먹으면 찌릿한 통증이 2배 심해지며 가만히 있을 때는 떫은 감을 씹은 느낌이라고 하였다. 1개월간 EAST, Laser를 추가로 시행하였으며 혀 감각은 완전히 정상으로 회복되었으며 2013년 9월 13일 상부 보철물이 장착되었다(증 32-3).

Comment

본 증례의 경우 임플란트 수술은 매우 간단하게 진행되었다. 수술과 관련하여 설신경이 손상받았을 가능성은 매우 낮다. 이와 같은 경우에 설신경 지배 부위의 감각 둔화는 국소마취와 관련이 있을 것으로 생각된다. 가령 마취 바늘이 직접 설신경을 찔렀거나 국소마취제에 함유된 혈관수축제가 신경 주변의 혈관들을 축소시키면서 간접적인 설신경 자극이 가해졌을 가능성도 있다. 국소마취와 관련된 신경손상은 회복이 매우 좋은 것으로 알려져 있다. 그러나 환자가 감각둔화 등의 증상을 호소할 경우에는 무작정 기다리지 말고 무엇인가 해 주어야 한다. 이 경우에는 EAST와 Soft laser를 이용한 물리치료를 2개월 시행하였다. 신경 손상에 대한 확실한 치료법은 없지만 물리치료 등을 시행할 경우 회복을 촉진할 수 있다고 알려져 있다.

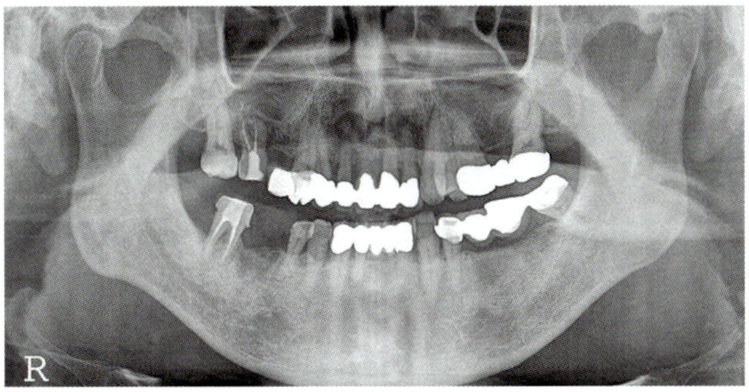

증 32-1. 술전 파노라마 방사선사진.

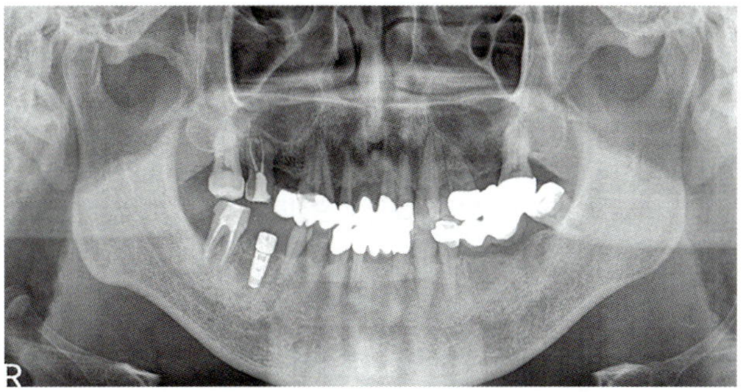

증 32-2. 임플란트 식립 후 파노라마 방사선사진.

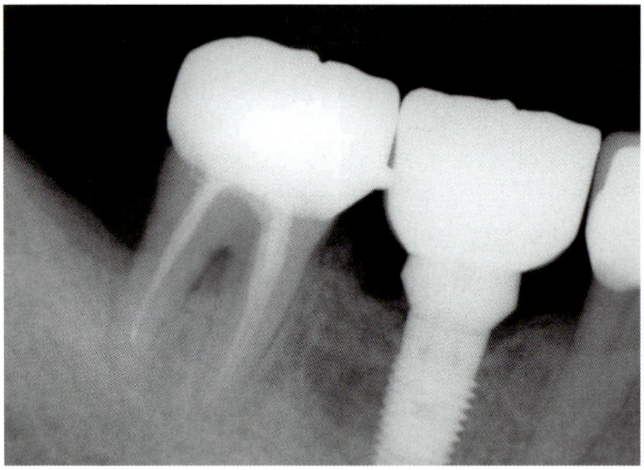

증 32-3. 임플란트 상부 보철물 장착 7개월 후 치근단 방사선사진.

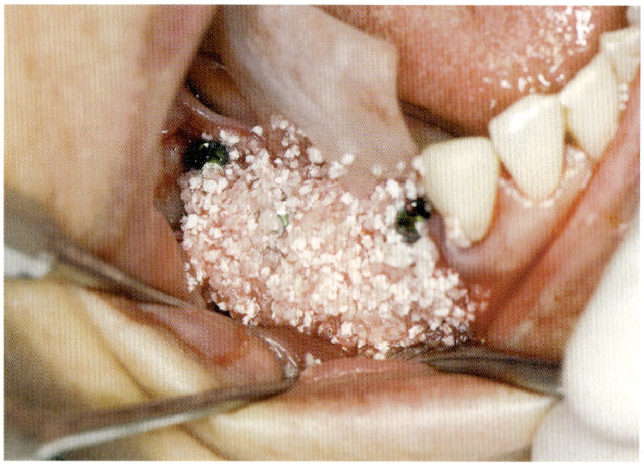

증 32-4. 골이식을 시행한 모습.

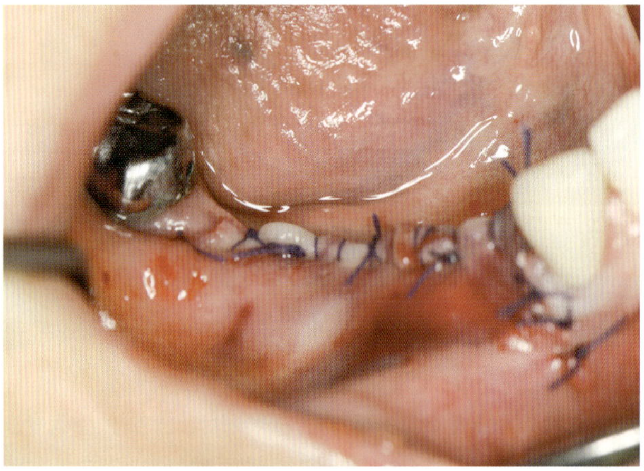

증 32-5. 피판을 일차봉합한 모습.

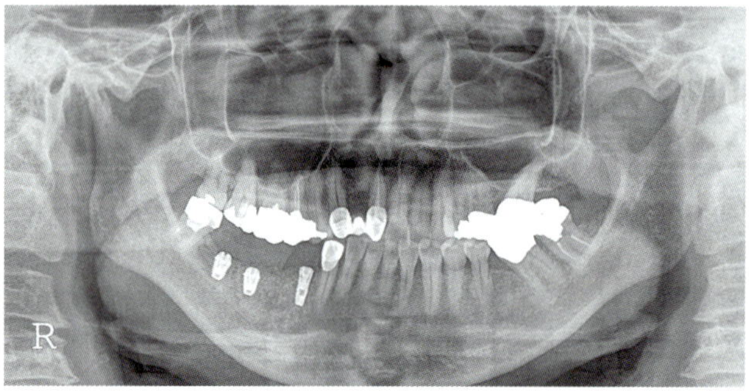

증 32-6. 임플란트 식립 후 파노라마 방사선사진. 임플란트가 하치조관과 이공을 침범한 흔적은 보이지 않는다.

증례 2. 하악 우측 구치부 골유도재생술을 동반한 임플란트 식립 후 감각둔화

2012년 8월 28일 52세 여자 환자의 하악 우측 구치부에 골이식이 동반된 임플란트 식립술이 시행되었다. 임플란트(Implantium Superline, #44:4D/10L, #46:5D/7L, #47:5D/7L) 식립 후 발생한 협설측 골열개 부위에 자가골 분말과 합성골(Osteon II), 동종골(Pedi-Stick)을 혼합이식한 후 흡수성 콜라겐막(BioArm)을 피개하였다. 협측 피판 기저부 골막이완절개를 시행한 후 일차봉합하였다(증 32-4, 32-5). 10일 후 봉합사를 제거하는 날 환자는 우측 턱이 아프고 하순에 감각이 없다고 하였다. 술후 파노라마 방사선사진을 살펴본 결과 임플란트와 하치조관 사이에 충분한 여유공간이 있었다(증 32-6). 골막이완절개 시 이신경 분지 손상 또는 술후 종창에 의한 간접적 압박과 연관된 감각둔화로 생각하고 스테로이드(Methylprednisolone)를 1주 처방하고 온찜질을 열심히 하도록 하였다. 2012년 9월 13일 감각둔화는 지속되었고 우측 턱에 찌릿한 느낌이 있다고 하였다. 전류인지도 역치검사(Neurometer)를 시행한 결과(CPT: 2KHz: 333, 250Hz: 189, 5Hz: 150, grade: 9.90, R-CPT: 2KHz: 15, 250Hz: 19, 5Hz: 18) 중등도의 감각둔화 소견이 관찰되었다. EAST(acupuncture)와 soft laser를 20분간 적용하였으며 pharma mecobalamin 0.5mg을 1주간 처방하였다. 물리치료는 1주 1회 시행하였으며 2012년 10월 25일 감각둔화가 거의 회복되어 치료를 종료하였다. 2012년 12월 10일 이차수술을 시행한 후 최종

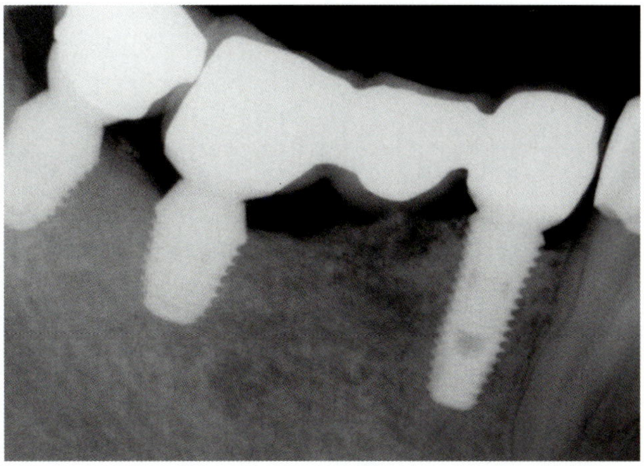

증 32-7. 최종 보철물 장착 14개월 후 치근단 방사선사진.

보철물이 장착되었다. 보철물 장착 1년 후 경과관찰 시 감각둔화는 완전히 회복된 상태였다(증 32-7).

Comment

임플란트가 신경관을 직접 침범하지 않았음에도 불구하고 술후 감각둔화 등의 증상이 발생하는 경우가 종종 있다. 본 증례의 경우에는 전류인지도 역치검사에서 감각둔화 소견이 분명히 관찰되었기 때문에 골유도재생술 후 일차봉합을 위해 undermining을 시행하는 도중에 신경 분지가 간접적으로 손상받았거나 임플란트가 하치조관에 근접하면서 압박에 의한 간접 손상 가능성이 가장 높다. 신경의 간접적 손상 즉 neuropraxic injury는 회복 가능성이 매우 높다. 그러나 주관적 감각회복은 환자들에 따라 많은 차이가 있기 때문에 처음부터 환자를 위해 어떤 치료를 해 주는 것이 향후 발생할 의료분쟁 차원에서 매우 중요하다. 본 증례에선 EAST, Soft laser를 이용한 물리치료를 시행하였고 스테로이드와 비타민제를 투여하였다. 이와 같은 치료를 통해 신경손상이 치료되었다고 생각되지 않는다. 자발적인 치유과정이었을 수도 있다. 어쨌든 환자의 감각 회복을 위해 의료진이 적극적으로 대처했다는 것이 중요하다.

※ Pharma mecobalamin

Vitamin B_{12} 제재로서 0.5mg 1T을 하루 3회 복용한다. 핵산 합성의 조효소로서 작용하여 합성을 촉진함으로써 손상된 신경 수초 및 축색을 재생시키는 것으로 알려져 있다.

33 턱교정 수술 후 안면신경마비

2008년 1월 30일 19세 남자 환자에서 양측 하악지 시상분할골절단술이 시행되었다(증 33-1~33-4). 하악골 후퇴량은 우측 8mm, 좌측 13mm였으며 생흡수성 판과 나사를 이용하여 골편을 고정하였다. 수술 6일 후 좌측 눈이 잘 감기지 않고 이마 주름이 잡히지 않으며 입술의 움직임이 잘 되지 않는 증상이 발생하였다(증 33-5~33-7). Steroid(dexamethasone)를 1주간 처방하고 경과를 관찰하였으나 호전되지 않아 2008년 2월 26일 마취통증의학과에 의뢰하여 성상신경절전달마취(stellate ganglion block; SGB) 치료를 시행하였다. 당시 체열검사(thermography)를 시행한 결과 안면 좌우측의 온도 차이가 관찰되었다(증 33-8). 총 4회 주사를 시행하였고 치과에서는 1주 2회씩 electric acupuncture stimulation therapy(EAST) 치료를 1개월간 시행하였다. 2008년 3월 11일부터 좌측 턱관절 부위와 귀 후방 부분이 가끔 아프고 좌측 입술과 뺨의 미세한 움직임이 발생하였다. 치료 기간 중에는 좌측 눈이 건조해지는 것을 방지하기 위해 tetracycline 연고를 1일 1회 점안한 후 안대를 착용시켰다. 2008년 5월 19일 안면신경마비 증상은 완전히 회복되었다(증 33-9, 33-10).

Comment

건강한 환자에서 턱교정수술 후 좌측 안면신경마비가 발생하였으며 술후 감염 등과 같은 다른 합병증은 전혀 없었다. 따라서 원심골편의 후방부가 안면신경 분지를 압박하였거나 수술 중 골편을 분리하는 과정에서 사용된 osteotome에 의한 충격을 의심해 볼 수 있다. 여하튼 안면신경마비는 술자와 환자를 모두 당황하게 하며 회복되지 않을지 많은 걱정을 하게 된다. 신경이 직접 절단된 것이 아니기 때문에 술후 부종 및 신경치유 촉진을 위한 스테로이드를 처방하고 온찜질, 물리치료와 함께 성상신경절전달마취를 병행하면 회복을 촉진할 수 있다고 생각된다.

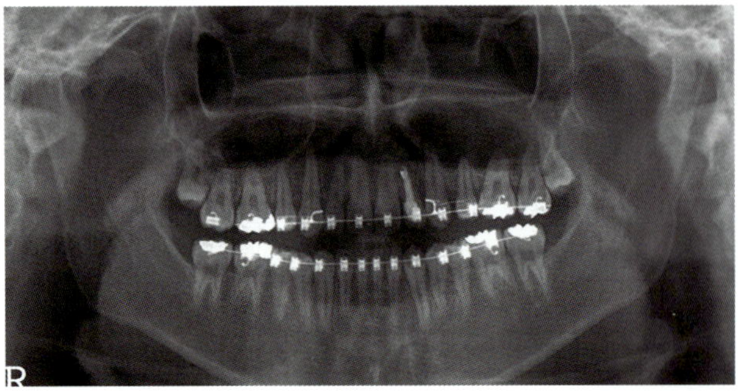

증 33-1. 술전 파노라마 방사선사진.

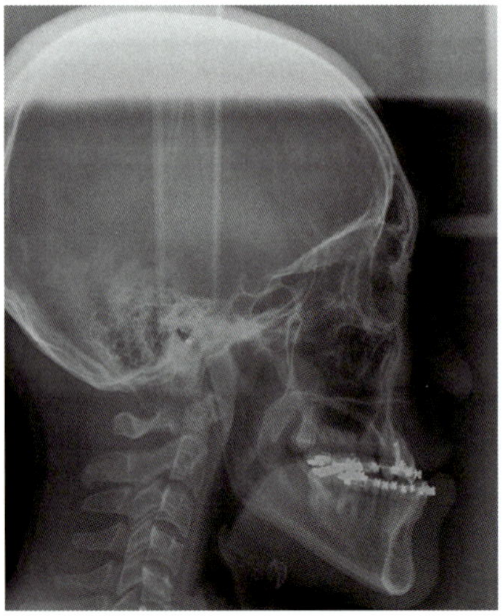

증 33-2. 술전 cephalometric lateral view.

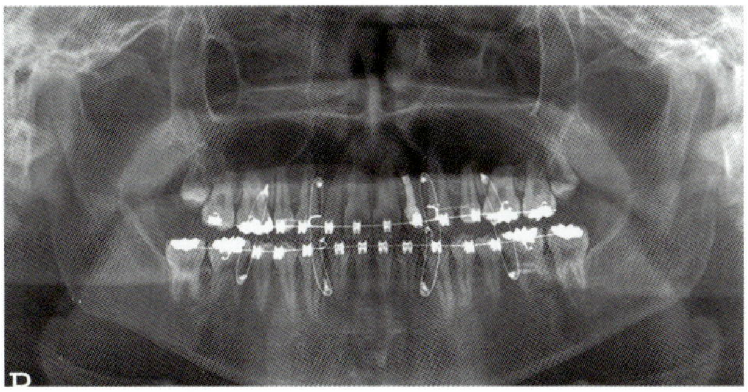

증 33-3. 술후 파노라마 방사선사진. 양측 하악골의 원심골편이 후방으로 많이 이동된 것을 볼 수 있다.

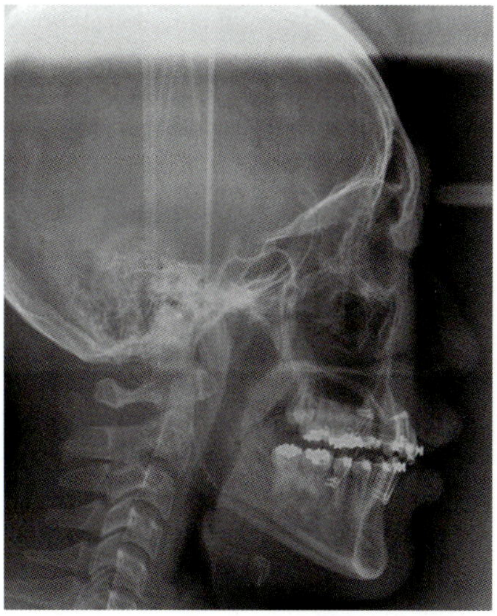

증 33-4. 술후 cephalometric lateral view.

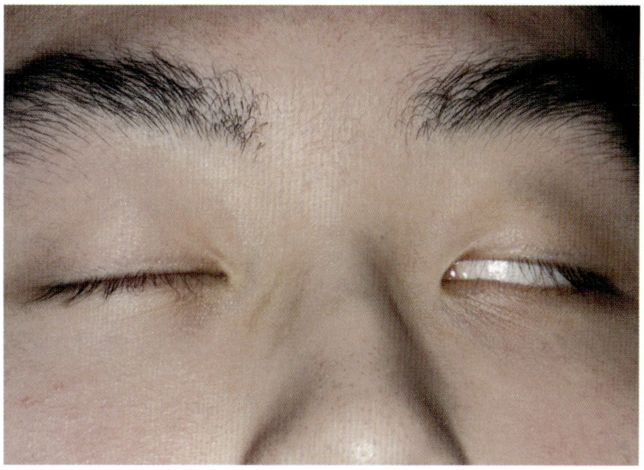

증 33-5. 수술 6일 후 안모 사진. 좌측 눈이 잘 감기지 않았다.

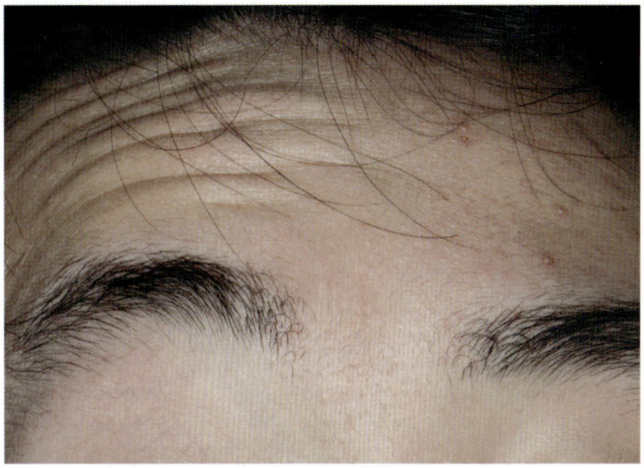

증 33-6. 좌측 이마 주름이 잡히지 않고 있다.

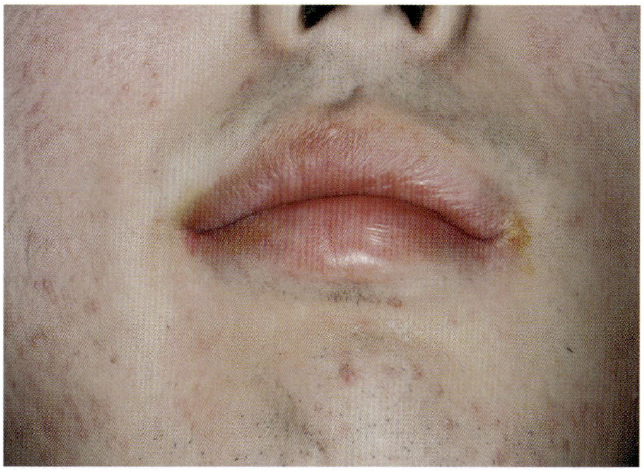

증 33-7. 입술의 움직임이 어색하고 좌우 움직임에 차이를 보였다.

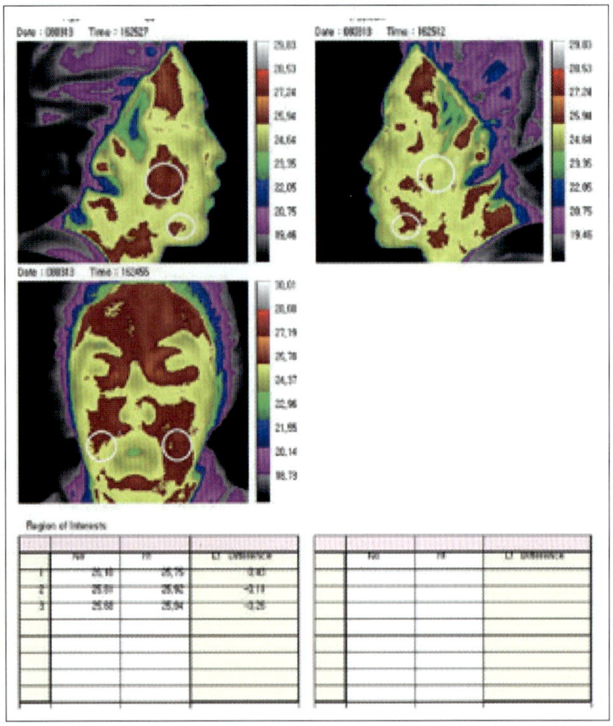

증 33-8. 체열검사 소견. 안면 좌우측의 현저한 온도 차이가 관찰되었다.

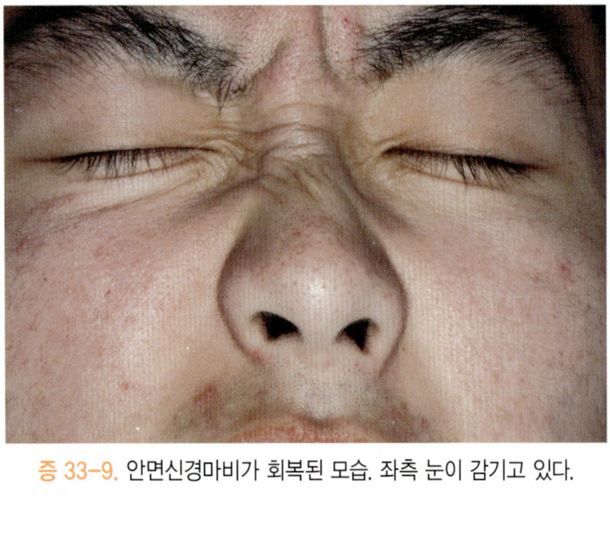

증 33-9. 안면신경마비가 회복된 모습. 좌측 눈이 감기고 있다.

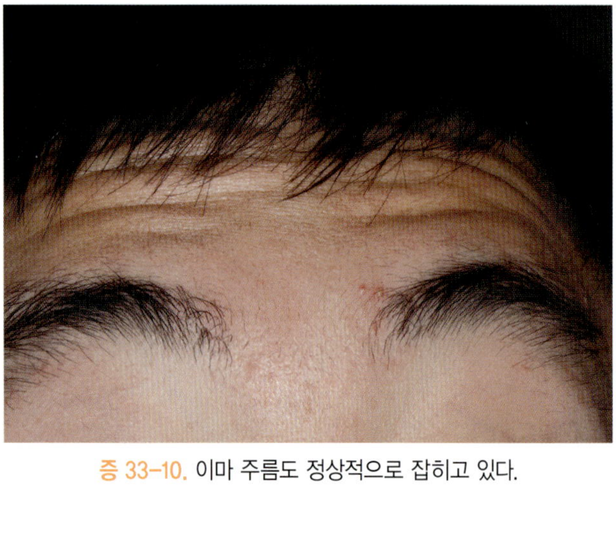

증 33-10. 이마 주름도 정상적으로 잡히고 있다.

34 심각한 민형사소송 증례: 하악골골절 수술 후 뇌저산소증(Cerebral hypoxia)

2001년 2월 부정유합된 하악골골절 수술을 받기 위해 내원한 40세 여자 환자에서 전신마취하에 관혈적 정복 및 고정술을 시행하였으며, 술후 정상적인 회복을 보여 일반병실로 이동된 후 5분 내에 갑자기 호흡곤란 증세를 호소하며 심정지 상태에 빠졌다(증 34-1). 탄력붕대 및 악간고정을 제거하여 기도를 확보였고 epinephrine을 피하주사 한 후 신속히 응급심폐소생술을 시행하여 생체징후는 정상으로 회복되었다. 그러나 응급처치 시간이 10분 이상 경과하면서 저산소성 뇌손상으로 인한 의식불명 상태에 빠졌다. 집중치료실로 이동하여 관리하였으나 영구적인 뇌손상 상태로 진행되었다. 사고의 정확한 원인은 규명할 수 없었다. 환자측에서는 민사소송을 제기하였으며 병원측과 적절한 합의가 이루어지지 않자 뒤늦게 담당 주치의를 상태로 형사소송(과실치상)을 제기하게 되었다. 민사소송은 병원측이 패소하였으며 병원측에서는 퇴직한 주치의를 상대로 전액 구상권을 행사하였다. 민사소송과 별개로 담당 주치의는 3년 이상 동안 경찰 및 검찰 수사를 받았으며 마취과의사 및 간호사와 함께 기소되었다. 1심 형사재판은 1년 2개월 소요되었으며 검찰측에서는 주치의와 마취과의사에게 징역 8개월, 간호사에게 벌금 200만 원을 구형하였으나 1심 재판부에서 주치의와 마취과의사는 무죄, 간호사는 벌금 200만 원을 선고받았다. 검찰측에선 '판사의 법리해석 오류'를 사유로 하여 즉각 항소하였다. 항소심 도중에 환자는 사망하였으며 검찰측에서는 '과실치사죄'로 죄목을 변경하여 주치의와 마

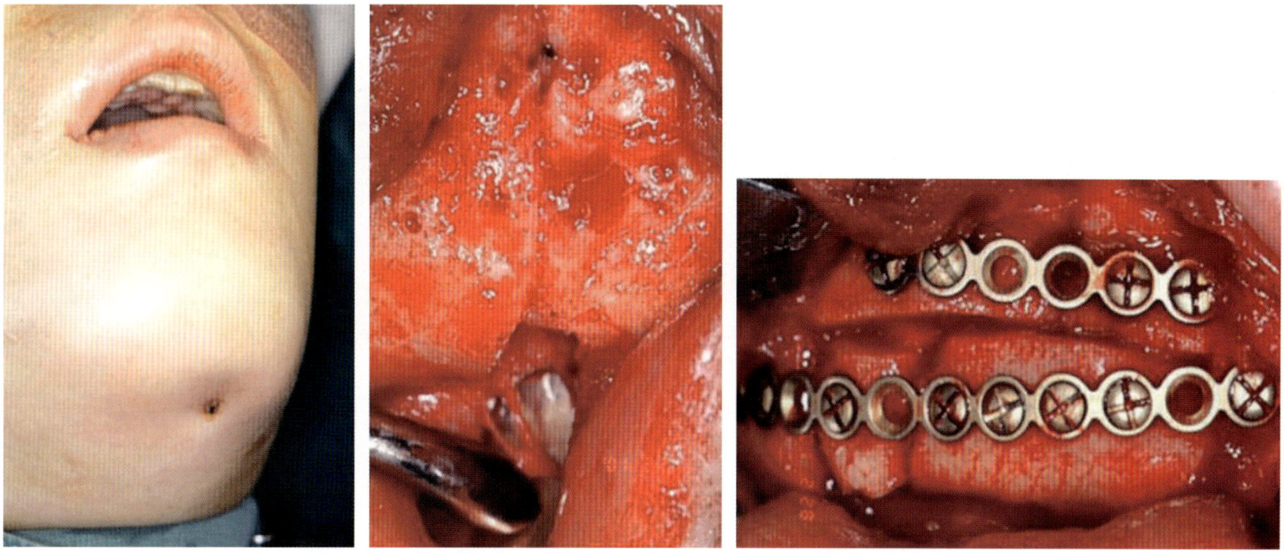

증 34-1. 부정유합된 하악골 골절에 대한 관혈적 정복 고정술이 시행되었다.

취과의사에게 징역 2년을 구형하였다. 항소심에서도 1심과 동일한 판결이 이루어졌고 상고심에서도 동일하게 최종 판결되었다.

Comment

응급상황 발생 시 신속한 대처가 중요하다. 즉 사고 발생 시 주치의가 빠른 시간 내에 도착하였는지 여부, 모든 응급처치가 누락 없이 진행되었는지 여부, 술전 합병증 발생에 대비한 오더, 간호사에 대한 지시 여부가 경찰 및 검찰 조사와 재판과정에서 매우 중요한 사항으로 관여하였다. 의료진의 잘못이 전혀 없음에도 불구하고 본 증례와 같은 치명적인 사고가 발생할 가능성은 항상 있다. 사고를 당한 환자에게 도의적인 책임은 있다 할지라도 형사적 처벌을 받을 이유는 없다. 즉 잘못이 없을 경우에는 금전 및 시간적 손실을 감수하면서 적극적으로 소송에 대처해야 하며 초기 단계부터 전문 변호사와 상의하여 법적 문제를 해결해 나가는 것이 바람직하다고 사료된다.

35 광범위한 우식 및 치조골 흡수를 자가치아이식으로 치료

충치나 파절에 의해 치질이 심하게 손상되어 있는 경우 부득이하게 발치 외에는 방법이 없는 경우가 있다. 특히 제2대구치 원심면은 후방의 제3대구치로 인해 원심 치근면 우식이 발생할 경우가 많은데 제2대구치를 제거하고 임플란트를 할 때 문제점이 발생하게 되면 그중에 공간의 문제가 가장 심각한데 술자는 가급적 제1대구치 후방으로 식립하고 싶으나 그렇게 되면 후방의 제3대구치와의 관계가 애매해져 제3대구치도 발치하는 경우가 있다. 그렇게 하면 임플란트 식립에는 용이할지 모르나 환자 입장에서는 치아를 두 개나 잃게 되므로 매우 큰 상실감을 겪게 된다. 이런 경우 제3대구치의 치주 인대가 건전하다면 자가치아이식을 시행하는 것이 위의 문제를 해결하는 가장 효과적인 방법 중의 하나라고 볼 수 있다(증 35-1~35-7).

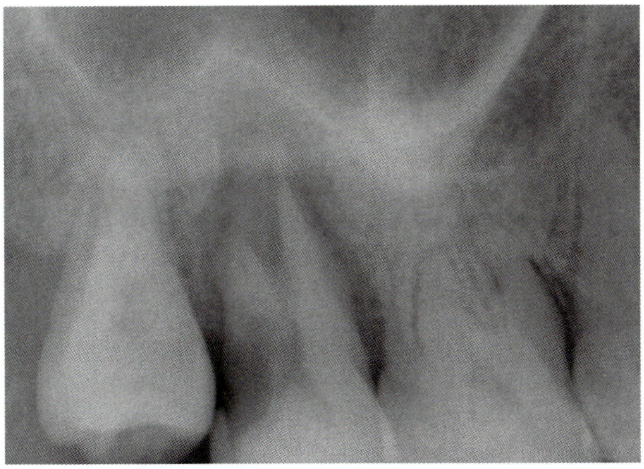

증 35-1. 50대 중반 여자 환자로 #17의 동요도 및 통증을 주소로 내원하였다. 평소 #17, 18 사이의 식편압입(food impaction)이 심하다고 했다. 원심 우식의 크기도 문제이지만 위치가 치은연하에 있어 적절한 수복이 불가능하며 치주 질환까지 발생되었기 때문에 발치가 불가피하다. 후방의 #18은 치근의 크기나 모양이 #17의 그것과 비슷하며 양호한 치주낭 깊이가 관찰되므로 #18 → #17로의 자가치아이식을 계획하였다.

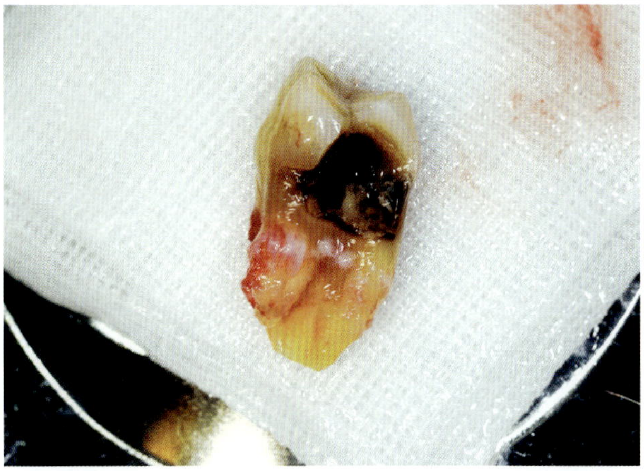

증 35-2. 발치된 #17 원심부의 광범위한 우식이 관찰된다.

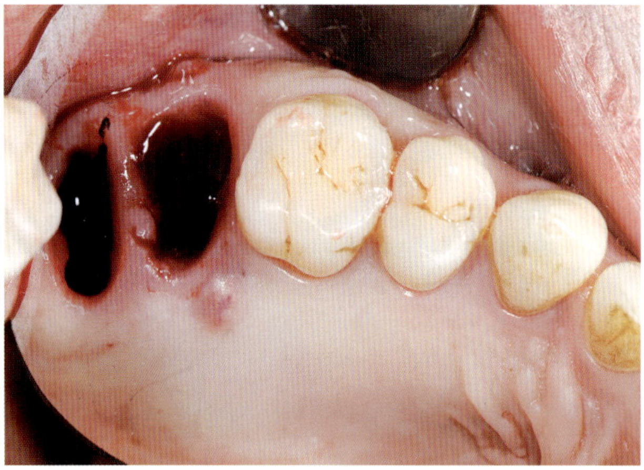

증 35-3. #17과 #18을 동시에 발치한 모습. 연조직의 손상을 최소화하는 것이 중요하다.

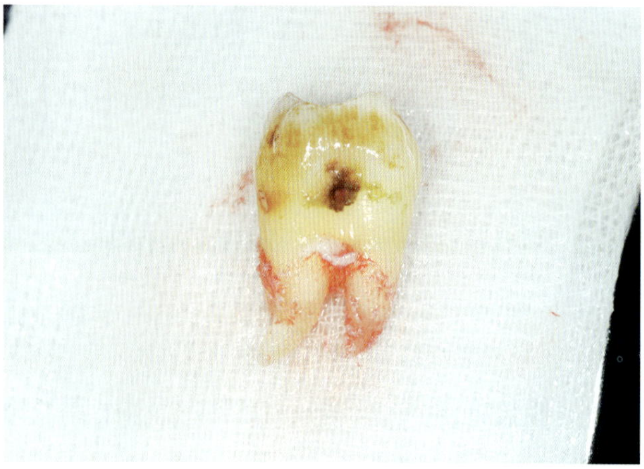

증 35-4. 발치된 #18. 공여치로 쓰기에 적당한 치근의 모양이다. 다만 환자의 나이를 고려하였을 때 약간의 치주 인대 소실은 감수해야 한다.

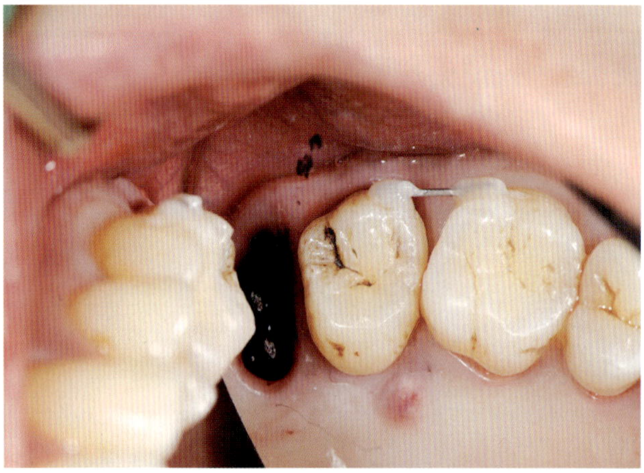

증 35-5. 발치된 #18을 #17 자리에 이식 후 resin wire splint로 고정하였다. 치아의 모양이 거의 유사하기 때문에 연조직도 원래의 그것처럼 매우 잘 맞는 것을 볼 수 있다.

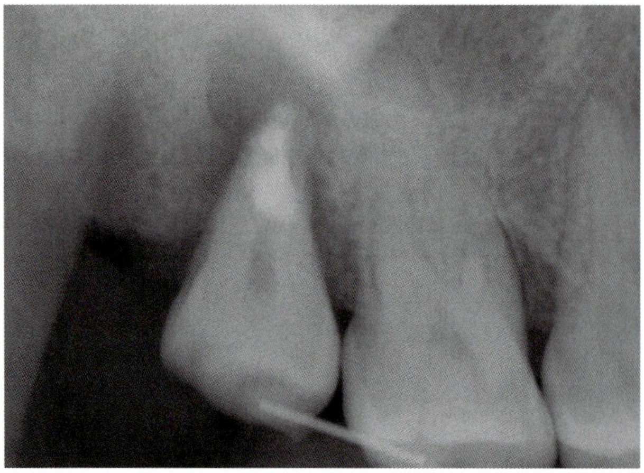

증 35-6. 자가치아이식 1주일 경과 방사선사진. 치근단 역충전은 수술 시 미리 시행하면 나중에 근관치료의 문제로부터 벗어날 수 있다.

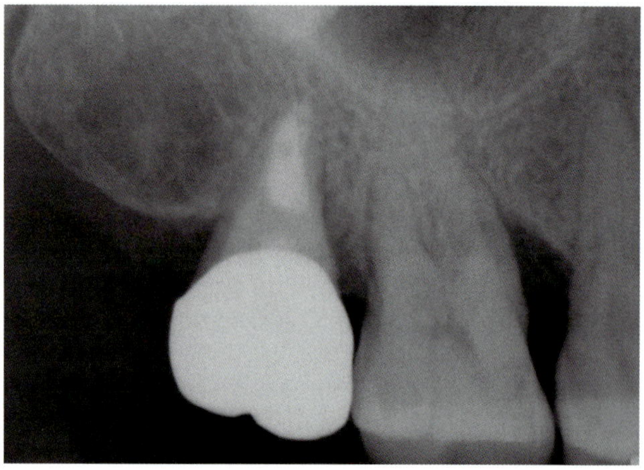

증 35-7. 술후 2년 경과 모습. 치근흡수 및 유착은 관찰되지 않으며 환자는 편하게 잘 사용하고 있다. 장기간의 예후 관찰이 필요하다.

36 치은연하 깊은 우식증의 치료

치은연하 치근면에 우식증이 발생한 경우 환자가 느끼는 고통 못지 않게 술자가 느끼는 고통이 상당하다. 왜냐하면 인접치가 있는 경우가 대부분이라서 치료를 위해 접근한다는 것이 매우 어렵기 때문이다. 외과적 치관 연장술(crown lengthening)을 시행하더라도 우식 부위까지 도달하는 것이 어려운 경우가 많으며 특히 수복 치료 시 적절한 변연 확보 및 형성에 매우 어려움을 겪게 된다. 특히 인접치아가 임플란트인 경우 치관 연장술은 금기이므로 여러 가지로 곤란한 것이 사실이다. 환자의 나이가 고령인 경우 이런 치근 우식은 매우 많이 발생되는데 이때는 발상의 전환을 하여 전혀 새로운 방법으로 접근하면 해결될 수 있다(증 36-1~36-6).

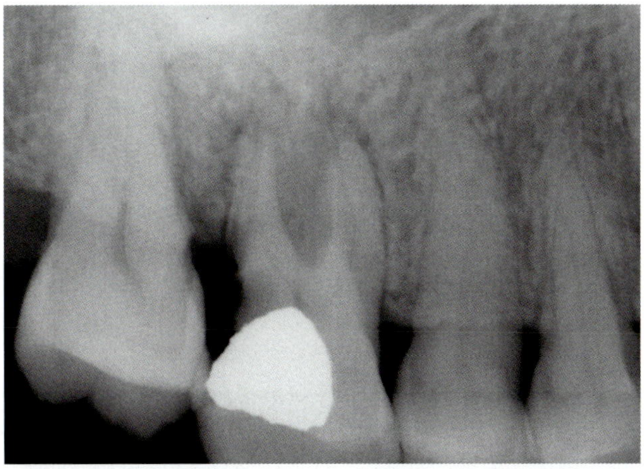

증 36-1. 70대 남자 환자로 #16의 통증을 주소로 내원하였다. 이전의 치근 우식으로 수복치료(아말감)를 받았으나 수복물 하방으로 2차 우식이 발생하였다. 환자는 발치보다는 자연치아의 유지를 원하였다. 그러나 원심 우식이 치은연하에 위치하여 근관치료를 완벽히 수행하기가 매우 곤란하며 이후 수복 치료도 쉽지 않다. 치관 연장술(crown lengthening)은 향후 임플란트 치료를 고려하였을 때 바람직하지 않다.

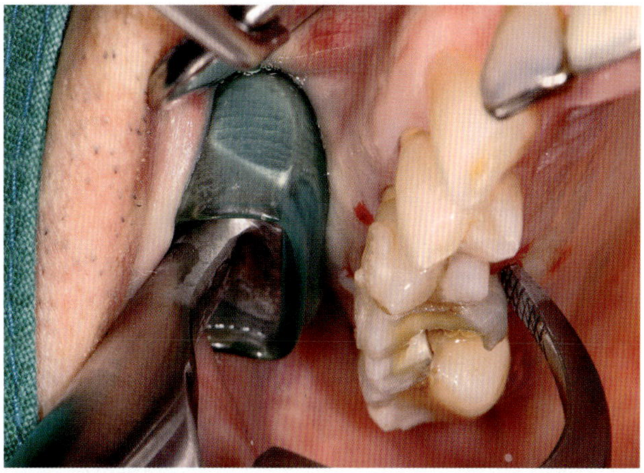

증 36-2. 의도적 재식술로 치료하기로 하고 해당 치아를 발거하고 있는 모습.

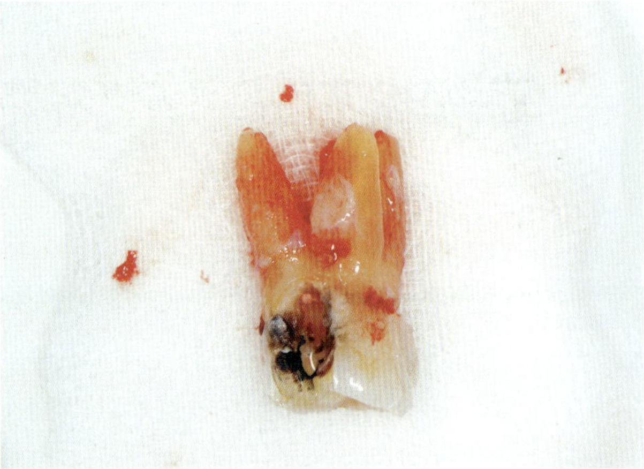

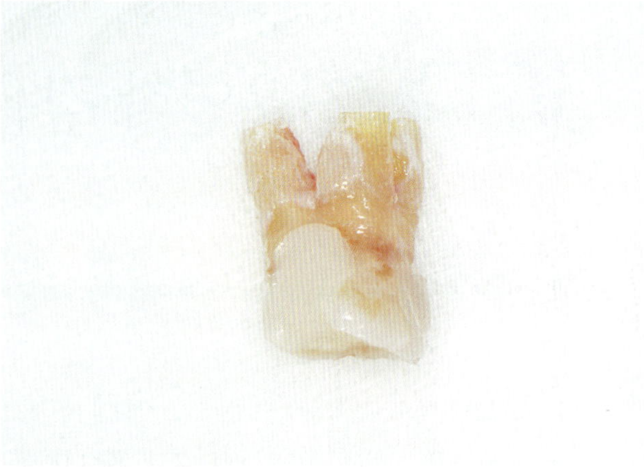

증 36-3. **A.** 발거된 #16. 원심 우식이 매우 광범위한 것이 관찰된다. **B.** 우식 치료와 치근단 역충전을 마친 모습. 치아를 발거하게 되면 우식 치료와 근관치료를 완벽하게 해결할 수 있으며 시술 시간도 매우 짧다. 환자가 편안하게 치료받는다는 점도 빼놓을 수 없는 장점이다.

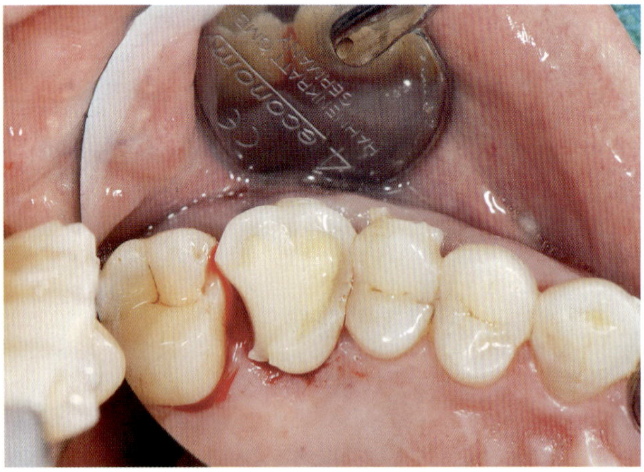

증 36-4. 다시 재식립된 #16. 원심부에 수복된 resin core가 관찰된다.

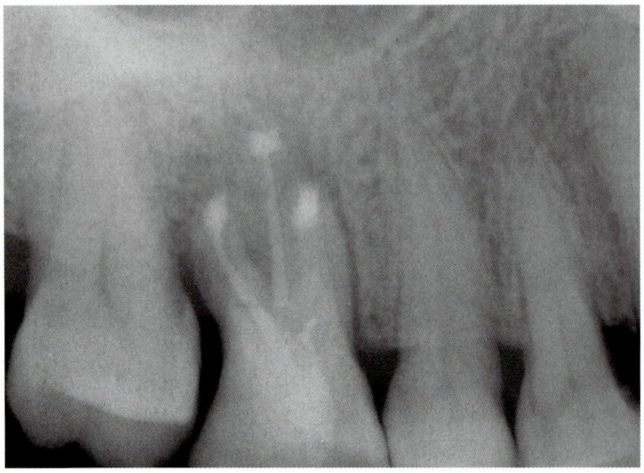

증 36-5. 술후 1개월 경과 방사선사진. 치근흡수는 관찰되지 않는다.

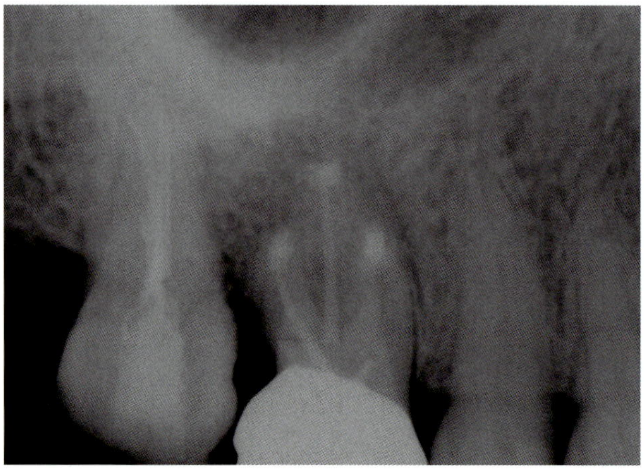

증 36-6. 술후 3년 경과 방사선사진. 치근흡수 및 이상 소견은 관찰되지 않는다. 환자는 매우 편안하게 잘 사용하고 있으며 자연치아를 유지한 점을 고맙게 생각하고 있다.

37 치근단 수술이 실패한 경우

통상적인 비외과적 근관치료가 실패하는 경우 외과적 근관치료(치근단 수술, 의도적 재식술)로서 자연치아를 살리는 것은 널리 알려진 사실이다. 많은 임상가들이 치근단 수술을 단순하고 간단한 수술로 생각하는 경향이 있는데 이는 큰 오산이다. 구강 내에서 치조골 속에 위치한 치근을 정확하게 판단하고 또 완벽하게 건조된 상태를 유지하여 역충전까지 해내는 것은 매우 어려운 과정이 아닐 수 없다. 특히 치근단 역충전은 매우 까다롭고 섬세한 기술을 요하는 과정으로서 이를 소홀히 하면(출혈 등에 의해 오염이 되면) 치근단 수술은 실패하게 된다. 치근단 수술이 실패하는 경우 환자가 재수술을 하자고 하는 경우는 거의 없는 것 같다. 다시 그 고통을 느끼고 싶지 않을 뿐더러 술식 자체를 신뢰하지 못하기 때문이다. 또 술자 입장에서도 해당 치아는 단순한 치근단 문제뿐만 아니라 치근파절 또는 천공이 있을 수 있으므로 이를 확인하기 위해서라도 치료방법을 바꾸어 접근할 필요가 있는 것이다(증 37-1~37-8).

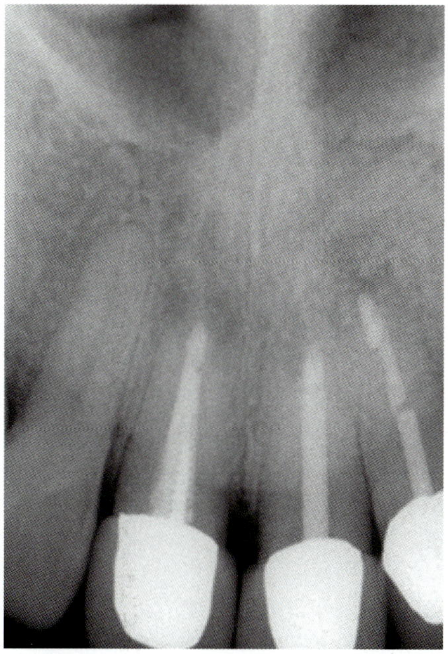

증 37-1. 상악 전치부 근관치료 후 보철 수복치료를 받은 환자로 누공이 발생하여 치근단 수술을 시행하였다.

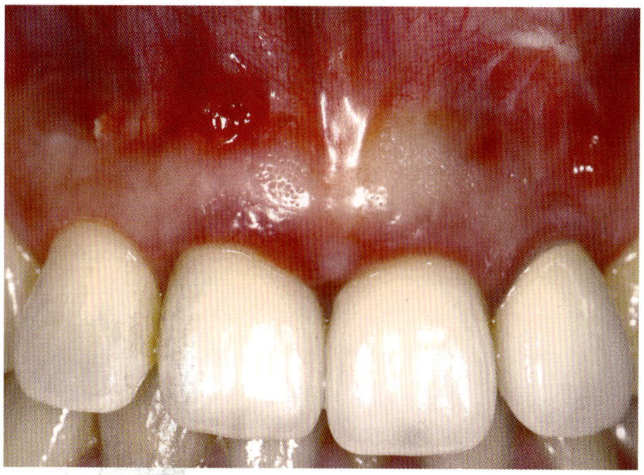

증 37-2. #11 협측의 누공 형성 및 삼출물 누출이 지속되어 의뢰되었다. 치은 염증은 관찰되나 전반적인 보철물 상태가 나쁘지 않고 치료받은지 얼마 되지 않아 가급적 환자는 현재의 보철은 유지하기를 희망하였다. 치근단 수술 시 매우 고통스러웠으며 또 실패하였으므로 같은 방법으로 치료하기를 원하지 않아 의도적 재식술로 치료하기로 하였다.

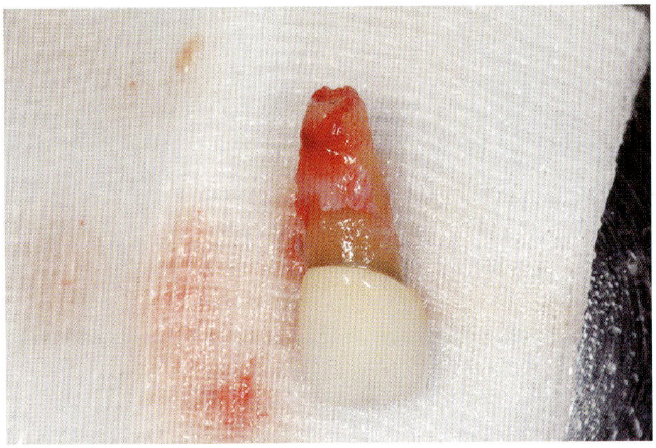

증 37-3. 발치된 #11. 치근파절은 일어나지 않았으며 보철물도 안전하게 유지되었다. 치아를 발치하는 것은 매우 어려운 일이지만 전체 치근을 확인하고 치료할 수 있는 확실한 방법이다. 기존의 치료가 실패하였다면 원인을 찾기 위해서라도 의도적 재식술을 시행하는 것이 좋다.

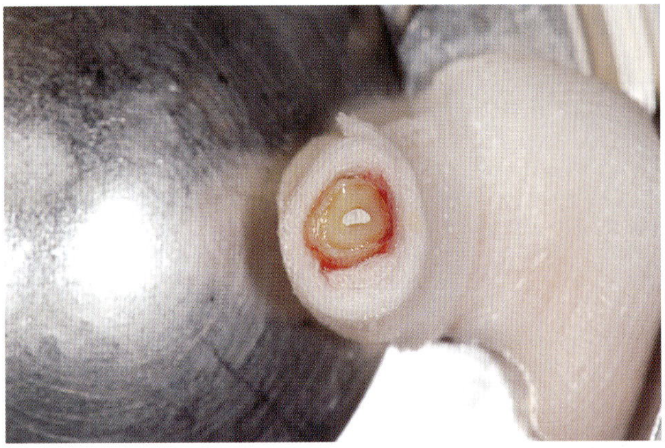

증 37-4. 치근단 면을 관찰한 모습. 이전 치근단 수술 시 시행한 역충전이 보인다. 주변으로 갈색 변색이 발생한 것으로 보아 미세 누출이 있었음을 알 수 있다.

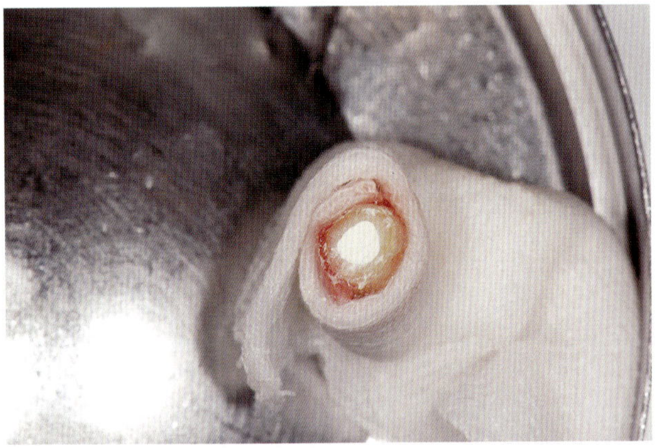

증 37-5. MTA를 이용하여 치근단 역충전을 시행하였다.

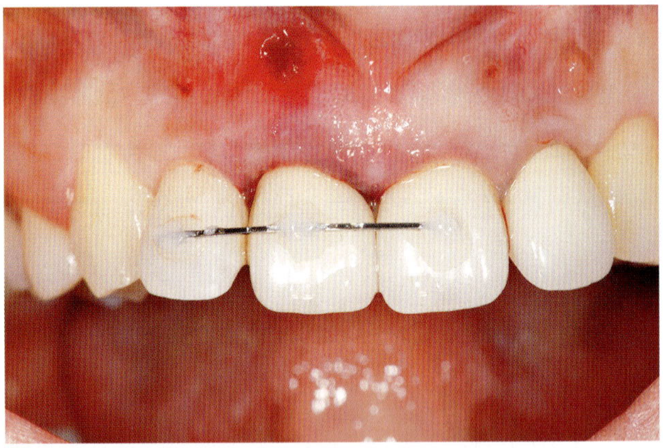

증 37-6. 재식립 후 resin wire splint 로 고정한 모습. 발치에 걸린 시간은 4분 15초, 재식립까지 걸린 구강 외 시간은 7분 19초였다.

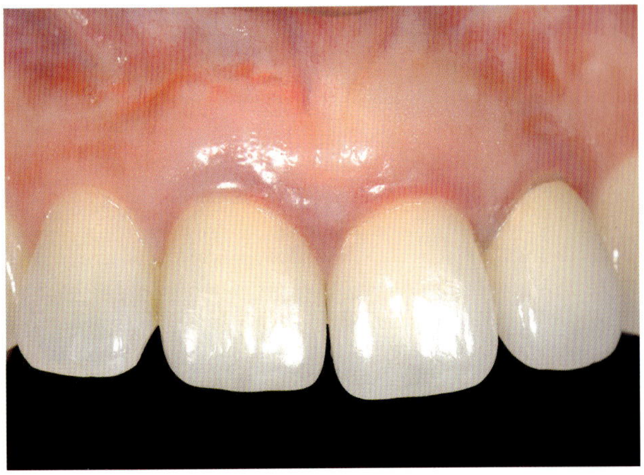

증 37-7. 술후 2년 후. 누공은 사라졌으며 정상 치주낭 깊이가 관찰된다. 환자는 편하게 잘 사용하고 있다.

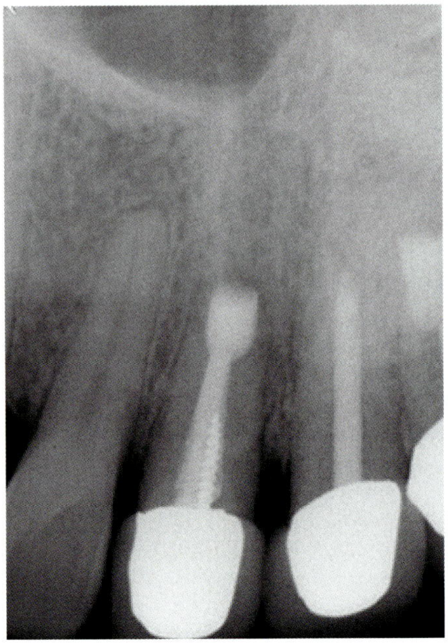

증 37-8. 술후 2년 후 방사선사진. 치근흡수 및 유착은 관찰되지 않는다. 치근단 질환의 현저한 감소가 관찰된다.

38 근관치료된 치아 주변의 심한 종창을 호소하면서 내원한 경우

치료가 끝났거나 치료 중인 치아가 갑자기 급성 증상이 발생하게 되면 술자는 매우 당황하게 되고 환자는 큰 고통을 겪게 된다. 술자의 잘못일 수도 있지만 치아의 해부학적 구조의 문제 등 환자 요인에 기원한 문제일 수도 있다. 그러나 중요한 것은 누구의 잘못을 따지기 전에 급성 증상을 해소하는 것이 시급하며 또 아무리 증상이 심하더라도 차분하게 문제를 검토하고 해결하여 더 큰 문제로 이어지는 것을 막는 것이 중요하다. 보기에는 매우 시급하고 발치 외에는 방법이 없어 보이지만 의외로 원인만 제거해 주면 언제 그랬냐는 듯이 멀쩡하게 회복되는 경우가 수도 없이 많다. 이런 결과를 얻게 되면 의사로서의 자부심이 늘어나는 것은 물론 환자와의 신뢰도 형성될 수 있기 때문에 오히려 급성 증상을 가진 환자의 치료는 전화위복의 계기가 될 수 있다(증 38-1~38-4).

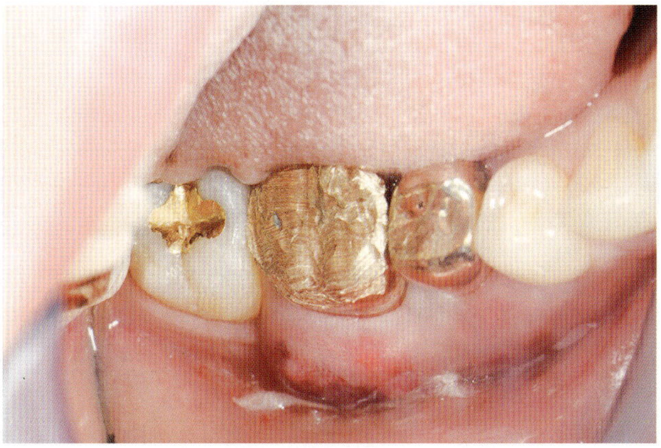

증 38-1. #46 치아가 붓고 솟구침을 주소로 개인치과의원을 방문하였다. 절개 배농술과 교합 조정(교합면에 천공이 발생할 정도로 조정)을 시행하였으나 증상이 해소되지 않아 응급실로 내원하였다.

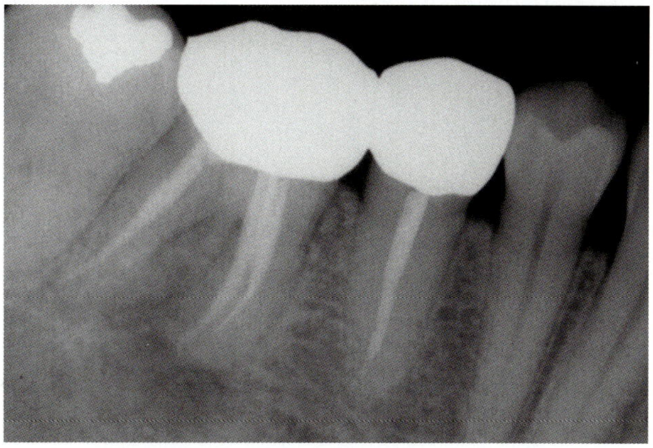

증 38-2. 근관충전 상태는 나쁘지 않으며 급성 치근단주위염으로 진단하고 우선 항생제를 처방하여 종창이 가라앉도록 치료하였다.

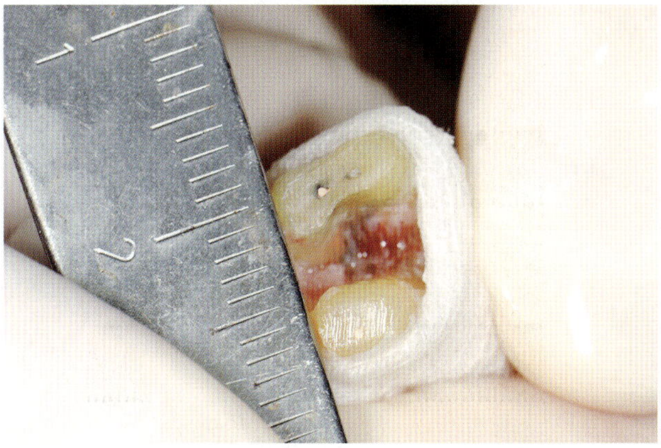

증 38-3. 근관 문제와 치근단 염증 해결을 위해 의도적 재식술을 시행하였다. 오염이 심한 근관 내부가 관찰된다.

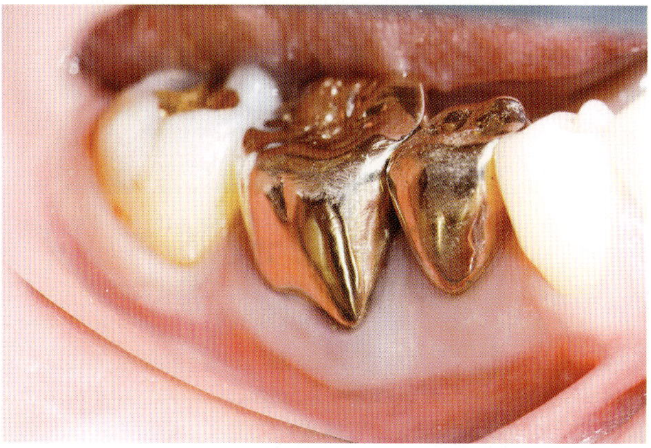

증 38-4. 술후 2년 경과 모습. 종창은 완전히 사라졌으며 정상 치주낭 깊이가 관찰된다. 환자는 자신의 치아를 유지한 점을 매우 고맙게 생각하고 있다.

39 치근단 질환이 인접치까지 확장된 경우

방사선사진상 치근단 질환(골흡수성 소견)이 관찰되면 당황하게 되고 특히 그 크기가 큰 경우 우려하지 않을 수 없는 것이 사실이다. 그러나 방사선사진상으로는 여러 치아에 이환된 것 같이 보이지만 실제로는 하나의 치아가 원인인 경우가 훨씬 많다. 아무리 근관치료가 되어 있다 하더라도 여러 치아에서 동시에 치근단 질환 및 임상증상이 발생되는 경우는 극히 드물다. 설사 그렇다 하더라도 한꺼번에 모든 치아를 치료하는 것은 바람직하지 않으며 가장 핵심이 되는 원인 치아를 찾아 하나씩 해결하는 것이 술자와 환자 모두에게 바람직하다(증 39-1~39-3).

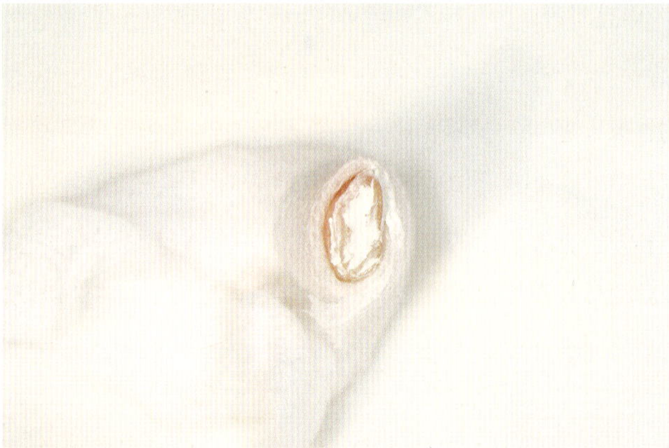

증 39-2. 의도적 재식술을 위해 발치 후 치근단 역충전을 시행하였다. 본 증례에서 post를 제거하는 것이 매우 위험하여 재근관치료는 불가능하였으며 치근단 질환이 원심 쪽에 형성되어 있어 치근단 수술로 접근이 어려워 의도적 재식술로 치료하기로 하였다. 발치 시간은 13분 29초, 구강 외 시간은 22분 45초였다.

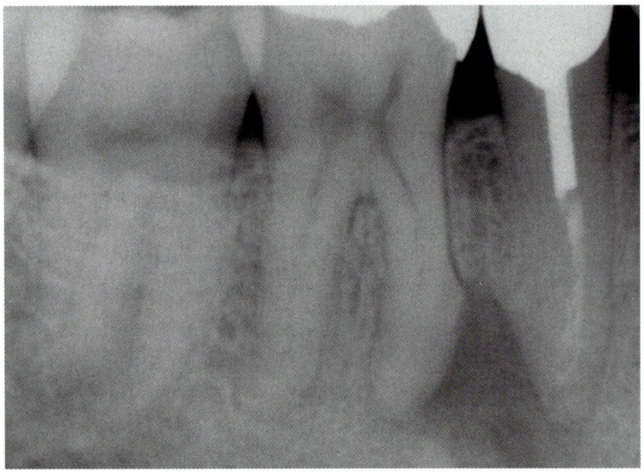

증 39-1. #45 하방의 치근단 질환이 관찰된다. 방사선사진상으로는 #46 근심 치근도 이환된 것으로 보이나 치수 검사상 정상이며 치수 괴사를 의심할 만한 증거가 부족하다. 따라서 #45가 원인이 된 치근단 질환으로 보고 우선 #45를 치료한 후 #46에 대한 경과관찰이 필요하다. 이런 경우 무턱대고 #46까지 치료하는 것은 과잉진료일 뿐 아니라 의료분쟁으로 이어질 수 있으므로 주의를 요한다.

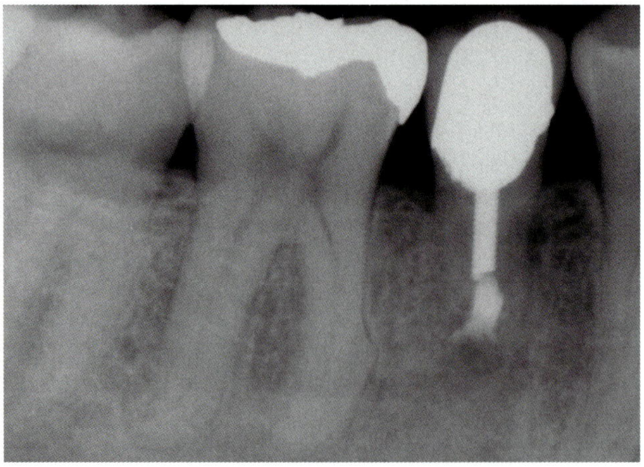

증 39-3. 술후 1년 경과 방사선사진. 치근단 질환은 현저히 감소하였으며 치근흡수는 관찰되지 않는다. 환자는 불편감을 호소하지 않고 있다. 주목할 것은 #46 근심 부위의 골흡수성 소견이 사라진 점이다. 이 증례에서는 #45만 치료하여도 위와 같은 결과를 얻었다는 점에 주목해야 한다.

40 수직 파절된 치아의 자가치아이식술

치과의사로서 환자를 진료하면서 치근파절만큼 고통을 주는 상황도 없을 것 같다. 안타깝게도 대부분의 치근파절은 방사선사진으로 판독이 불가능하며 치주낭 탐침으로도 잘 찾기가 어려운 것이 사실이다. 따라서 이런 치아를 오랫동안 근관치료와 치주치료를 하며 애를 쓰더라도 결과적으로 발치했을 때 파절이 발견되어 허무하게 끝나게 되면 허탈감을 느끼지 않을 수 없다. 더 큰 문제는 발치된 치아의 파절의 발생 원인을 두고 환자와의 분쟁이 종종 일어나므로 우리 치과의사들은 항상 치근파절에 대해 경계하고 의심이 된다면 어떤 방법을 동원해서라도 찾고 확인하는 것이 필요하다(증 40-1~40-5).

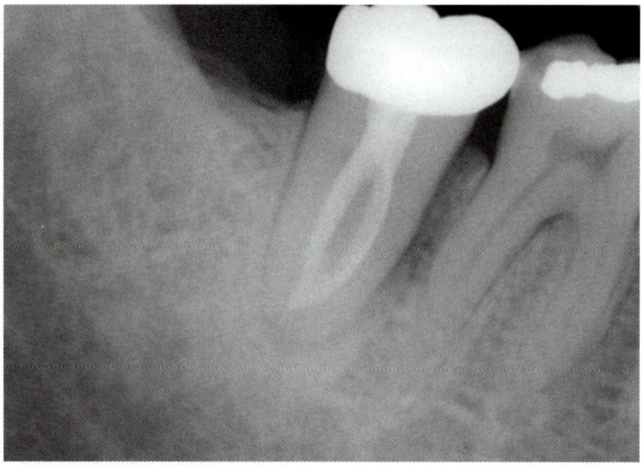

증 40-1. 근관치료 후 몇 달이 지나도 계속하여 불편감이 있으며 잇몸 종창이 지속됨을 주소로 내원하였다.

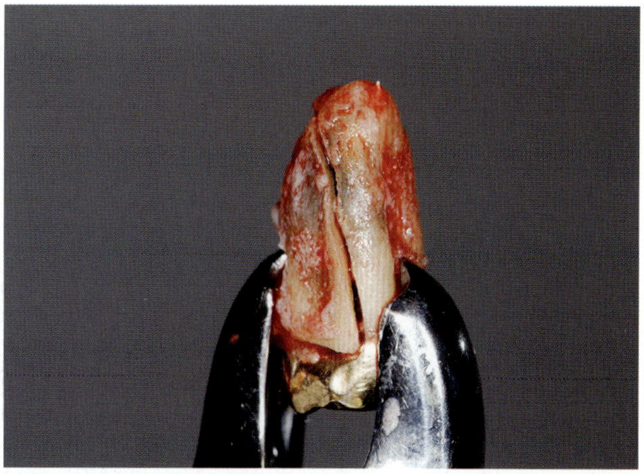

증 40-2. 확인을 위해 발치한 모습. 근심면에 crack이 발생되어 해당 치아를 유지하는 것이 불가능하다.

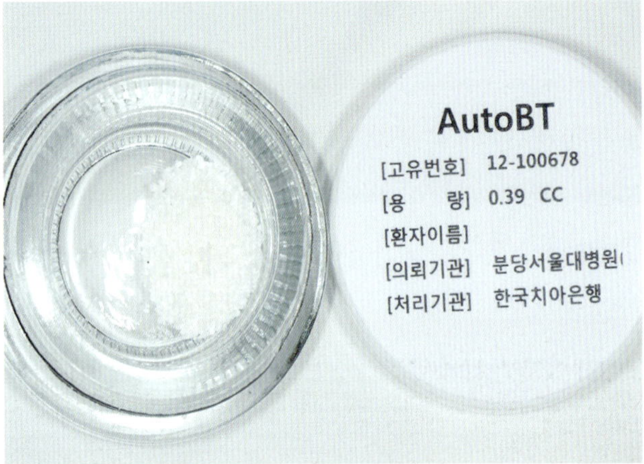

증 40-3. 자가치아이식을 시행하기로 하고 발치된 치아를 이용하여 자가치아뼈이식재를 만들었다.

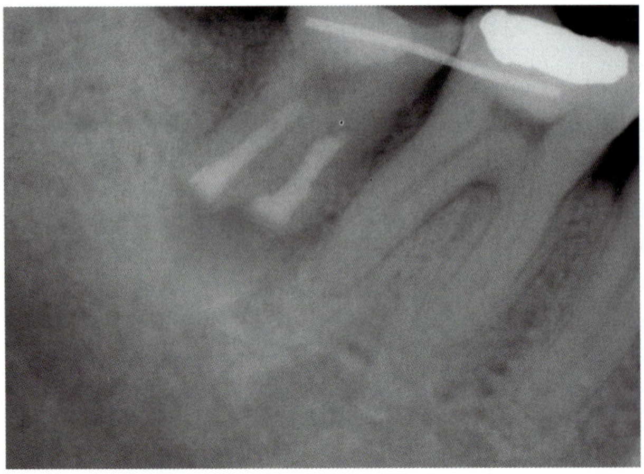

증 40-4. #28 치아를 #47 위치로 자가치아 이식하였으며 동시에 뼈이식을 시행하였다. 구강 외 시간은 10분 55초였다.

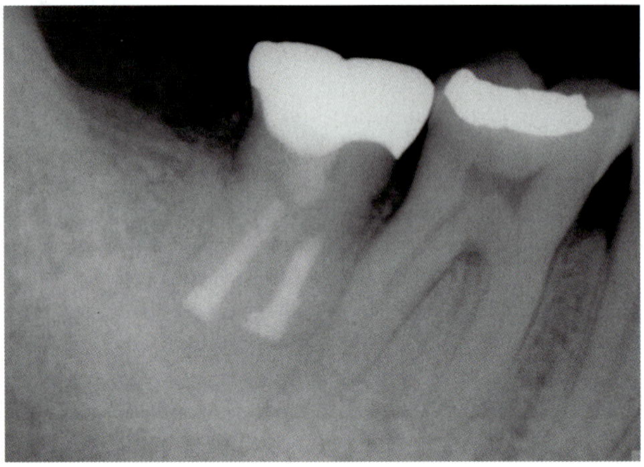

증 40-5. 이식 후 1년 경과 모습. 환자는 편하게 잘 사용하고 있으며 정상 치주낭 깊이가 관찰된다. Crack이 있는 경우 치근의 상태를 보지 않고 계속해서 근관치료를 하는 것은 매우 위험하며 환자와 의료분쟁으로 발전할 수 있다. 경우에 따라 빠른 의사 결정이 매우 중요하다.

41 피부 누공을 치아 치료로 해결한 증례

흔한 경우는 아니지만 치과의사로서 큰 자부심을 느낄 수 있는 경우가 아닌가 한다. 왜냐하면 피부에 생긴 누공을 가진 환자는 대부분 피부과나 성형외과에서 한참 동안 치료를 받다가 도저히 안되어 내원하는 경우가 대부분이기 때문이다. 원인을 생각해보면 느닷없이 피부에서 종창이 발생할 이유는 없으며 볼에서 가까운 치아의 치근단 질환이 골조직을 뚫고 나가 피부에 병소를 발생시키는 것이 그 원인이다. 따라서 원인이 될만한 치아를 찾아 문제를 해결하면 피부의 병소는 아주 빠른 시간에 감소하게 된다(증 41-1~41-4).

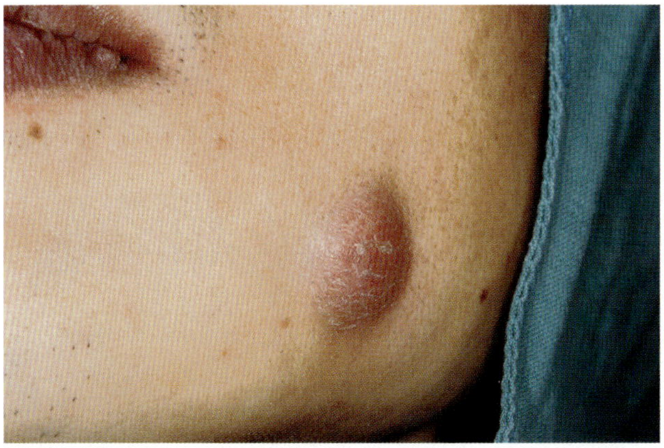

증 41-1. 좌측 볼에 발생한 피부 질환으로 성형외과, 피부과 등에서 해결되지 않아 의뢰된 환자이다.

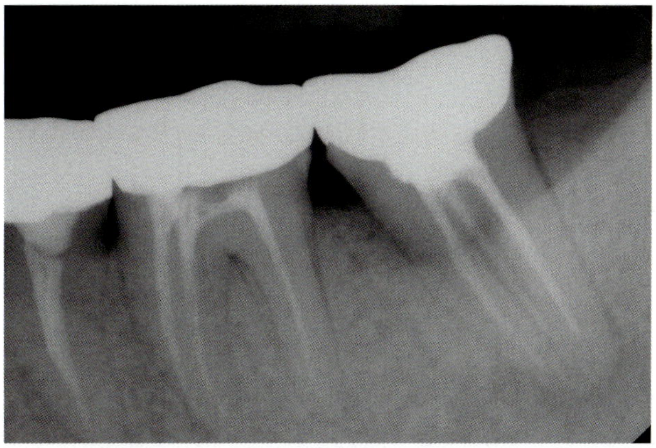

증 41-2. #37 방사선사진. 타진 시 통증을 호소하며 치근단 방사선 투과상이 관찰된다. 협측 부위를 손으로 만졌을 때 단단한 띠 같은 것이 느껴지며 이는 피부로 향하고 이어 해당 피부 질환의 원인은 #37 치근단농양으로 진단하였다.

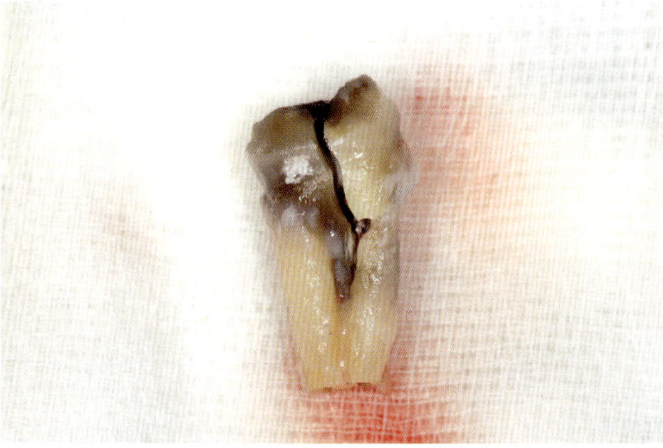

증 41-3. 해당 치아를 발거한 모습. 설측으로 크게 발생되어 있는 crack이 관찰된다. 예후가 불량할 것으로 예상되나 환자의 동의하에 구강 외에서 광중합 복합레진 치료 후 재식립하였다.

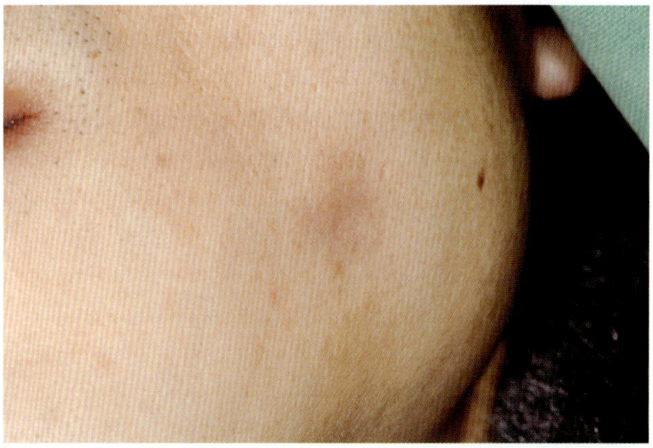

증 41-4. 의도적 재식술 후 2개월 경과 피부의 누공은 사라졌다. 진작 치과에 오지 않은 것을 후회하고 있었으며 예후는 양호할 것으로 사료된다. #37은 경과관찰 되지 않기 때문에 현재의 예후는 알 수 없으나 만약 crack 부위의 문제가 발생된다면 발치가 필요하다.

42 무리한 보철의 해결을 위해 교정치료를 동반한 증례

치아를 치료하다 보면 1~2mm 내외의 아주 작은 공간의 부족 또는 과잉으로 인해 원하는 치료를 시행하기가 곤란한 경우가 많다. 예를 들어 크라운을 시행할 치아가 인접치와의 관계에서 원심으로 치우쳐져 있고 근심으로는 오히려 공간이 남는 경우가 그런 경우이다. 이런 경우 무리하게 치료를 시도하게 되면 앞뒤 균형이 맞지 않을 뿐 아니라 공간이 부족한 부위에서 깨끗한 변연 및 인상을 채득할 수 없게 되어 치주 질환 및 이차 우식의 원인이 되게 된다. 아주 적은 양의 치아를 이동시키는 것은 고도의 교육을 받거나 복잡한 장치를 사용하지 않아도 되므로 임상에서 활용하기에 좋다(증 42-1~42-3).

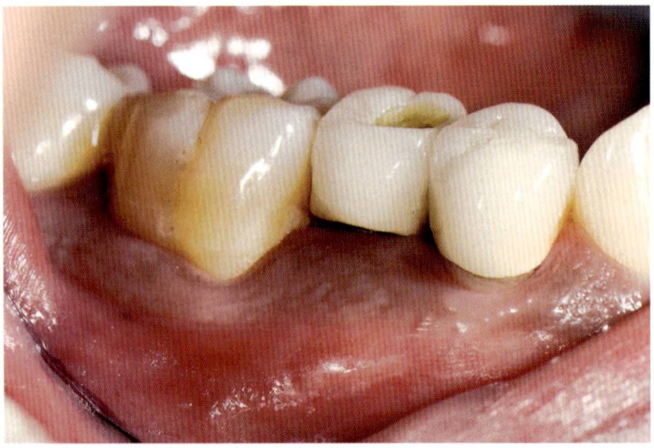

증 42-1. #45가 심하게 설측으로 기울어져 있으나 억지로 보철치료 하기 위해 #44와 연결하여 보철물을 장작하였다. 환자는 음식물 끼임 및 저작 시 통증을 호소하고 있었으며 해당 부위를 개선하기를 원하였다.

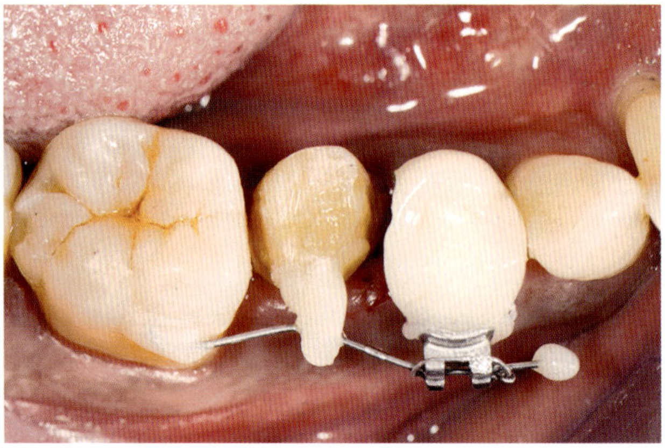

증 42-2. 연결되어 있는 보철물을 잘라낸 후 근관치료를 시행하고 협측으로 이동시키기 위해 교정치료를 시작하였다. 설측으로 치우쳐져 있는 #45가 관찰된다.

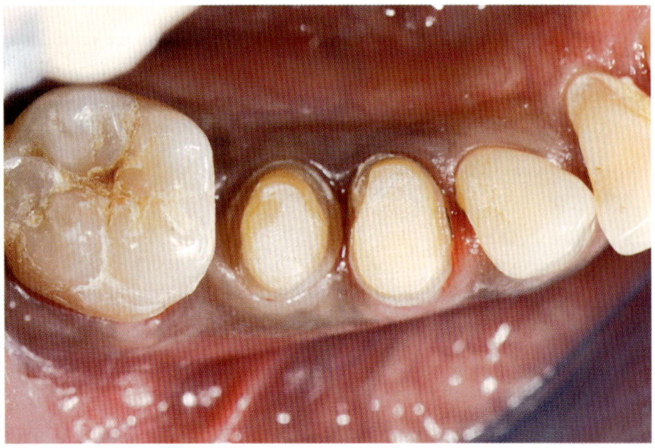

증 42-3. 약 3개월 후 교정 완료 및 인상을 위해 치아 형성을 완료한 모습. #45의 위치가 협측으로 많이 개선되었다. 치료할 치아가 근-원심 또는 협-설측으로 치우쳐져 치료에 곤란을 겪는 경우는 임상에서 매우 빈번하다. 전체 치아를 움직이는 것은 부담스럽고 시간이 많이 걸리지만 부분적인 치아의 이동은 시간도 적게 걸릴 뿐더러 치료를 매우 용이하게 하므로 치료에 적극 활용하는 것이 바람직하다.

43 문제점은 성공적으로 치료하였으나 후속 치료가 이어지지 않아 실패한 증례

우리나라 환자들의 특징은 아프거나 문제가 있는 경우에는 오지 말라고 해도 치과에 내원하지만 아프지 않거나 문제가 없는 경우 아무리 오라고 사정을 해도 잘 오지 않는다는 점이다. 정해진 과정에 따라 종결될 때까지 의사-환자의 관계가 잘 유지되어야 마치 작품과 같은 치료결과를 얻을 수 있는 것이 치과진료인데 아픈 것만 해결되었다고 나타나지 않다가 문제가 더 크게 된 다음에 부랴부랴 내원하는 환자를 볼 때마다 마음이 아프다. 처음 치료 계획 단계에서부터 전체적인 치료과정 및 달성해야 하는 결과에 대해 서로 충분히 이해하고 치료 종료를 선언할 때까지 환자가 정해진 계획대로 내원하도록 지도하는 것도 치과의사의 중요한 의무 중 하나이다. 반면 환자는 의사의 치료계획에 동의하면 상호 간에 계약이 성립된 것으로 간주되며 향후 치료에 성실하게 협조할 의무가 있다(증 43-1~43-3).

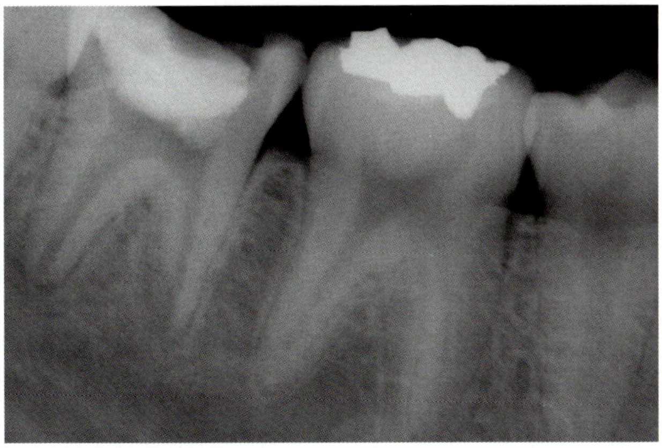

증 43-1. #47의 치근단 질환 및 근심 치근 외흡수를 주소로 내원한 환자. 반복되는 근관치료에 효과가 없었으며 특히 근심 치근의 외흡수로 인해 미완성 치근과 유사한 상태이다. 재근관치료로는 해결이 어려우며 치근단 수술도 불가능한 상황이다.

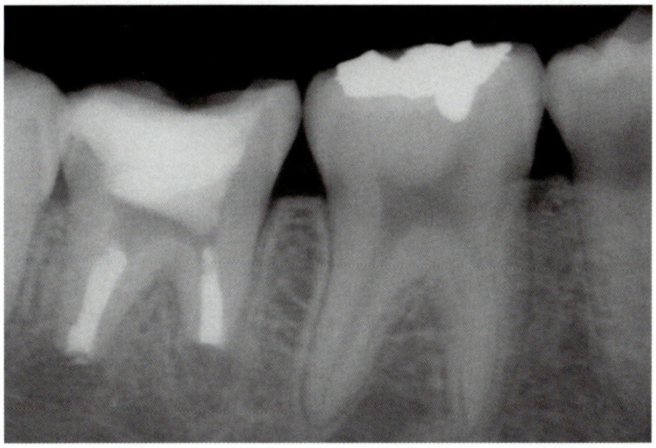

증 43-2. 의도적 재식술 시행 후 2개월 경과 모습. 저작 시 통증은 사라졌으며 치근단 질환의 뚜렷한 감소도 관찰된다. 이후 환자는 개인의원에서 보철치료 및 교정치료를 받기로 하고 더 이상 내원하지 않았다.

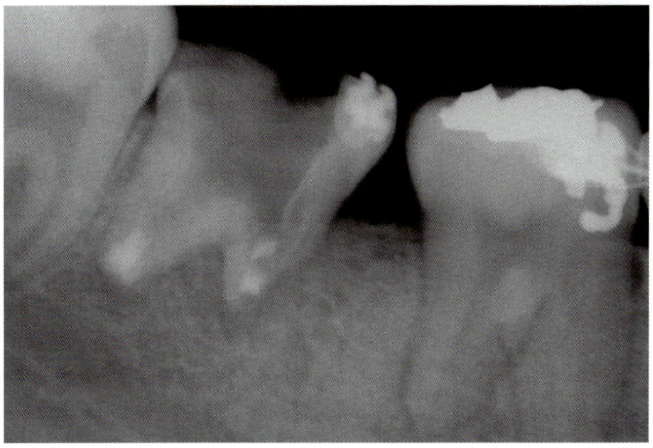

증 43-3. 술후 2년 경과 후 해당 치아의 불편을 호소하며 내원하였다. 임시 가봉 재료는 다 탈락한 상태였으며 동요도가 관찰되었다. 환자는 여러 가지 사정상 해당 치아의 영구 수복 치료를 받지 못하였다고 하였다. 적절한 시기에 수복 치료를 받지 못하여 발생한 다소 어이없는 결과였으며 환자는 본인의 관리 소홀로 인한 치아 상실에 대해 이해하였다. 해당 치아는 발치하고 후방의 #48을 교정적으로 이동하기로 치료 계획을 수정하였다.

44 Crack 치아를 의도적 재식술로 치료한 증례

반복적인 통상적인 근관치료로 해결되지 않는 경우나 치근파절이 확실한 경우에는 비외과적 치료를 고집하는 것은 좋지 않다. 치아 외부의 문제가 확실하다면 문제를 확인하고 근본적으로 치료하는 것이 바람직하다(증 44-1~44-3).

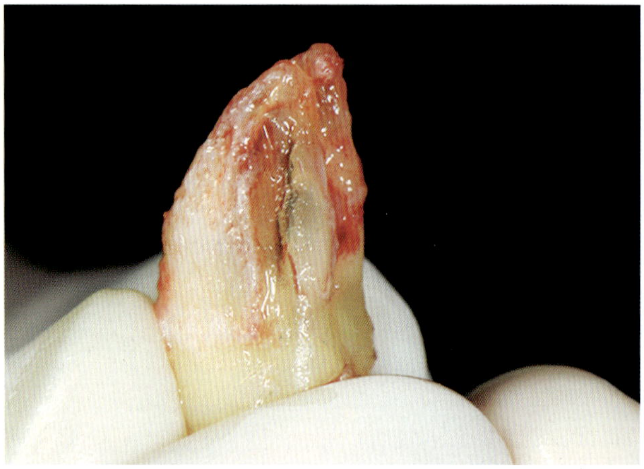

증 44-1. #47의 저작 시 통증 및 협측 누공을 주소로 내원하였다. 발치 후 관찰한 결과 치근단으로부터 약 5mm 정도 치근이 벌어진 것이 관찰된다. 환자의 동의하에 재식하기로 하였다.

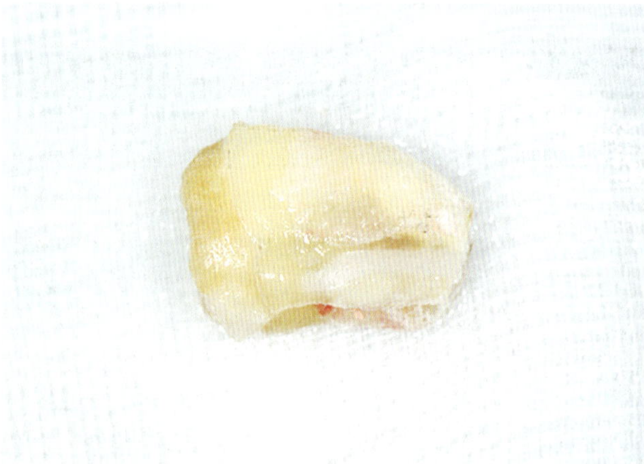

증 44-2. Crack 부위를 #330 bur를 이용하여 제거한 후 flowable resin을 이용하여 수복하였다. 접착제는 self-etching adhesive를 사용하는 것이 좋으며 finishing과 polishing은 치주 인대를 손상시키지 않도록 최소한으로 시행한다.

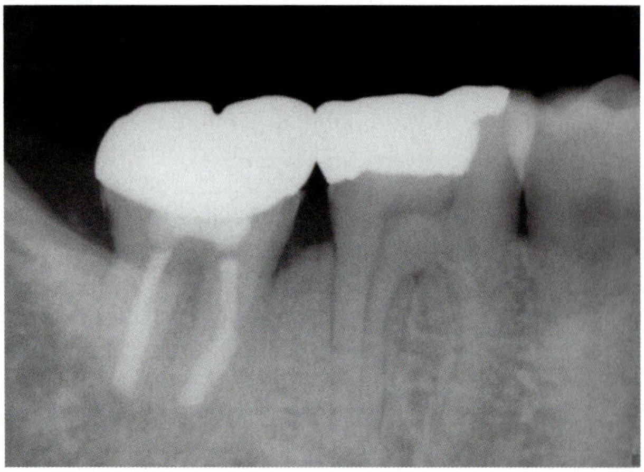

증 44-3. 의도적 재식술 2년 경과 방사선사진. Crack이 있었던 치아임에도 불구하고 잘 유지되고 있다. Crack 부위만 잘 유지된다면 예후는 양호할 것으로 사료된다. Crack인 경우 무조건 의도적 재식술로 치료하는 것은 아니다. 다만 남아 있는 치주 인대가 양호하고 crack이 심하지 않은 경우라면 환자와의 동의하에 충분히 시행해 볼 수 있다고 생각한다.

45 제2대구치 원심면 치근 우식증 치료

제3대구치에 의한 제2대구치의 원심면 치근 우식은 임상에서 자주 접하는 해결하기 어려운 문제이다. 제3대구치를 발치하더라도 제2대구치 원심면 우식에 접근하기란 여간 어렵지 않으며 특히 근관치료 도중 소독제가 빠져나가게 되면 환자는 매우 큰 고통을 겪을 뿐만 아니라 구강 내 타액 등에 의해 근관이 오염되는 문제도 발생한다. 따라서 도달하기 어려운 부위의 우식증 치료 시 의도적 재식술을 고려해 볼 수 있다(증 45-1~45-4).

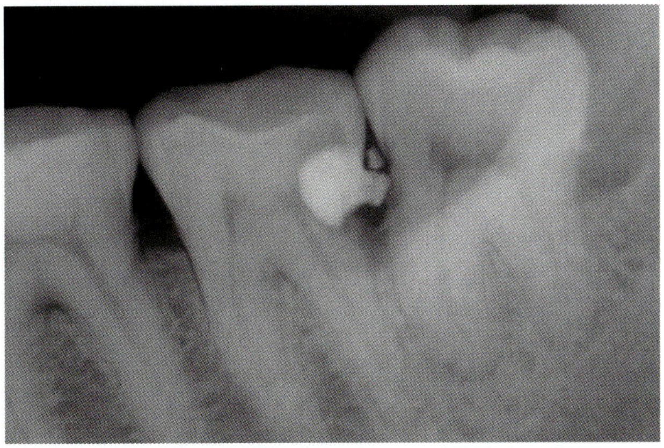

증 45-1. #37 원심측 우식증이 관찰된다. 이 부분을 구강 내에서 수복하는 것은 매우 어려우며 경우에 따라서는 두 치아 모두 발치를 하게 된다. 대부분의 환자가 젊은 환자인 경우가 많으므로 선뜻 발치에 대해 동의하는 경우는 매우 드물고 그렇기 때문에 근관치료를 시도해 보지만 그 역시 쉽지 않은 것이 사실이다.

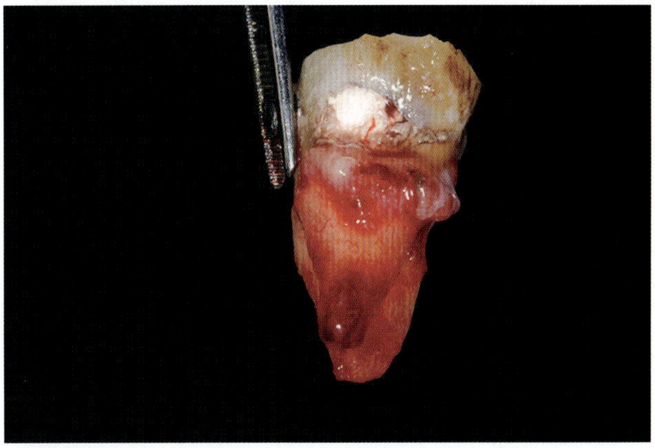

증 45-2. 우식의 범위와 정도를 파악하기 위해 해당 치아를 발치하였다. 생물학적 폭경(biologic width)을 침범한 우식 및 치석 침착이 관찰된다. 구강 내에서 이 부위를 완벽하게 방습 및 치료하는 것은 대단히 어렵다.

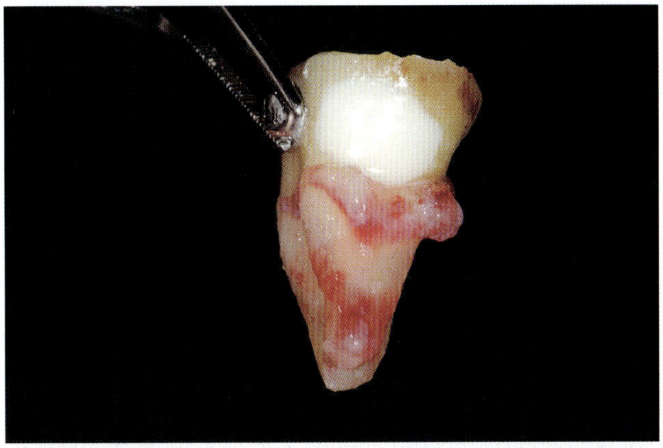

증 45-3. 구강 외에서 우식 및 치석을 제거한 후 자가중합형 레진 코어를 이용하여 수복치료 하였다. 이때 치주 인대를 손상시키지 않는 것이 가장 중요하다.

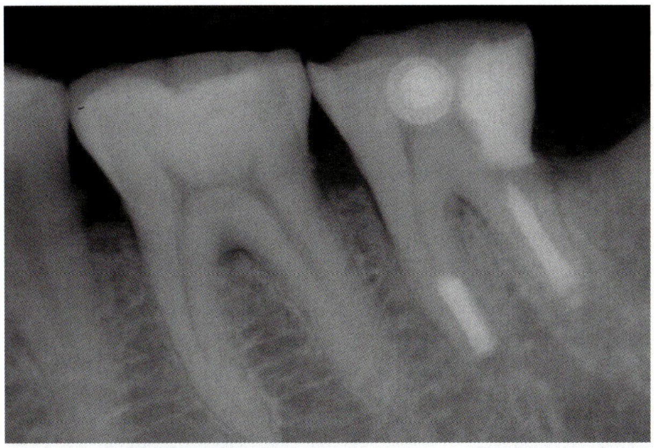

증 45-4. 치근단 역충전을 시행하고 재식립한 후 방사선사진. 의도적 재식술로 치료하면 구강 외에서 대부분의 치료가 이루어지기 때문에 환자가 매우 편하다는 장점이 있다. 본 증례의 경우 치아 고정은 매우 좋으며 동요도 및 치근흡수는 관찰되지 않고 있으며 정기적인 경과관찰 중에 있다. 모든 치근 우식증의 치료에 적용되는 것은 아니지만 증례에 따라서는 본 치료법이 좋은 대안이 될 수 있을 것이다.

46 상악 대구치의 C형 근관을 치료한 증례

C자형 근관은 서양인보다는 동양인에서 많이 발생하는 것으로 알려져 있으며 한국인의 경우 하악 제2대구치에서 자주 발견된다. 파일 등을 이용한 기계적인 근관 형성으로는 C형 근관을 모두 치료하기 어려우며 근관 세척액 및 레이저를 이용한 화학적인 근관 소독에 집중해야 한다. 그렇게 하더라도 완벽하게 치료하기 어려운 것이 사실이며 그런 경우 외과적 치료방법은 좋은 대안이 될 수 있다(증 46-1~46-4).

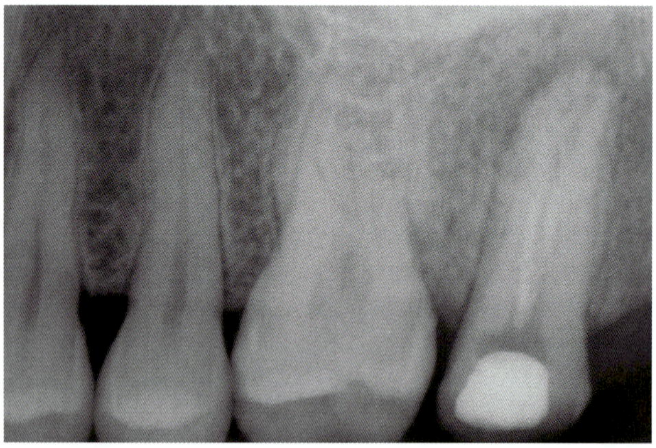

증 46-1. #27의 반복되는 근관치료에도 증상이 완화되지 않아 의뢰된 환자의 치근단 방사선사진. 재근관치료를 시도하였으나 근관의 모양이 단일 근관보다는 펼쳐져 있어 C형 근관으로 판단하였다. 이런 근관은 하악에 호발하는 것으로 알고 있지만 간혹 상악에도 발생한다. 치료 기간이 많이 길어졌으나 증상이 해소되지 않아 외과적 근관치료를 시행하기로 하였다.

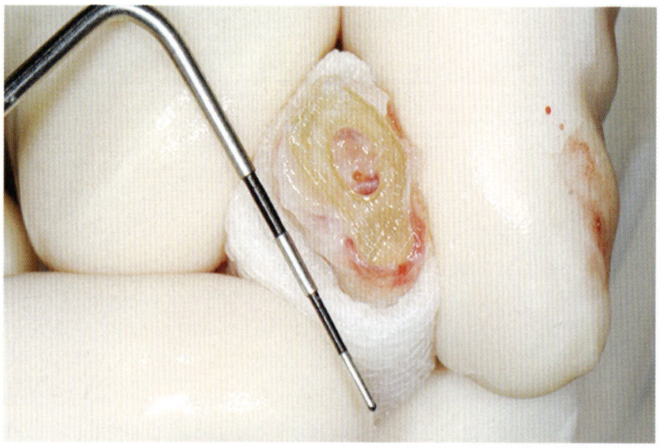

증 46-2. 발치된 치아의 치근단 절제 후 모습. C형 근관의 모습이 관찰되며 비외과적인 방법으로 확대 및 충전은 거의 불가능하다.

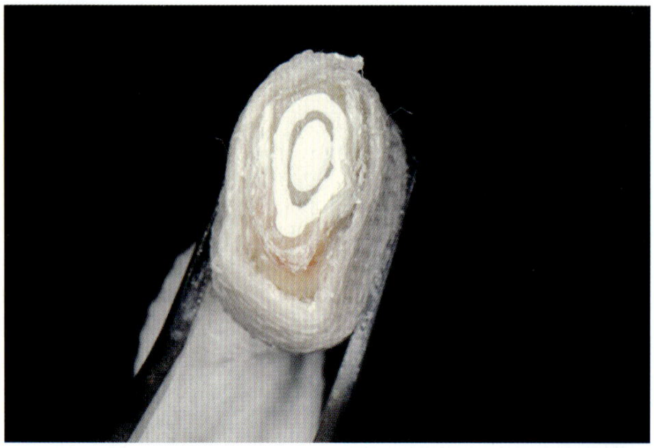

증 46-3. 치근단 절제 후 MTA로 치근단 역충전을 시행한 모습. 근관이 완전한 원형으로 합쳐진 모습이 보인다.

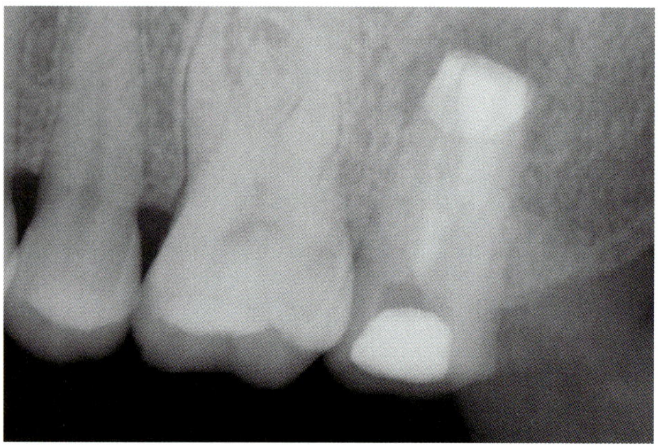

증 46-4. 재식술 시행 후 방사선사진. 양호한 경과를 보이고 있으며 저작 시 통증은 현저히 감소하였다.

47 임플란트와 근접한 치근단 질환 치료 증례

임플란트와 인접한 자연치 근관병소는 해결이 매우 힘들 뿐만 아니라 치료 시간도 매우 길어지게 된다. 특히 무치악 부위에 임플란트 치료가 예정된 경우 인접한 자연치아의 치료가 예지성이 없다면 발치하고 임플란트를 식립하는 것이 유리할 때도 있으므로 술자로서 치료 결정에 곤란을 겪는 경우가 많다(증 47-1~47-3).

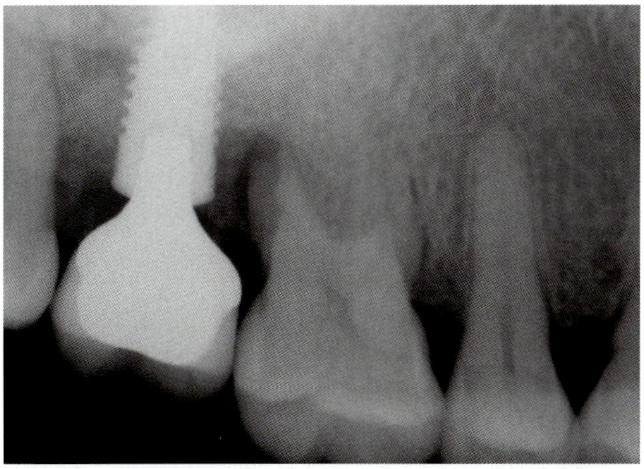

증 47-1. #17 부위의 임플란트와 근접한 #16의 원심 협측 근관에서 치근단 질환이 지속되었다. 근관치료 후에도 염증은 감소하지 않았으며 외흡수 소견이 관찰된다. 치근단 수술을 하기에는 임플란트와 근접하여 적당하지 않다.

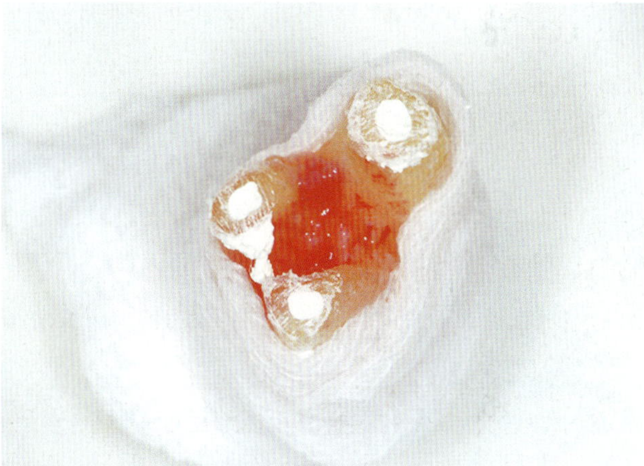

증 47-2. 치주인대를 손상시키지 않고 발치한 후 치근단 역충전을 시행하였다. 발치 시간은 1분 9초였으며 구강 외 시간은 8분 5초였다.

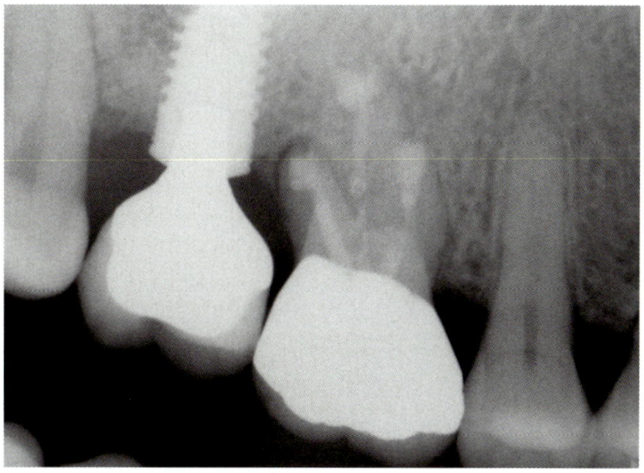

증 47-3. 의도적 재식술 후 2년 경과 방사선사진. 임플란트 부위의 방사선 투과상이 현저하게 감소하였다.

48 치성 낭종에 의한 치근흡수 치료 증례

낭종의 경우 근관치료에 의해 크기가 감소하는 경우도 있지만 그렇지 않은 경우도 많으므로 적절한 시기까지 변화가 없을 경우 외과적 제거를 고려하는 것이 바람직하다. 치근흡수의 경우에 후천적으로 open apex 상태가 되어 근관장 측정 및 완벽한 근관 폐쇄가 불가능할 때가 많으므로 치료에 주의를 가져야 한다(증 48-1~48-5).

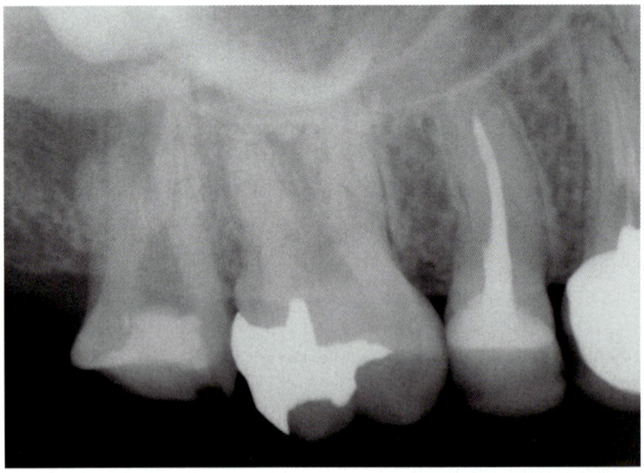

증 48-1. #17 치근흡수 및 치근단 질환의 치료를 위해 내원한 환자의 치근단 방사선사진. 원심 치근의 흡수가 관찰되며 매복되어 있는 #18이 관찰된다.

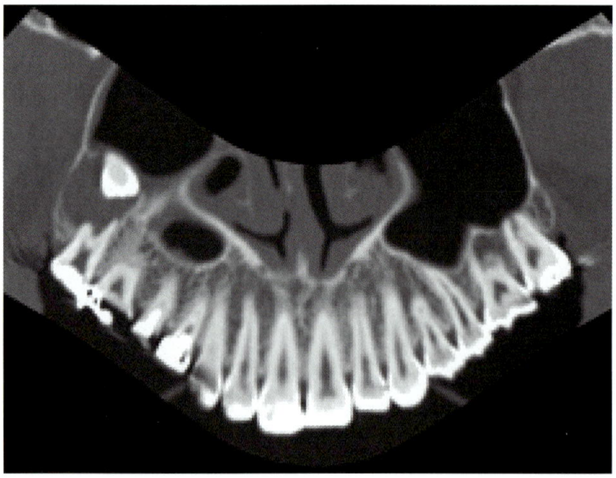

증 48-2. 정확한 진단을 위해 CBCT를 촬영하였다. 매복된 #18이 관찰되며 크기가 큰 방사선 투과성 낭종이 관찰된다. #17은 치근흡수가 상당히 진행되어 근관치료로는 해결이 어려웠으며 #18의 발치는 매우 위험하여 곤란하였다. 환자 역시 #17의 유지를 강력히 희망하였다.

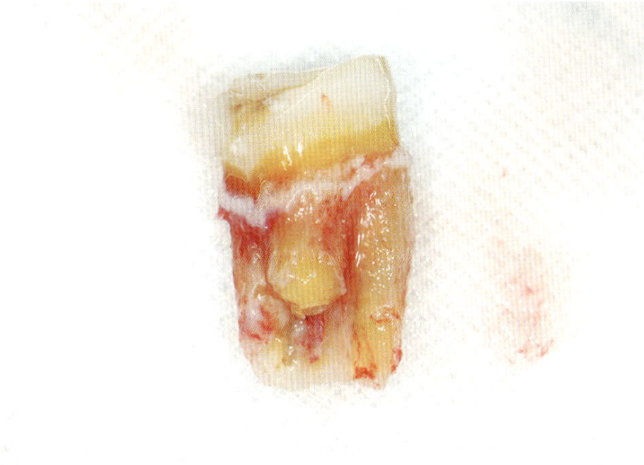

증 48-3. 확인 및 치료를 위해 발치된 치아의 모습. 원심 치근의 확연한 외흡수가 관찰된다. 우선 재식립하여 경과를 보기로 하고 의도적 재식술을 계획하였다.

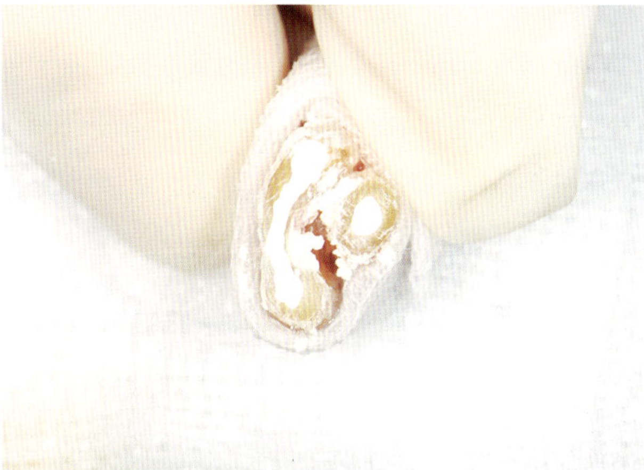

증 48-4. 치근단 절제술 후 치근단 역충전을 시행한 모습. 발치 시간은 1분 29초였으며 구강 외 시간은 14분 56초였다.

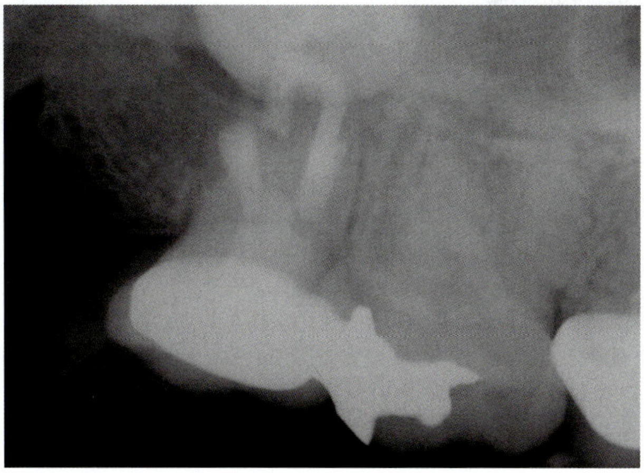

증 48-5. 술후 6개월 경과 방사선사진. 치근단 방사선 투과상은 현저히 감소하였다. #17은 양호한 치유 양상을 보였고 환자가 느끼는 불편감은 없었다. #18의 위치 변화 및 낭종 재발 등에 대한 장기간의 경과 관찰이 필요하다.

49 치근단 질환의 치료와 임플란트를 동시에 치료한 증례

통상적인 근관치료 자체는 예지성 있는 좋은 치료이지만 간혹 치료 기간이 매우 길어져 전체적인 치료 기간을 예측할 수 없는 경우가 많다. 인접치아에 이미 임플란트 치료 계획이 되어 있는 경우 만약 현재 치료하는 자연치아를 살리기 어렵다면 환자 입장에서는 임플란트 수술을 두 번 해야 하는 경우도 있으므로 술자 입장에서 발치 여부를 고민하지 않을 수 없게 된다. 무작정 기다리는 것보다는 자연치아의 상태를 확실하게 평가한 후 치료를 진행하는 것이 바람직하다(증 49-1~49-5).

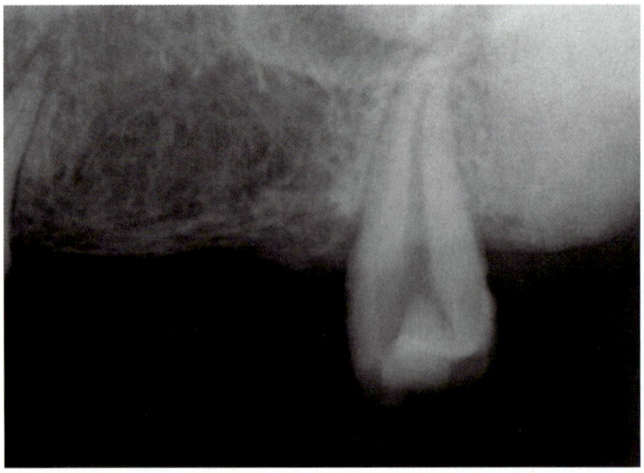

증 49-1. #24~27 bridge의 탈락을 주소로 내원한 환자의 치근단 방사선사진. #27은 반복되는 근관치료에도 불구하고 누공이 사라지지 않고 있어 다시 bridge를 할지 임플란트를 할지 결정할 수 없어 보철치료가 중단된 상태로 장기간 관찰 중인 상태였다. 근관치료, 재근관치료로 많은 시간이 지났으며 환자도 매우 지쳐 있는 상태로 외과적 근관치료를 시행하기로 하였다.

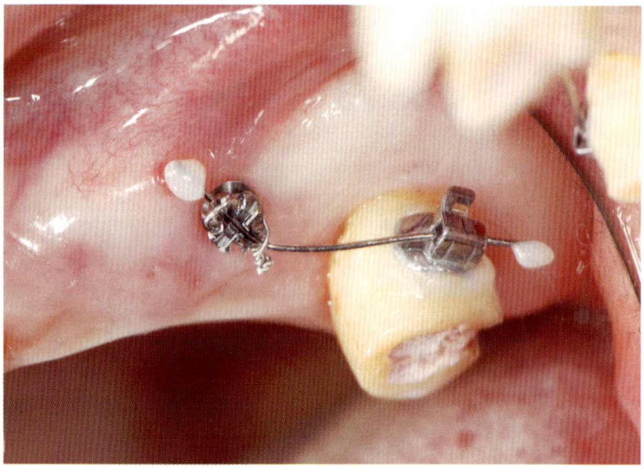

증 49-2. 안전한 발치를 위해 교정치료를 미리 시행하였다.

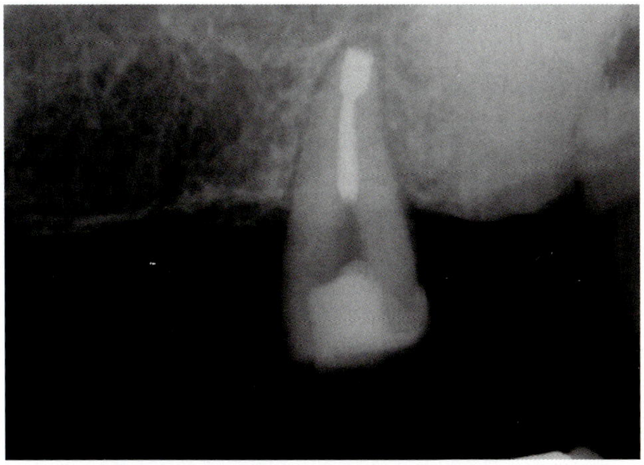

증 49-3. 발치 후 재식립한 직후의 치근단 방사선사진. 발치 시간은 2분 19초였으며 구강 외 시간은 7분 31초였다. 술후 2개월 경과 후 누공은 사라졌으며 저작 시 통증은 더 이상 호소하지 않았다. #27은 single crown으로 치료하기로 하고 #25, 26 부위는 임플란트 치료를 시행하기로 하였다.

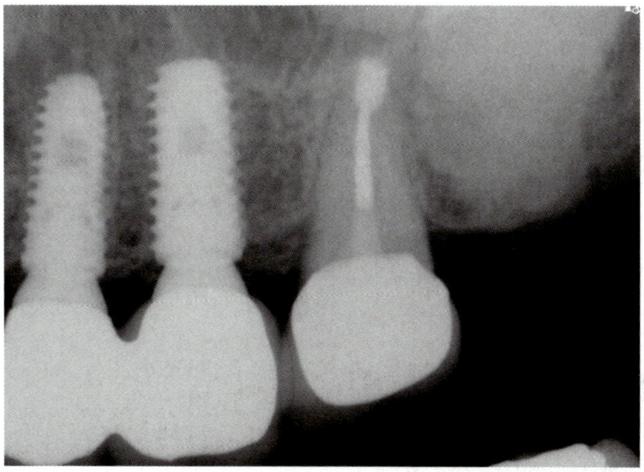

증 49-4. 술후 2년 경과 방사선사진. 환자는 자연치아를 유지하게 되어 매우 만족하였으며 술자 입장에서도 치아를 연결하지 않게 되므로 만약에 합병증이 있더라도 해당 치아만 치료할 수 있어 안심이 된다.

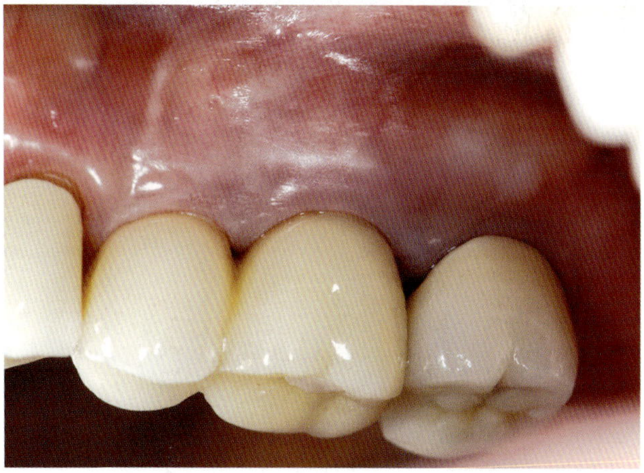

증 49-5. 술후 2년 경과 임상사진. 임플란트와 자연치아 모두 잘 유지되고 있으며 특이 임상증상은 없었다.

50 근관 석회화를 의도적 재식술로 치료한 증례

근관 석회화는 치수를 보호하기 위한 우리 몸의 자연스러운 보호 반응의 하나이다. 그러나 근관치료 시 석회화된 근관은 접근이 매우 어려운데 무리한 근관 확보는 천공 등의 또 다른 합병증을 일으킬 수 있으므로 주의할 필요가 있다(증 50-1~50-3).

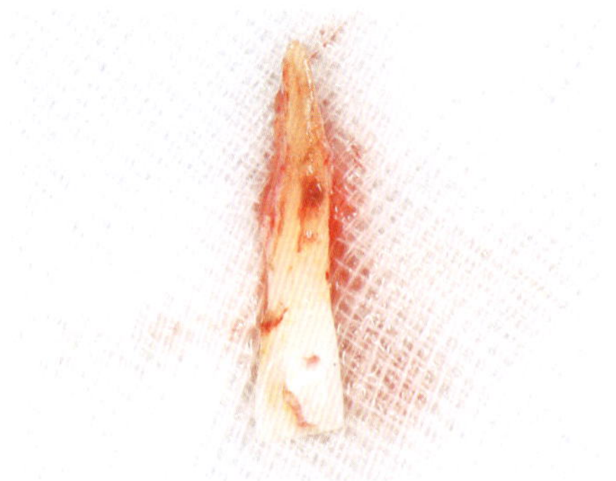

증 50-2. 발치된 치아의 모습. 다행히 천공은 발생되지 않았으며 설측으로 다량의 육아조직이 제거되었다. 발치 시간은 46초였으며 구강 외 시간은 7분 59초였다.

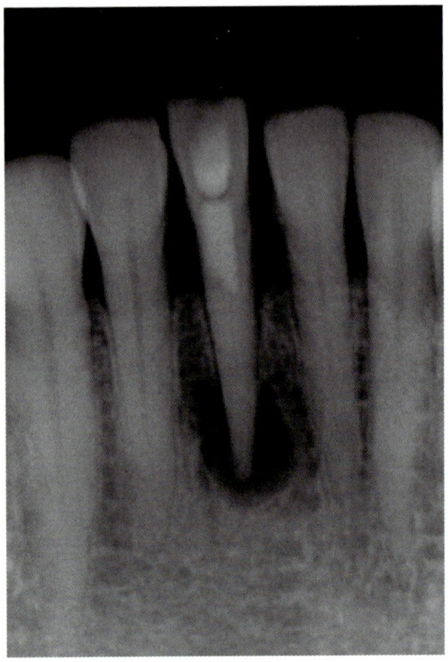

증 50-1. #41 치근단 질환으로 근관치료 하였으나 근관 확보에 실패하였으며 원심 부위로는 천공의 위험이 있어 의뢰된 환자의 치근단 방사선사진. 본원에서 미세 현미경으로 근관 확보를 시도하였으나 결국 실패하고 천공의 위험성으로 인해 비외과적 근관치료를 중단하였다. 치근단 수술을 계획하였으나 누공이 설측에 존재하였고 협측골이 매우 두꺼운 상태였기 때문에 치근단 수술 시 매우 많은 골조직의 삭제가 예상되어 의도적 재식술로 치료하기로 결정하였다.

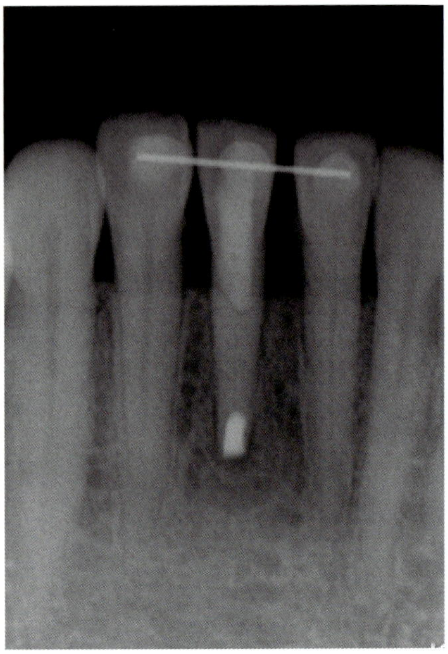

증 50-3. 의도적 재식술 후 6개월 경과 방사선사진. 치근단 질환의 현저한 감소가 관찰된다. 환자는 개인 사정으로 내원하지 않아 계속해서 splint를 유지한 상태로 지냈다. 치근흡수나 유착은 관찰되지 않는다. 전치부 치아라고 해서 무조건 치근단 수술을 하는 것은 바람직하지 않다. 왜냐하면 경우에 따라 부득이하게 많은 골조직을 제거해야만 치근단에 접근할 수 있는 경우가 있기 때문이다. 득과 실을 잘 살펴서 치료방법을 결정해야 할 것이다.

51 외과적 정출술로 잔존 치근을 살린 증례

고령 환자들 중 기존의 치과치료를 받은 적이 없는 환자는 거의 없을 것이다. 반복적인 보철치료로 인해 남아 있는 치질은 매우 부족하여 술자 입장에서는 재수복 치료가 어려운데 환자 입장에서는 치아가 빠진(부러진) 것 외에 불편한 점은 없으므로 다시 보철치료를 요구하는 경우에 술자로서는 매우 난감한 것이 사실이다. 실재 잔존치근이 건전하다면 환자의 요구와 자연치아를 유지하는 중간 지점에서 타협하는 것이 환자와 술자를 위해 이득이 될 것으로 생각된다(증 51-1~51-6).

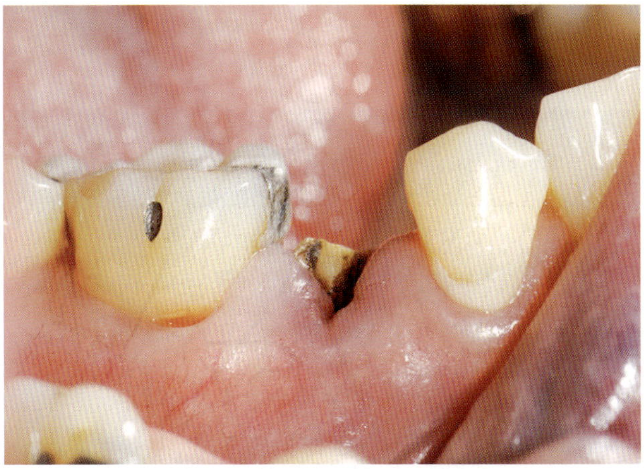

증 51-1. 60대 중반 환자로 #45의 잔존 치근을 주소로 내원하였다. 기존 보철 수복물이 부러지면서 치은연하로 내려간 상태이다. 발치 후 임플란트 치료를 권하였으나 환자는 자연치아 유지에 대해 매우 강력히 주장하였으며 실패도 감수하겠으니 자연치아 치료를 원하였다.

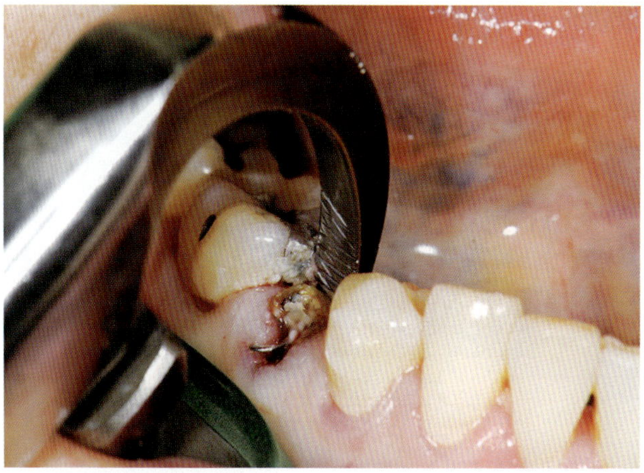

증 51-2. 치관 연장술을 하기에는 주변 치아에 미치는 영향이 매우 크기 때문에 외과적 정출술을 계획하였으며 치아를 파절시키지 않고 조심스럽게 발치하고 있는 모습이다.

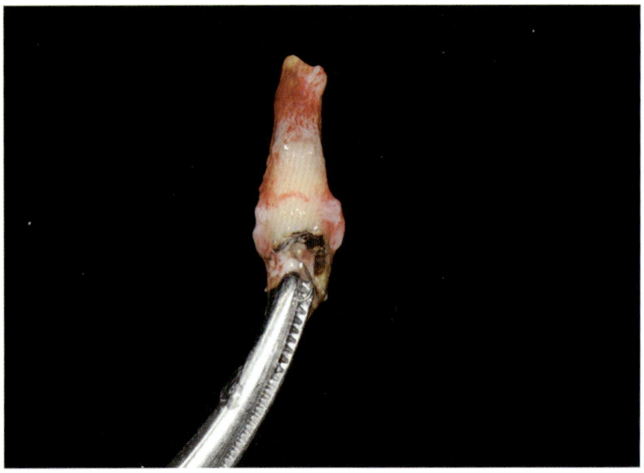

증 50-3. 발치된 치아의 모습. 치근 상태 특히 치주 인대의 상태는 양호하다.

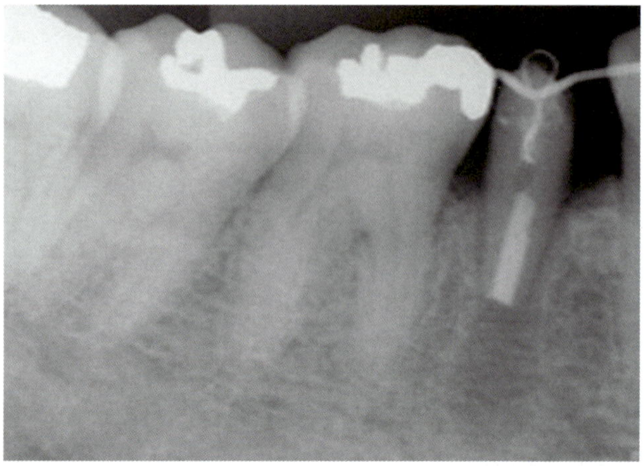

증 51-4. 외과적으로 정출시킨 후 인접치에 resin wire로 고정하였다.

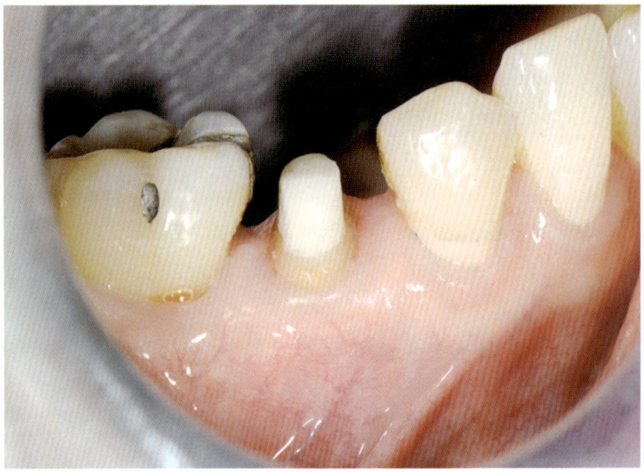

증 51-5. 술후 2개월 경과 모습. 동요도 및 임상증상은 없다. 보철 수복을 위해 post & core를 시행하였다.

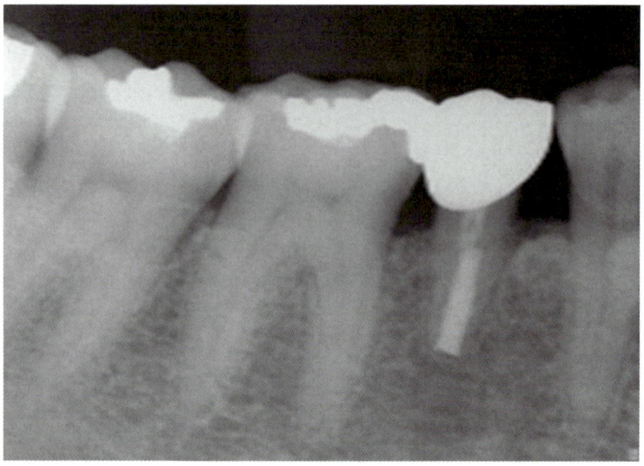

증 51-6. 술후 1년 경과 방사선사진. 치근이 짧아지긴 했지만 치관-치근 비율은 1:1 이상으로 많이 부족하지 않다. 환자가 조심해서 사용하고 있으며 예후는 양호할 것으로 사료된다. 치관 파절은 소구치에서도 많이 일어나는데 이 경우 치은연하로 연장되어 있다면 외과적 정출술은 좋은 대안이 될 수 있을 것으로 사료된다.

52 천공된 post를 치료한 증례

정확한 이유는 알 수 없으나 최근 들어 post의 사용빈도가 점점 더 증가하는 경향이 관찰된다. 심지어 전치부의 경우는 잔존 치근을 제외하고 post가 필요 없음에도 불구하고 치료되어 있는 것을 볼 수 있는데 post는 한번 접착하면 제거가 매우 어렵다는 점을 알아야 한다. 또한 근관의 해부학적 구조를 정확하게 이해하지 못하고 post를 위한 공간을 형성하는 경우 의도하지 않게 천공을 일으킬 수 있으므로 주의하도록 한다(증 52-1~52-4).

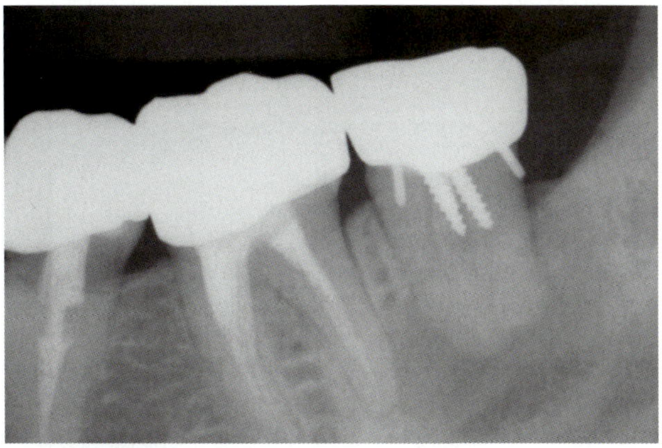

증 52-1. #37의 보철 수복 치료 후 지속되는 통증을 주소로 내원한 환자의 치근단 방사선사진. 본인은 근관치료를 받은 것으로 기억하고 있으나 확인되지 않는다. 다수의 post가 발견되며 특히 원심의 post는 천공된 것으로 확인되었다.

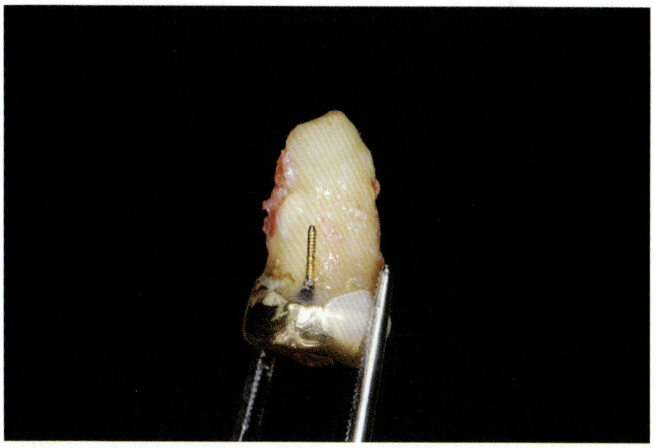

증 52-2. 발치한 치아의 원심면 모습. 기성 post가 천공된 것이 관찰된다.

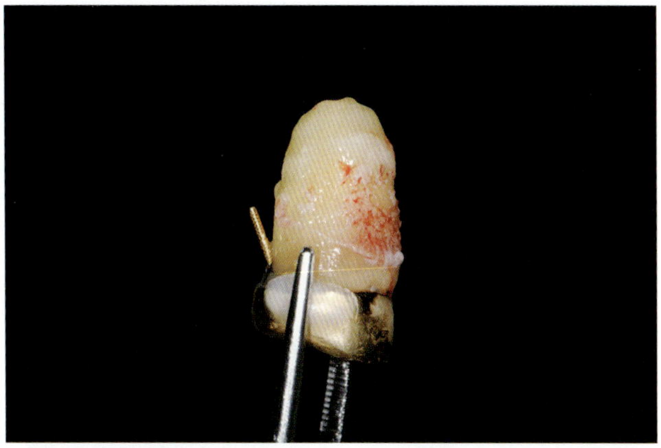

증 52-3. 협측에서 본 모습. 천공된 post가 뚜렷이 관찰된다. 구강 외에서 해당 부위를 잘라 낸 후 레진으로 충전하였다. 천공 부위가 타액 등에 의해 오염되는 부위에 있으므로 MTA를 사용하면 향후 씻겨 나갈 우려가 있으므로 재료 선택 시 주의해야 한다.

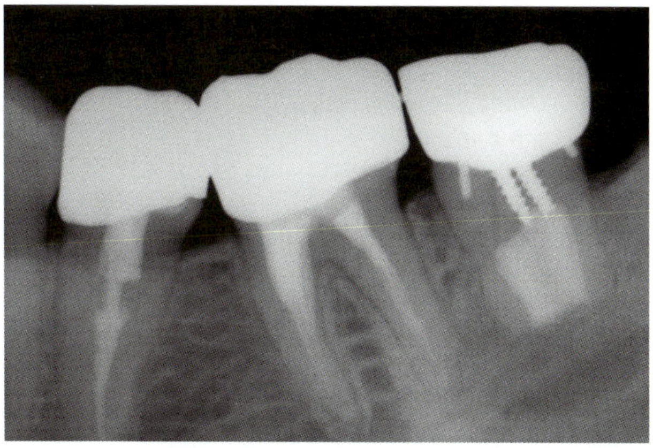

증 52-4. 술후 6개월 경과 방사선사진. 치근단 역충전은 구강 외에서 MTA로 시행하였다. 저작 시 불편감은 사라졌으며 치조백선(lamina dura)의 뚜렷한 재생이 관찰된다. 예후는 양호할 것으로 사료된다.

53 부러진 파일을 의도적 재식술로 치료한 증례

전동 파일이 도입된 이후 근관치료의 효율성이 매우 향상된 것이 사실이다. 그러나 전동 파일의 경우 회전력에 의한 치질 삭제가 그 원리이므로 파절(separation)은 피할 수 없는 합병증 중의 하나이다. 파절을 최소화하는 방법으로는 (1) 순서대로 기구를 사용하고 (2) 근관 입구(coronal orifice)를 충분히 확대하고 (3) 제조사의 지시대로 사용하는 방법 등이 있다. 특히 국내 여건상 고가의 파일을 제조사의 지시대로 사용하는 것은 어려운 점이 있으나 파절이 미치는 영향을 생각했을 때 신중한 술자의 판단이 필요하다. 또 하나 강조하고 싶은 점은 하나의 치아지만 4근관 대구치를 근관치료 했다면 그 파일은 4개의 치아를 치료한 것으로 여겨야 한다는 점이다(증 53-1~53-4).

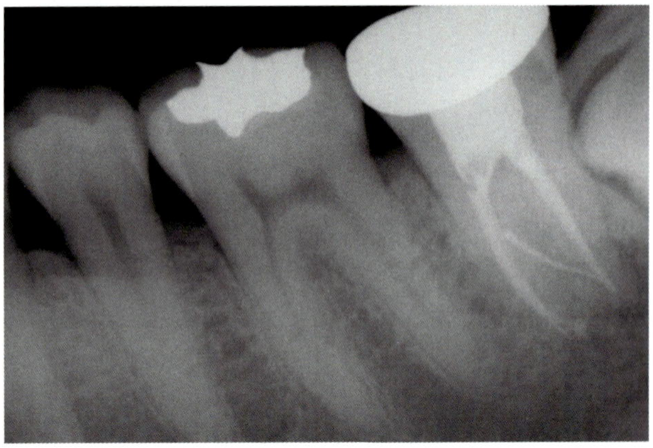

증 53-1. #37의 저작 시 통증을 주소로 내원한 환자의 치근단 방사선사진. 치근단 질환이 관찰되며 특히 근관 만곡 부위에 부러진 파일이 관찰된다. Bypass는 불가능하여 의도적 재식술 계획하였다.

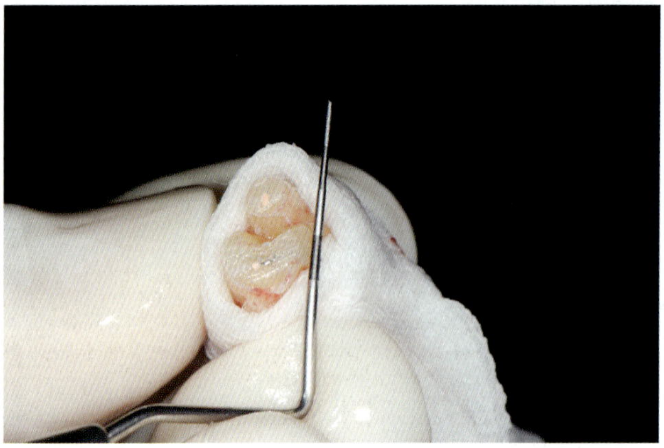

증 53-2. 발치 및 치근단 절제 후 치아 단면의 모습. 근관 내에 부러진 파일이 관찰된다.

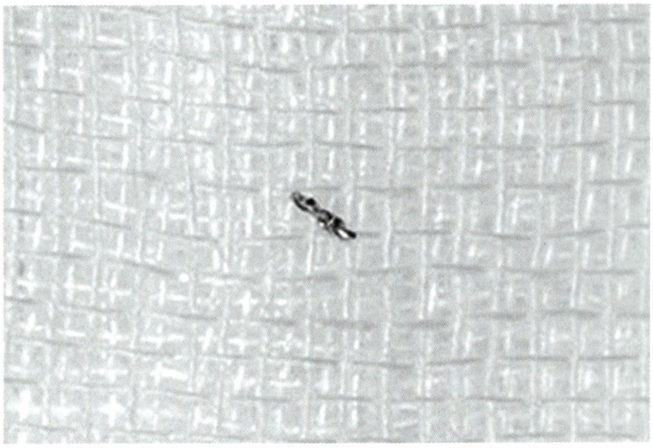

증 53-3. 제거된 파일의 모습. 의도적 재식술은 치아 내부에 접근할 수 있는 가장 유용한 방법이다.

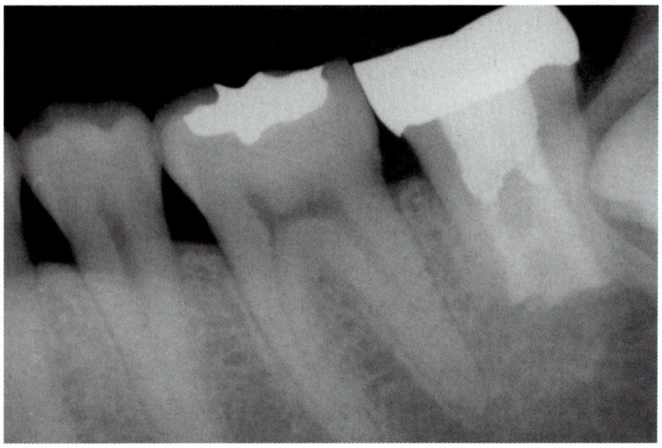

증 53-4. 술후 1년 경과 방사선사진. 환자는 불편감 없이 잘 사용하고 있으며 치근단 질환도 현저히 감소하였다.

54 부러진 파일을 치료하기 위해 골삭제를 동반하여 의도적 재식술을 시행한 증례

파절된 파일이 모두 문제가 되는 것은 아니지만 지속해서 문제를 일으킬 때 술자는 매우 난감하게 된다. 파일이 부러진 경우 처음부터 수술을 계획하기보다는 우선 나머지 근관치료를 마무리한 다음 경과관찰을 하는 것이 바람직하다. 다시 강조하면 모든 부러진 파일이 문제가 되는 것은 아니다. 만약 지속해서 증상이 있고 우회(bypass)가 되지 않는다면 수술적인 방법으로 제거하는 것을 고려해야 한다(증 54-1~54-7).

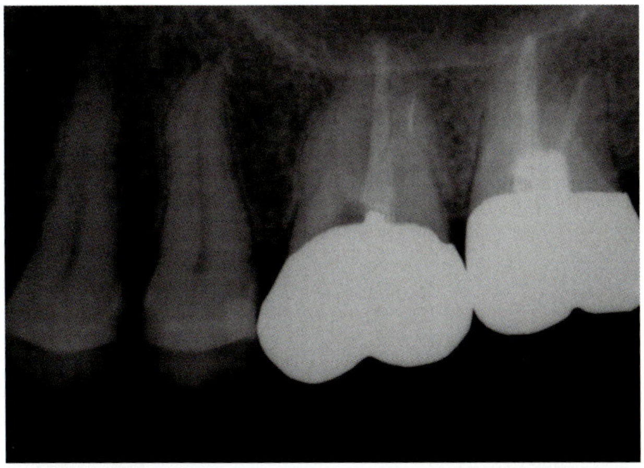

증 54-1. #26 원심 협측 근관에 부러진 파일을 주소로 내원한 환자의 치근단 방사선사진. 저작 시 지속적인 통증을 호소하였으며 bypass는 실패하였다. 환자는 발치를 원하였지만 해당 문제의 해결을 위해 의도적 재식술을 시도하기로 하였다.

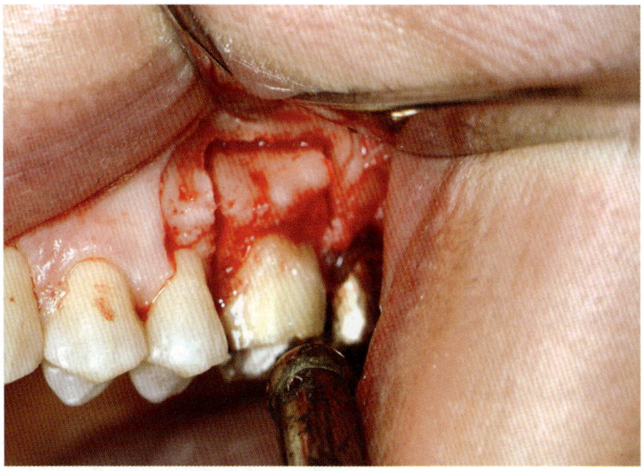

증 54-2. 제1대구치의 경우 치근이 벌어져 있어 쉽게 발치가 되지 않는 경우가 많다. 본 증례에서는 완전한 발치를 위해 부분 골삭제(partial osteotomy)를 시행하였다.

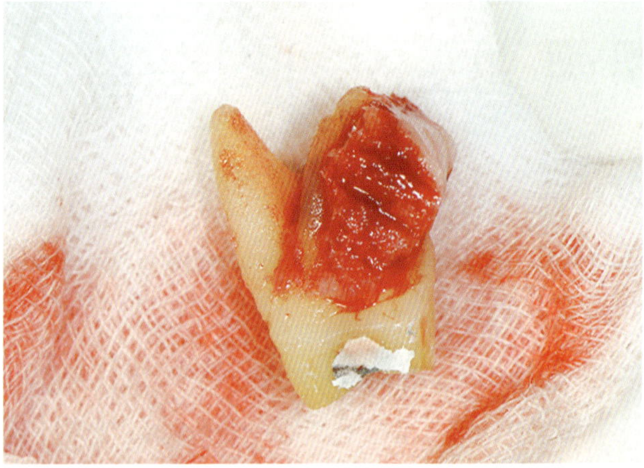

증 54-3. 협측 피질골(cortical bone)과 함께 발치된 치아의 모습. 치근의 손상은 관찰되지 않는다.

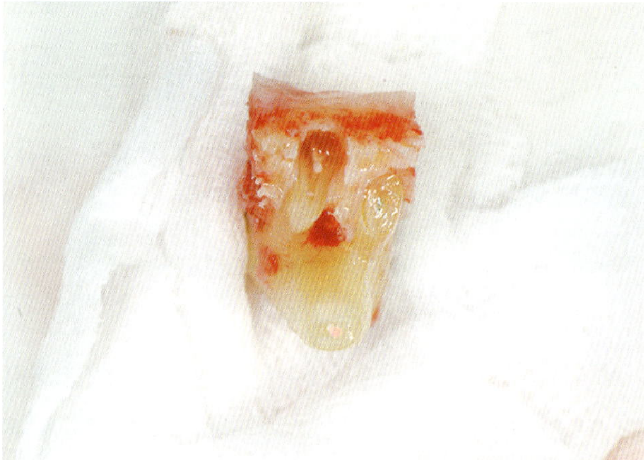

증 54-4. 치근단면을 절제한 모습. 원심 협측 근관의 부러진 파일이 관찰된다.

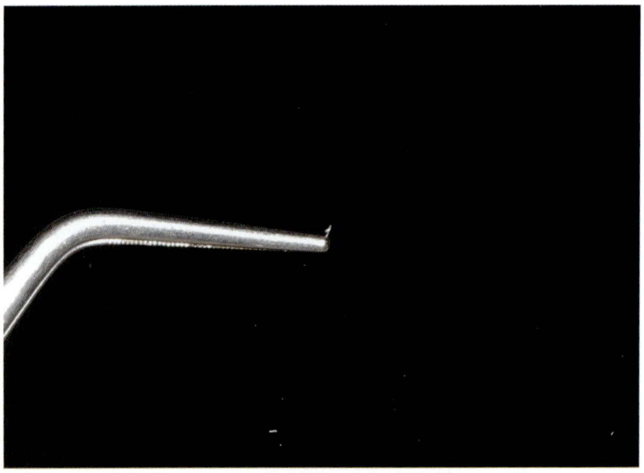

증 54-5. 제거된 파일.

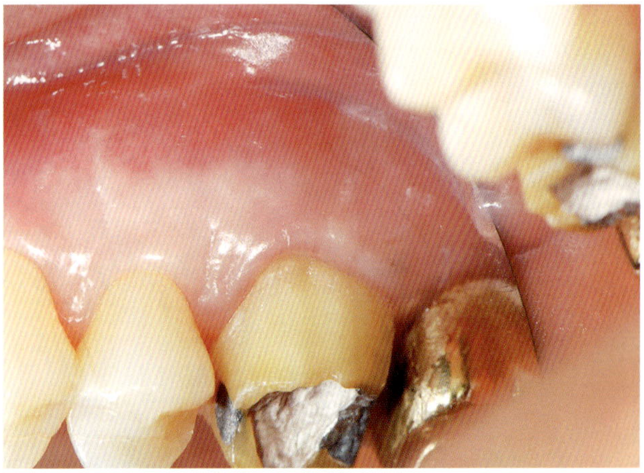

증 54-6. 재식립 후 3개월 경과 임상사진. 연조직의 양호한 치유가 관찰되며 치주낭 및 치근흡수, 치아 동요도는 관찰되지 않았다. 저작 테스트에서 통증을 호소하지 않아 보철치료를 시작하였다.

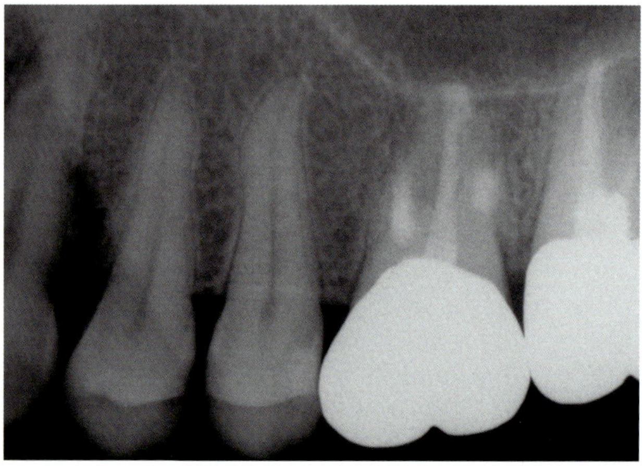

증 54-7. 술후 1년 경과 방사선사진. 주조금관으로 수복하였으며 불편감 없이 잘 사용하고 있다.

55 치근 중간에 발생한 천공의 치료

내흡수나 외흡수에 의해서도 천공은 발생되지만 근관의 해부학적 구조 및 방향을 잘못 이해한 상태에서 무리한 근관치료를 시행할 경우 의원성 천공(iatrogenic perforation)을 일으킬 수 있다. 만약 천공이 발생한 경우 근관 입구를 통해 MTA 등으로 천공 치료를 할 수 있으나 깊이가 깊고 천공의 범위가 커서 건조한 환경이 유지되지 않는 경우에는 외과적인 방법으로 천공을 치료할 수 있다(증 55-1~55-5).

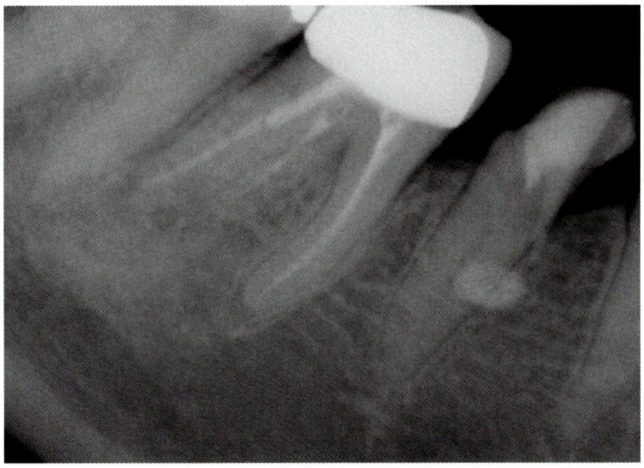

증 55-1. #45 근관천공이 발생한 치근단 방사선사진. 치아 장축을 정확하게 파악하지 못하고 무리하게 진행하여 발생된 의원성(iatrogenic) 천공이다. 해당 치과의사는 천공을 해결하기 위해 여러 가지 물질로 충전을 시도하였으며 그로 인해 원형으로 보이는 물질이 치아 외부로 빠져나가 굳어버린 상태이다.

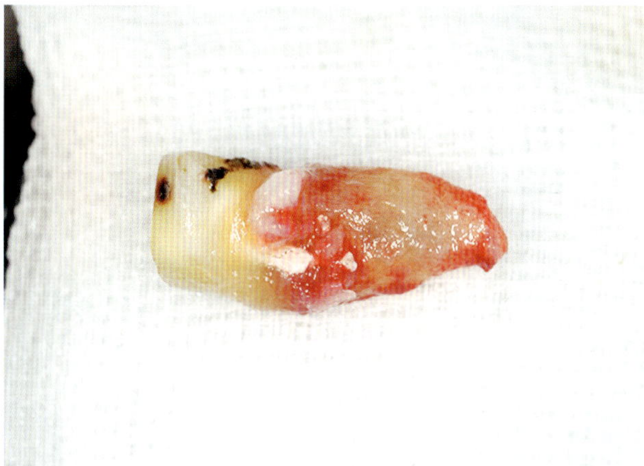

증 55-2. 발치된 치아의 모습. 중간 부위에 발생한 천공이 관찰된다.

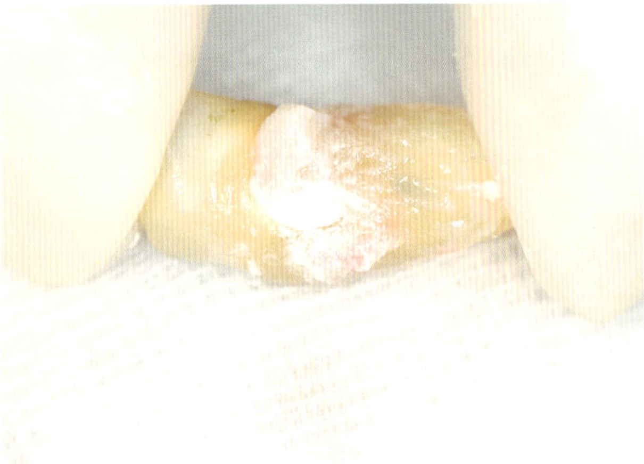

증 55-3. 천공 부위는 MTA로 치료하였으며 치근단 역충전도 동시에 시행하였다.

증 55-4. 치근 주위로 빠져나간 충전 물질. 정확히 어떤 재료인지는 파악되지 않았다.

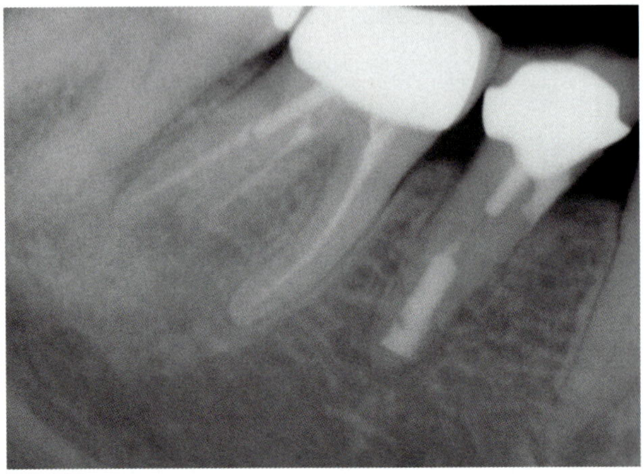

증 55-5. 술후 2년 경과 방사선사진. 해당 치아의 임상증상은 없으며 특히 천공 부위는 잘 유지되고 있었다. 명확한 치조골 소실은 관찰되지 않는다.

56 치근단 수술에 실패하여 내원한 증례

치근단 수술에 대해 많은 임상의들이 오해하는 것 중 하나는 '뿌리 끝을 잘라 버리기만 하면 된다'는 생각이다. 실제로 구치부의 경우 치근단 절제만을 시행하는 것도 매우 까다로우며 특히 치근단 수술 시 치근단 절제만 하고 치근단 역충전을 하지 않는 것은 매우 위험한 생각이며 이는 심각한 의료 사고 및 분쟁으로 이어질 수 있다. 치근단 수술을 계획하였다면 반드시 완벽한 치근단 역충전까지 시행해야 함을 잊어서는 안 된다. 아울러 적절한 치료 기구 및 재료(미세 현미경, 초음파 기구, MTA 등)를 완벽히 갖추어야 함은 물론이다(증 56-1~56-3).

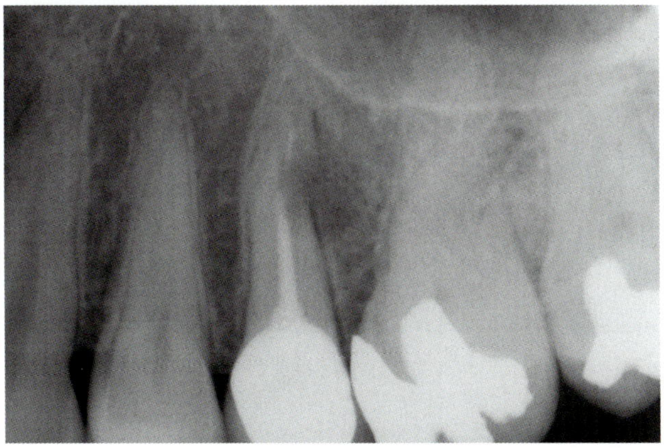

증 56-1. #25 치근단 수술을 하던 중 실패하여 응급실로 내원한 환자. 치근단 수술은 시야 확보가 어려운 매우 고난이도의 치과 소수술이다. 특히 구치부의 경우 접근 및 시야 확보가 어려운데 본 증례에서 보는 것처럼 자르지도(apicoectomy) 못하고 실패하였다.

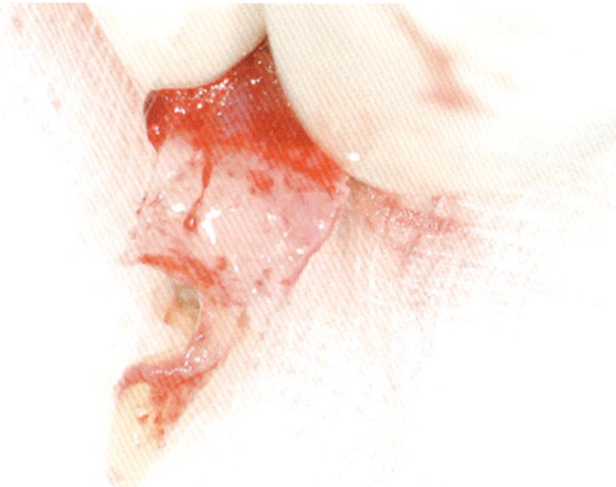

증 56-2. 발치한 치아의 모습. 불완전하게 잘린 치근이 관찰된다.

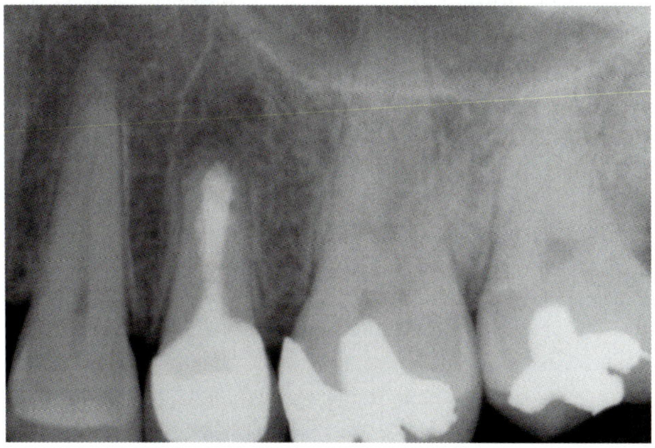

증 56-3. 치근단 역충전 후 재식립 2년 경과 모습. 치조 백선이 뚜렷하여 치근흡수는 일어나지 않은 것으로 보인다. 치근단 부위의 현저한 치조골 재생이 관찰된다.

57 하악 제2대구치 원심 치근 우식의 치료

근관치료를 함에 있어 우선 조건은 '완벽한 방습이 가능한가?'이다. 누출을 확실하게 제어할 수 없다면 근관치료의 의미가 없으며 따라서 좋은 치료효과를 기대하기 어렵다. 누출이 예상된다면 어떻게 완벽하게 통제할 것인지 대비를 해야 하고 만약 그것이 어렵다면 발치를 포함한 대안을 강구하는 것이 바람직하다(증 57-1~57-4).

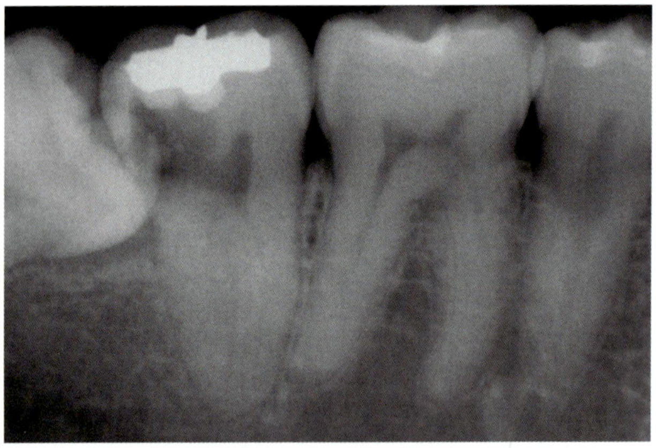

증 57-1. #47의 극심한 통증을 주소로 내원한 환자의 치근단 방사선사진. #48에 의한 원심측 치근 우식이 발생되었고 치수염으로 진행되었다. 이런 경우 치근 우식으로 인해 적절한 근관치료를 하는 것은 매우 어려우며 또한 변연(margin) 확보를 위해 치관 연장술 등을 시행해야 하는데 이 역시 매우 고통스러운 과정이다.

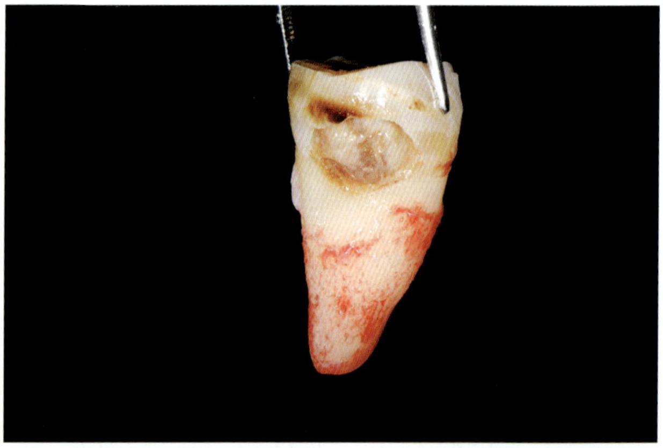

증 57-2. 발치한 치아의 모습. #47을 먼저 발치하게 되면 후방의 #48은 매우 용이하게 발치할 수 있다.

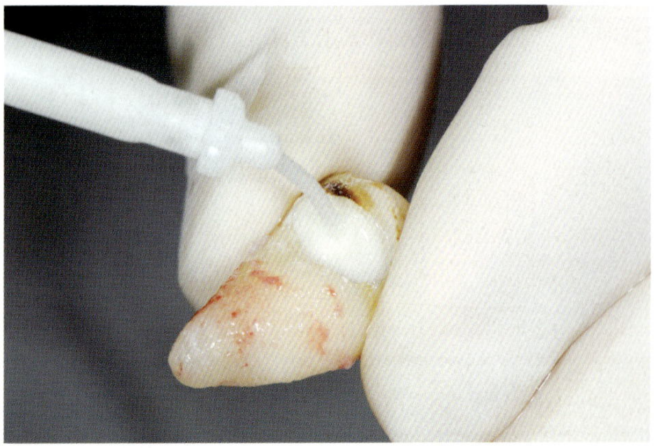

증 57-3. 구강 외에서 우식 부위를 제거하고 자가중합형 레진으로 우식 부위를 치료하였다. 치근단 치료도 동시에 진행하였다.

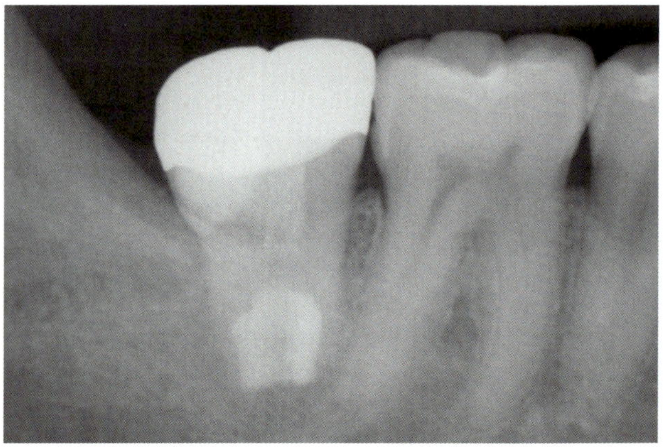

증 57-4. 술후 1년 경과 모습. 이상 소견은 관찰되지 않는다.

58 임플란트와 인접한 치근 우식의 치료

임플란트는 자연치아를 대체할 수 있는 매우 좋은 치료이나 그 구조상 음식물이 끼기 쉽고 또 환자들의 대부분이 치아를 관리하기 어려운 고령 환자들이 많아 임플란트 주변 치아의 치근면 우식은 드물지 않게 발생한다. 이런 우식에 직접 접근하는 것은 매우 어려우며 임플란트 보철을 제거하더라도 치료가 어려운 경우가 많다. 임플란트 진료 시에는 임플란트의 구조와 한계에 대해서 분명히 설명하고 철저한 구강위생을 지키도록 지도하고 관리하는 것이 매우 중요하다(증 58-1~58-4).

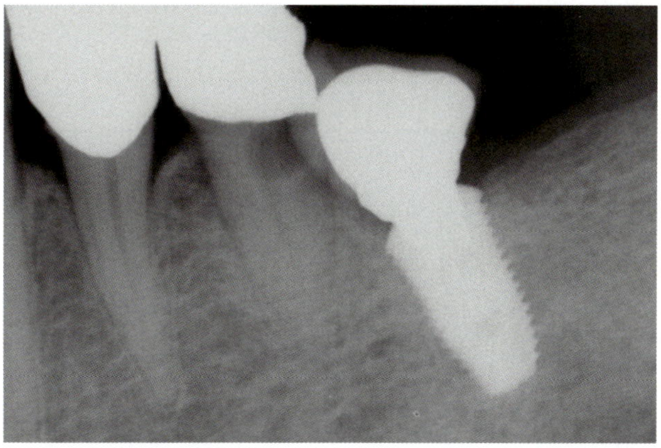

증 58-1. #35 원심면에 발생한 치근 우식으로 내원한 80대 환자의 치근단 방사선사진. 가능한 치아를 살리기를 원하였다. 치근 우식이 임플란트와 인접하여 발생되었으며 치관 연장술이 꼭 필요한 상황이지만 임플란트와의 근접으로 인해 불가능하다.

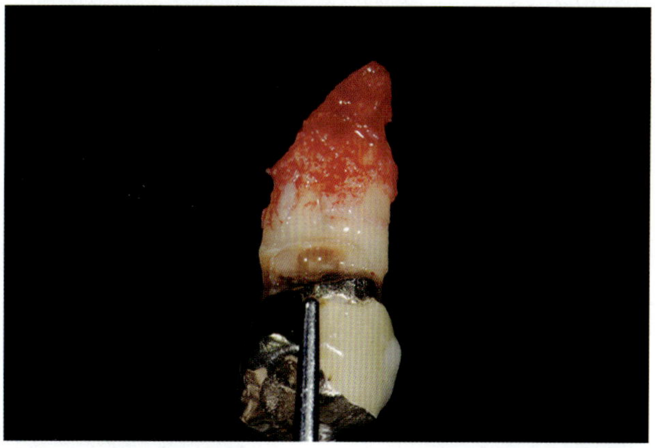

증 58-2. 확인 및 치료를 위해 발치한 치아의 모습. 보철물 하방으로 광범위한 치근 우식이 관찰된다.

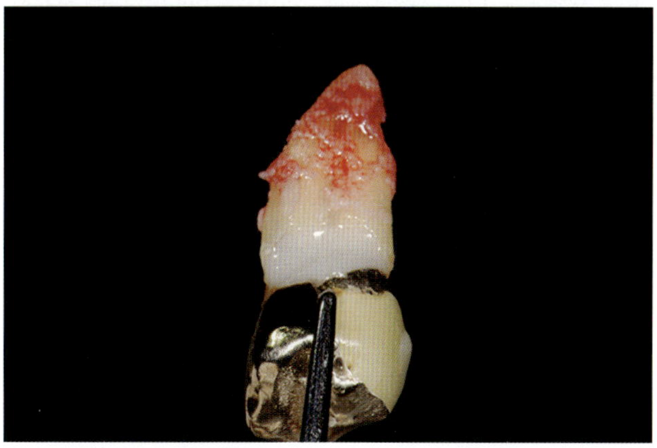

증 58-3. 구강 외에서 광중합 복합 레진으로 치료하였다.

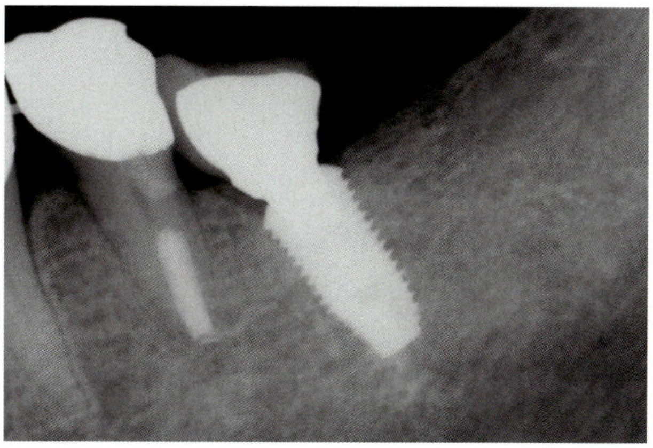

증 58-4. 재식 6개월 경과 방사선사진. 치아 동요도는 없으며 안정적으로 잘 유지되고 있다.

59 오진으로 의료분쟁이 발생한 증례

치료의 결과가 완벽하지 못하거나 또는 실수를 하는 것은 어떤 임상의라도 한 번씩 경험하였을 것이며 그것은 자연스러운 일로 볼 수도 있다. 그러나 원인치아를 잘못 진단하여 엉뚱한 치아를 치료하여 발생되는 문제는 그 어떤 변명으로도 해결할 수 없다. 특히 치아는 우리 몸에서 유일하게 재생이 되지 않는 특이한 조직으로 술자에 의해 변형되거나 제거된 치아는 절대 되돌릴 수 없다(증 59-1, 59-2).

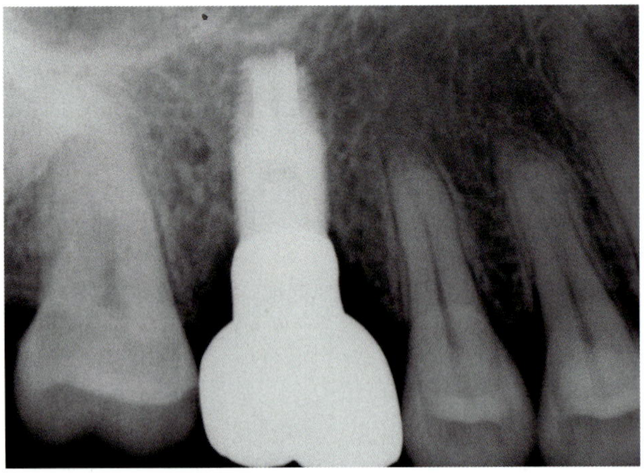

증 59-1. #16의 저작 시 통증으로 계속 근관치료 하였으나 통증이 사라지지 않아 해당 치아를 발치하고 임플란트를 시술하였다. 이후에도 통증의 변화가 없어 원인을 찾기 위해 내원하였다.

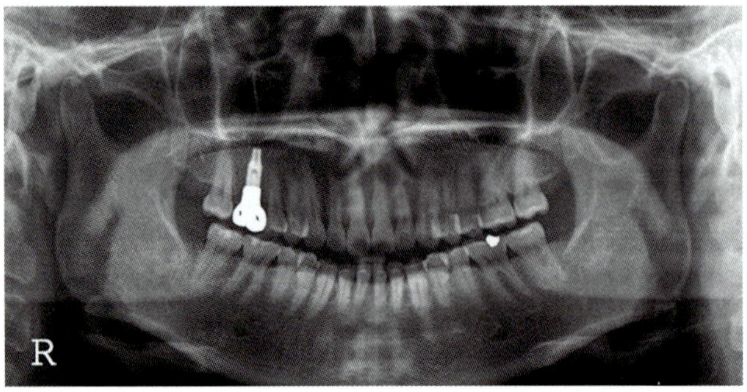

증 59-2. 임상검사 결과 #47에서 통증이 발생하였으며 문진 결과 #47에 광중합 복합레진 치료를 받았다고 한다. 따라서 처음부터 원인은 #16이 아니라 #47이었으며 환자는 이에 대해 격분하였다.

60 치근 중앙에 발생한 천공(Strip perforation)의 치료

과도한 근관의 확대가 근관치료의 성공과 무관함에도 불구하고 증상이 지속되는 경우에 근관 확대를 무리하게 시도하는 경우가 있다. 이런 경우 치근단부로 조직 잔사가 빠져나가게 되어 의도와는 달리 오히려 증상이 더 심해질 수 있으며 더 심각한 것은 치근의 얇은 부위에 천공이 발생하여 또 다른 문제를 야기시킬 수 있다. 근관 확대 시에 이런 점을 염두에 두고 조심스럽게 접근하는 것이 불필요한 합병증을 예방할 수 있는 방법이다(증 60-1~60-3).

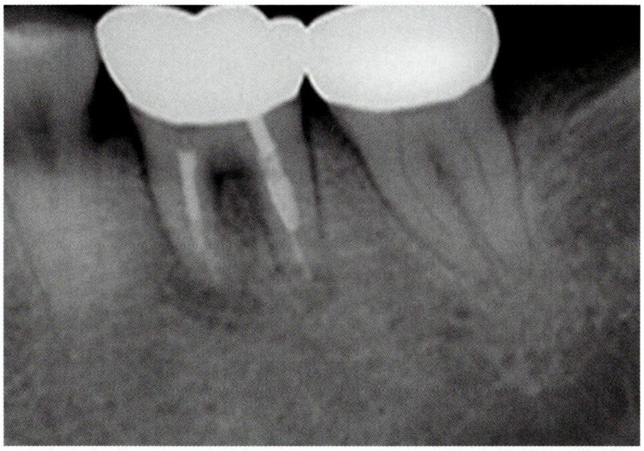

증 60-1. #36의 누공 및 근관치료 실패를 주소로 내원하였다. 이미 수차례에 걸쳐 재근관치료를 받았으며 환자는 매우 지쳐 있는 상태였다. 단순히 근관만의 문제는 아닌 것으로 파악하고 의도적 재식술을 계획하였다.

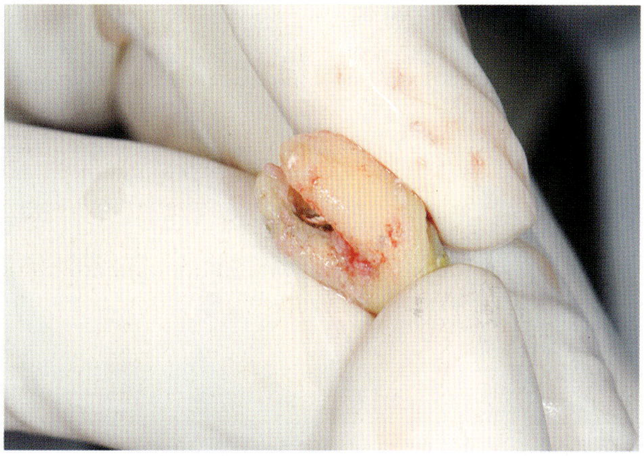

증 60-2. 발치된 치아의 모습. 근심 근관의 원심면에 천공이 관찰된다. 이런 천공의 경우 방사선사진으로 발견하는 것이 불가능할 뿐만 아니라 치주탐침으로도 찾기가 거의 불가능하다. 따라서 오랫동안 치료하여도 효과가 없는 경우라면 빨리 외과적 방법으로의 전환을 고려할 필요가 있다.

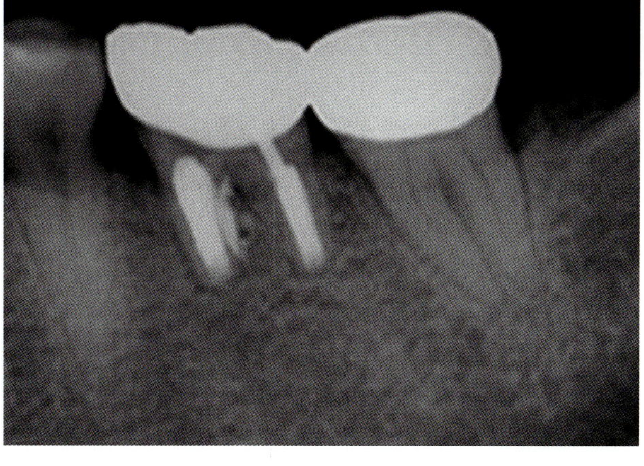

증 60-3. MTA로 천공부위를 치료하고 재식립한 지 1년 경과 모습. 누공 및 불편감은 사라졌으며 치근 주변에 뚜렷한 골재생이 관찰된다.

61 근관 외부로 빠져나간 물질을 제거한 증례

근관치료 자체는 치근 내부의 근관을 깨끗하게 소독하고 확대하는 치료로서 근관 외부에 발생한 일은 근관치료로 해결할 수 없다. 따라서 근관치료 중에는 근관 내부의 물질이나 첩약 등이 근관 외부로 빠져나가지 않도록 주의를 기울여야 한다(61-1~61-3).

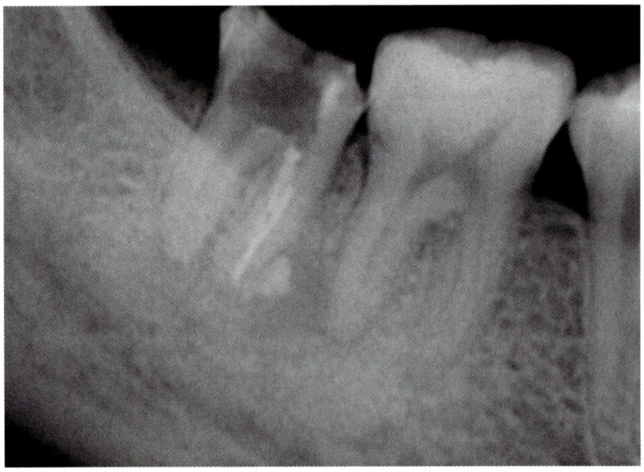

증 61-1. 참을 수 없는 통증을 호소하면서 내원한 20대 환자의 치근단 방사선사진. 수개월에 걸쳐 근관치료를 하고 있으나 전혀 개선되지 않았으며 근관 외부로 빠져나간 물질이 관찰된다.

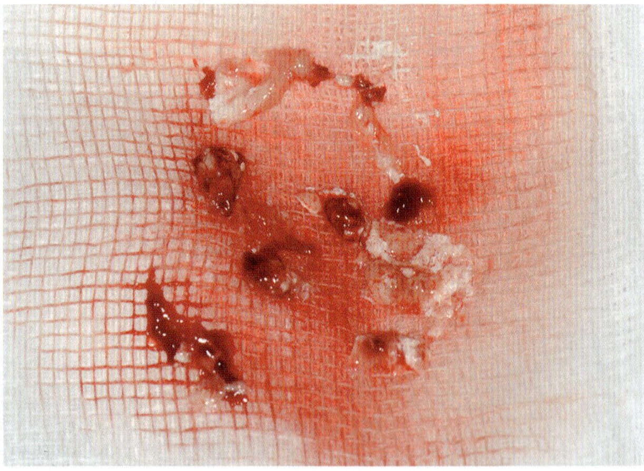

증 61-2. 수술을 통해 제거한 치근단 질환과 첩약(medication) 물질. 치아 외부에 이런 물질들이 존재한다면 근관치료를 열심히 하더라도 증상이 호전되기는 어렵다.

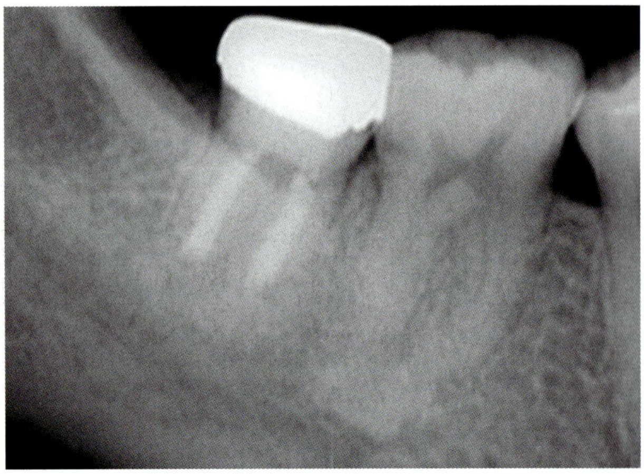

증 61-3. 술후 3년 경과 모습. 통증 및 치근단 병변은 사라졌으며 환자는 수술 결과에 매우 만족해하고 있다.

62 근관 과충전을 해결한 증례

근관충전 전에는 근관 환대한 부위 및 근관장이 정확한지(너무 짧거나 길지는 않은지) 다시 한 번 확인해야 한다. 한번 근관 밖으로 빠져나간 근관충전제 등을 다시 제거하는 것은 매우 어렵기 때문에 통제가 가능한 근관 내부에만 유지되도록 주의를 기울여야 한다(증62-1~62-4).

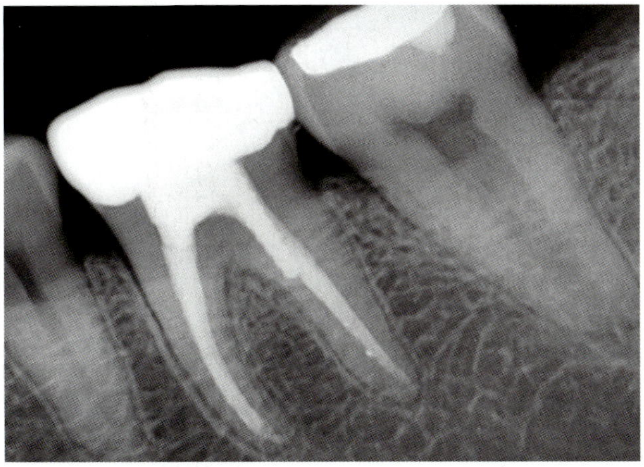

증 62-1. 술전 치근단 방사선사진. #37 crack으로 인해 타 치과의원에서 근관치료를 시행하였다.

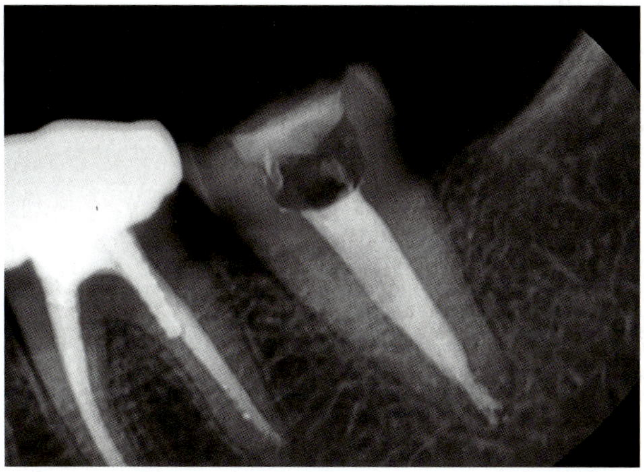

증 62-2. 수차례에 걸쳐 근관치료 하였으나 호전되지 않아 외과적 근관치료를 위해 의뢰되었다.

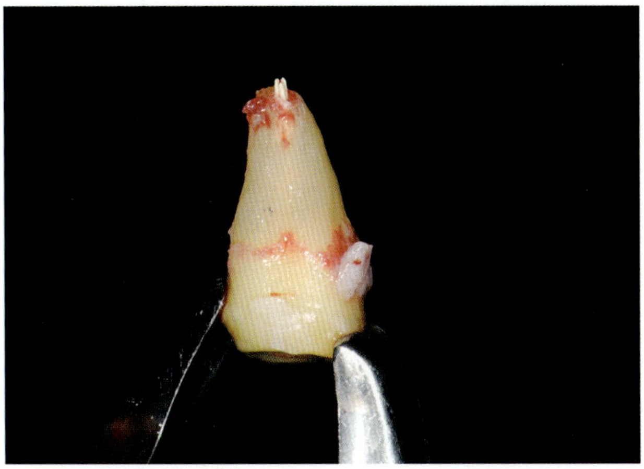

증 62-3. 발치된 치아의 모습. 근관 외부로 빠져나간 충전 물질이 관찰된다. 비외과적인 방법으로 제거하는 것은 거의 불가능하다.

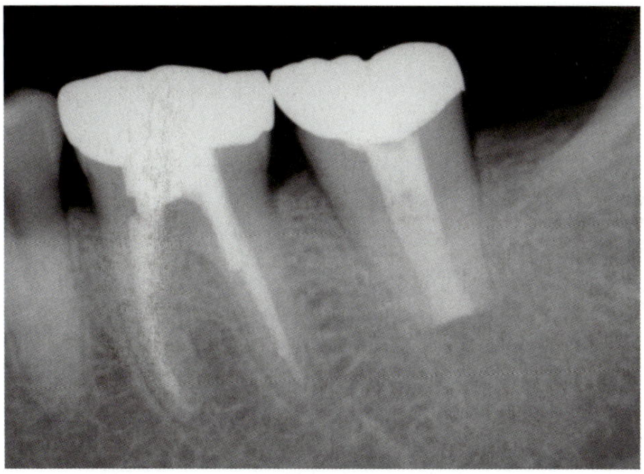

증 62-4. 치근단 역충전 후 재식립을 시행하였으며 1년 경과 후 치아는 안정적이며 통증을 호소하지 않고 있다.

63 교정치료 도중 치근에 천공을 일으킨 증례

교정용 스크류는 어렵지 않게 고정원을 얻을 수 있어 현대 교정치료에 큰 도움이 되는 장치 중 하나이다. 그러나 치아의 해부학적 구조를 고려하지 않은 치료는 치근에 손상을 일으킬 수 있으므로 매우 주의해야 하고 만일 필요하다면 전문의의 도움을 받아야 한다(증 63-1~63-4).

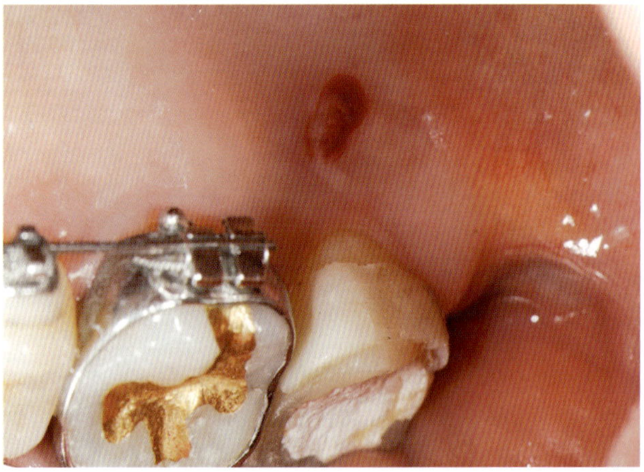

증 63-1. #17 구개측의 누공을 주소로 내원하였다. 교정치료 중 screw를 식립하여 치료하던 도중에 발생되어 의뢰되었다.

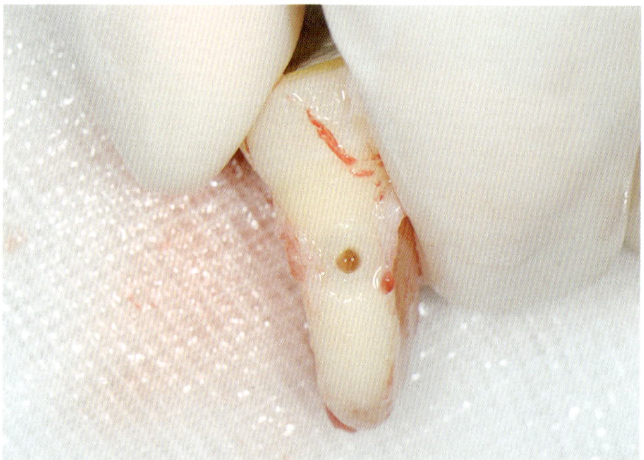

증 63-2. 발치한 치아의 모습. 치근 정중앙에 천공이 발생되었다.

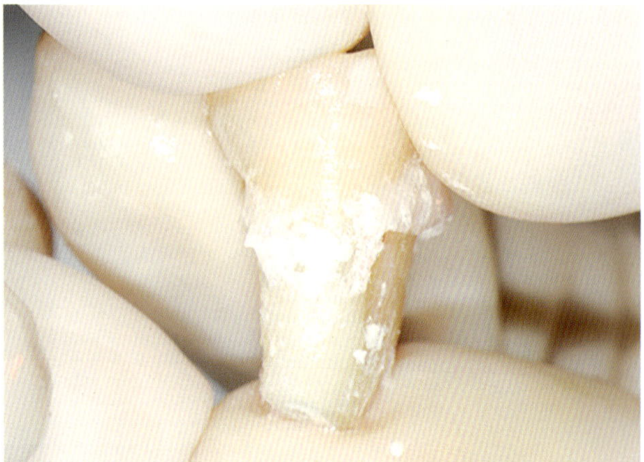

증 63-3. MTA를 이용하여 천공 부위를 치료하였다.

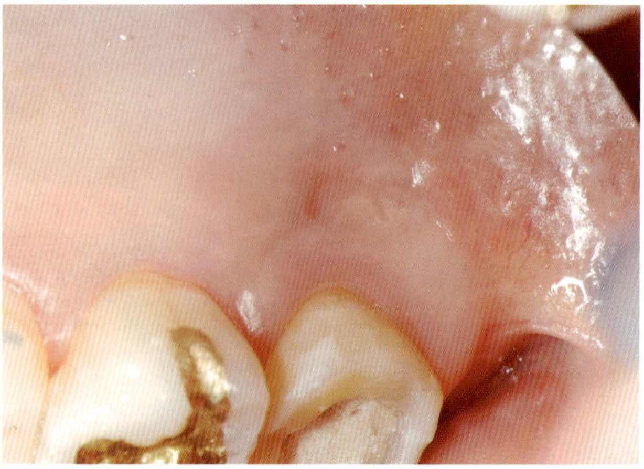

증 63-4. 해당 부위의 천공은 사라졌으며 치주낭 깊이는 정상이다. 치주 질환만 발생되지 않는다면 예후는 양호할 것으로 보인다.

찾아보기

저자약력

김영균

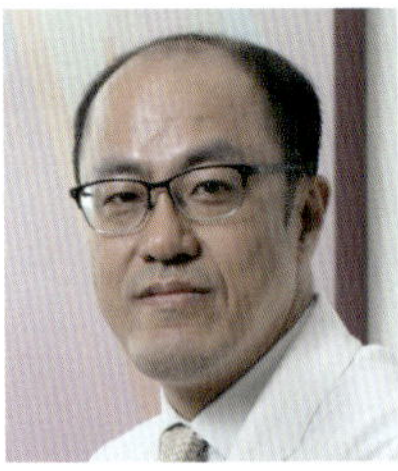

- 1980~1986 서울대학교 치과대학 졸업
- 1986~1989 서울대학병원 치과진료부 구강악안면외과 전공의
- 1987~1994 서울대학교 대학원 치의학 석사 및 박사
- 1992~1997 조선대학교 치과대학 전임강사 및 조교수
- 1998~2003 대진의료재단 분당제생병원 치과 구강악안면외과장
- 2003~2012 분당서울대학교병원 치과 과장겸 부교수
- 2009~2014 서울대학교 치의학대학원 치의학과 부교수
- 2011~2014 사단법인 대한턱관절협회 회장
- (현) 서울대학교 치의학대학원 치의학과 교수, 분당서울대학교병원 치과 구강악안면외과 교수
  Editor-in Chief, Journal of Korean Association of Oral and Maxillofacial Surgery
  대한민국의학한림원 정회원, 제7분회-치의학
  보건복지부 신의료기술평가위원회 분야별 전문평가위원회 위원

이양진

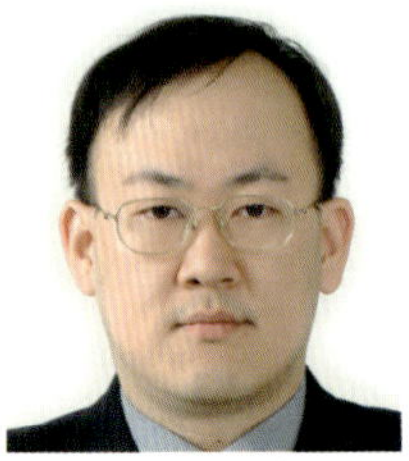

- 1986~1992 서울대학교 치과대학 졸업
- 1992~1995 서울대학병원 치과진료부 치과보철과 전공의
- 1993~1995 서울대학교 대학원 치과보철학 석사
- 1998~2002 서울대학교 대학원 치과보철학 박사
- 1995~1998 해병대 1사단, 해군 2함대 군의관 복무
- 1998~2007 강릉대학교 치과대학 전임강사, 조교수, 부교수
- 2007~2012 분당서울대학교병원 치과 부교수
- (현) 분당서울대학교병원 치과 교수
  서울대학교 치의학대학원 치의학과 교수

윤필영

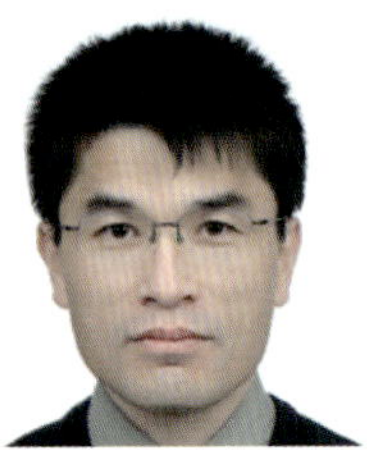

- 1989~1995 서울대학교 치과대학 졸업
- 1996~1998 서울대학교대학원 치의학과 석사과정 졸업
- 2002~2005 서울대학교대학원 치의학과 박사과정 졸업
- 1995~1996 인턴과정 수료 서울대학교병원 치과진료부
- 1996~1999 레지던트과정 수료 서울대학교병원 구강악안면외과
- 2002~2003 서울대학교병원 구강악안면외과 임상강사
- 2003~2005 분당서울대학교병원 치과 임상강사
- 2005 분당서울대학교병원 치과 촉탁조교수
- 2005~2011 분당서울대학교병원 치과 임상조교수
- (현) 분당서울대학교병원 치과 임상부교수
  분당서울대학교병원 치과 과장

최용훈

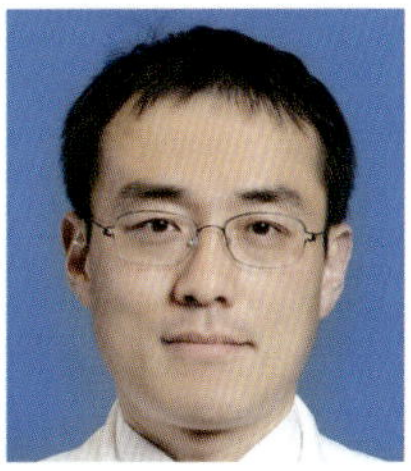

- 1995~2002 경북대학교 치과대학 졸업
- 2001~2004 경북대학교 치과대학 치과병원 보존과 전공의
- 2002~2004 서울대학교 대학원 치과보존학 석사
- 2010~2012 서울대학교 대학원 치과보존학 박사
- 2008~현재 분당서울대학교 병원 치과 보존과 조교수
- (현) 자연치아 아끼기 운동 이사
  대한스포츠치의학회 편집이사
  분당서울대학교병원 치과 실무담당교수

김수관

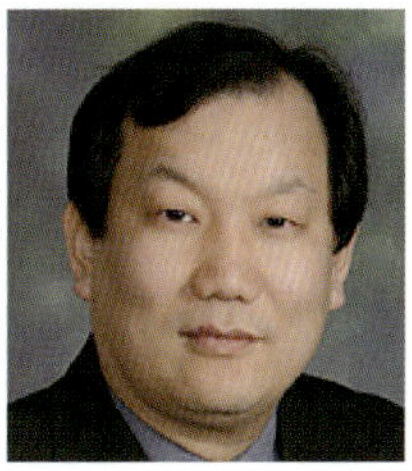

- 1983~1989 조선대학교 치과대학 졸업
- 2009~2013 조선대학교 치과대학장 및 치의학전문대학원장
- 2008~2009 미국 텍사스대학(UTSA) 방문교수
- 2010~2014 조선대학교 구강생물학연구소장 및 조선대학교 구강생물학연구소지 편집장
- 2012~2014 대한레이저치의학회 제9대 회장
- 2014~2015 대한국제임플란트학회(ICOI Korea) 제7대 회장
- 2004~현재 세계3대 인명사전(마르퀴즈 후즈 후, 미국인명연구소, 영국 국제인명센터) 등재
- 2011~2016 치과용정밀장비 및 부품기술혁신센터장
- 2014~2017 사단법인 대한턱관절협회 제6대 회장
- 2014~2017 치협 제29대 수련고시이사 및 치과의사 전문의 자격시험 수련고시위원장
- 2014~현재 세계악안면수술학회지(IJUPS) 편집장
- 2014~현재 사단법인 자평 이사장

Complication Q & A *in* Dentistry
수복 및 보철치료 문제점과 합병증

발행일 2015년 7월 5일
저 자 김 영 균 외
발행인 최 용 원
편 집 김 지 현
표 지 김 지 현
발행처 **대한나래출판사**
등 록 제2012-000051호(1994. 12. 14)

주 소 서울특별시 성동구 성수2로 147 (성수동2가 289-319번지)
아이에스비즈타워 903호
전 화 (02) 922-7080
팩 스 (02) 922-0841
이메일 nrpub@naver.com

ISBN 978-89-5741-387-6 **정가 80,000원**